DR. MED.
FLORIAN MARIA
ALFEN

DER RÜCKEN OPERATEUR DER SICH NICHT SELBST OPERIEREN KONNTE

WIE MICH DIE
ZWEI-MINUTEN-WIRBELSÄULEN-REVOLUTION
VON UNERTRÄGLICHEN
SCHMERZEN BEFREIT HAT

INHALT

VORWORT

Als ich vor über zwanzig Jahren meine Praxis eröffnete und anfing, als Wirbelsäulenspezialist Patientinnen und Patienten zu behandeln, war es State of the Art, Rückenschmerzen durch Operationen zu beseitigen, wenn sich nach einer Behandlung mit Schmerzmitteln, Physiotherapie und durch konsequente Schonung nach ein paar Wochen oder Monaten keine Besserung einstellte. So hatte ich es bereits im Medizinstudium gelernt. Als Rücken-Operateur hatte ich damals eine Alleinstellung: Ich verfügte mit der Endoskopie an der Wirbelsäule über eine innovative OP-Technik, die schonender und erfolgreicher als die klassischen operativen Verfahren am Rücken war und die Patienten schneller wieder auf die Beine brachte.

2008 bekam ich selbst schlimme Rückenschmerzen. Diagnose: Massenprolaps, großer Bandscheibenvorfall. Die endoskopische OP kam für mich leider nicht infrage, da ich bis dato der Erfahrenste war, der dieses Verfahren hochprofessionell beherrschte. Von heute auf morgen befand ich mich auf der anderen Seite, ich war ein zunehmend ratloser und verzweifelter Patient, weil nichts, was ich unternahm, um die Schmerzen loszuwerden, half. Damals dachte ich, das Glück hätte mich verlassen. Heute weiß ich, dass mein Bandscheibenvorfall ein großes Glück war. Denn nur ohne Operation konnte ich herausfinden, was der Rücken ursächlich braucht, um wieder schmerzfrei und stark zu werden und zu bleiben.

In den vergangenen fünfzehn Jahren habe ich die nicht-operative schonende Methode, die ich Ihnen in diesem Buch näherbringe, erforscht und vorangetrieben. Mein Team und ich haben damit rund 20000 Patientinnen und Patienten von ihren Schmerzen befreit. Mit dieser Methode lassen sich fast neunzig Prozent aller akuten oder chronischen Rückenschmerzen beseitigen oder stark verbessern, das gilt selbst für schwere Diagnosen und Fälle, die bereits einmal oder mehrfach operiert wurden, aber immer noch nicht beschwerdefrei sind. Diese Methode vermeidet Operationen und verhindert präventiv angewendet, dass Menschen jemals Rückenschmerzen bekommen.

Wie diese Methode genau funktioniert und auf welchen wissenschaftlichen Erkenntnissen sie beruht, das zeige ich mit meiner Geschichte auf.

Im Laufe meiner Schmerzodyssee bin ich meiner Vision, Rückenprobleme für immer von der Weltkugel zu eliminieren, einen riesigen Schritt nähergekommen. Vor fünfzehn Jahren führte ich Hunderte endoskopische Rücken-Operationen pro Jahr im In- und Ausland durch, heute sind es gerade mal drei bis sechs im Monat, und auch nur, wenn der Patient Lähmungs- beziehungsweise Ausfallerscheinungen von Nerven oder Blasen-/Darmschwäche hat. Mein Bandscheibenvorfall brachte meine Welt erst aus den Fugen, dann führte er mich zu einer bahnbrechenden Erkenntnis und schließlich zum Umdenken, was mein orthopädisches Weltbild und meine berufliche Laufbahn vollkommen veränderte.

Begleiten Sie mich jetzt zurück ins Jahr 2005, damit ich Ihnen erzählen kann, wie alles begann …

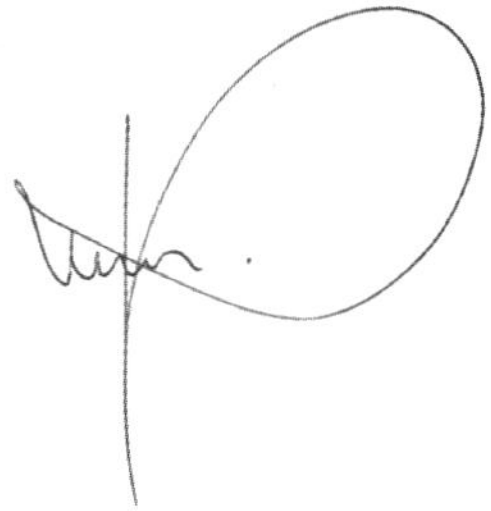

DER CRACK ODER SCHMERZFREI MIT OP

DUBAI, 10. MÄRZ 2005

Ich steige ins Taxi, einen beigen 240 D Mercedes, schätzungsweise Baujahr 1990. Die Sitze sind etwas abgewetzt, und die Fenster stehen alle offen. Mit Höchstgeschwindigkeit prescht der arabische Taxifahrer am Flughafen los. Eigentlich habe ich keine Eile, denn die Dubai International Spine Conference, wo ich einen Vortrag zur endoskopischen Operationstechnik halten werde, startet erst um siebzehn Uhr. Das Fachpublikum besteht aus Operateuren, die weltweit die konventionelle offene Operation am Rücken durchführen. Es sind einige der ganz Großen der Wirbelsäulenchirurgie dabei. Und dann ich, der Speaker Dr. Florian Alfen, mit seiner innovativen Technik.

Es ist unglaublich heiß im Taxi. Leider ist mein Koffer von Muskat/Oman, wo ich einige endoskopische OPs im Al Shatti Private Hospital durchgeführt habe, nicht mitgekommen. Ich bin alle sechs Wochen dort, weil ich die Königsfamilie um den omanischen Sultan Quabus bin Said behandle. Auch die Eliteeinheit der Fallschirmspringer gehört zu meinen Patienten, junge Soldaten mit Bandscheibenvorfällen, die ich im Militärkrankenhaus in Muskat unter militärischer Aufsicht operiere. Die Visiten am Tag nach der OP finden mit Militärärzten in Uniform statt. Am Anfang fand ich das sehr aufregend. Meine Ergebnisse waren bis jetzt sehr gut. Inshallah. So Gott will.

Ausgerechnet heute ist mein Gepäck verloren gegangen. Das ist mir noch nie passiert und gerade jetzt besonders unangenehm, weil ich gleich auf der Bühne stehen muss. Zumindest trage ich schon einen Anzug und habe meine Aktentasche mit dem Laptop sowie allen Dokumenten bei mir. Den Vortrag kann ich also schon mal halten. Während wir uns dem Zentrum von Dubai nähern, spüre ich, wie mir der Schweiß von der Stirn aufs Hemd tropft. Langsam wird mir bewusst, was ein einziges Outfit bedeutet. Hoffentlich funktioniert der Hotelservice reibungslos. Okay, ganz ruhig bleiben.

Vor mir liegt der wichtigste Auftritt meiner Karriere. Im Jahr 2000 habe ich die Endoskopie-Technik am Rücken erlernt und dann eineinhalb Jahre von morgens bis oft tief in die Nacht durchgeführt. Seither weiß ich, dass die offene Bandscheibenoperation am Rücken dem endoskopischen Verfahren unterlegen ist.

Die Endoskopie, sofern man sie beherrscht, richtet also insgesamt weniger Flurschaden am Rücken an und hat geringere Risiken und Nebenwirkungen für Patienten. Auch wenn die Lernkurve für diese Technik lang ist, gehört der Endoskopie am Rücken die Zukunft. Davon bin ich überzeugt! Deshalb habe ich 2002 in Würzburg eine orthopädische Praxis eröffnet, wo ich vorwiegend Patientinnen und Patienten mit Rückenschmerzen behandle: Die mit geringen Beschwerden, etwa leichten Verschleißerscheinungen an der Wirbelsäule, therapiere ich mit konservativen orthopädischen Maßnahmen: Medikamenten, Spritzen, Physiotherapie, Massagen und medizinischer Kräftigungstherapie nach Werner Kieser, dem Gründer einer auf Rücken spezialisierten Fitnesskette. Er hat ein Studio neben meiner Praxis, wo ich leihweise zwei seiner Maschinen stehen habe, an denen meine Patienten mit leichten Beschwerden oder nach einer Operation an der Wirbelsäule ihre Rückenmuskulatur aufbauen. Da ist zum einen die sogenannte Cervicalextensor-Maschine zum Training der Muskulatur an der Halswirbelsäule, kurz CE-Maschine; und zum anderen die Lumbalextensor-Maschine zum Training der Muskulatur an der Lendenwirbelsäule, kurz LE-Maschine.

In den 1980er-Jahren forschte der Amerikaner Arthur Jones, ein Pionier auf dem Gebiet des Krafttrainings, zum Thema Rehabilitation an der Wirbelsäule. Er fand heraus, dass die tiefe Rückenmuskulatur eine wichtige Rolle für die Rückengesundheit spielt. Diese Muskelpartie liegt sehr nah an der Wirbelsäule und lässt sich nicht willentlich beeinflussen beziehungsweise steuern. Daher muss sie isoliert trainiert werden, damit die Muskeln am Becken und in den Beinen bei der Rückenstreckung nicht automatisch die Arbeit übernehmen. Um das zu gewährleisten, entwickelte Jones die MedX, einen Vorläufer der heutigen CE- und LE-Maschinen, damit über die Fixierung des Beckens und der Beine der tiefe Rückenstrecker gezielt trainiert wird. Werner Kieser hat das Patent von Arthur Jones erworben und das Training weiterentwickelt.

Patienten mit ernsteren Diagnosen, zum Beispiel einem großen Bandscheibenvorfall oder einer Einengung der Nervenlöcher oder des Spinalkanals, operiere ich endoskopisch. Im Akutfall wäre ein intensives Training der Rückenmuskulatur mit der CE- oder LE-Maschine zu gefährlich. Das ist noch nicht wirklich erforscht. Daher besteht die Gefahr, den bereits vorhandenen Schaden an der Wirbelsäule zu vergrößern.

Die Kooperation zwischen Werner Kieser und mir ist gut für uns beide: Für mich, weil durch die Nähe zum Kieser-Studio potenzielle Rückenpatienten auf mich aufmerksam werden. Und für Kieser, weil ich seine Kunden beim Training berate. Als Arzt sowie Kraft- und Ausdauersportler geht es mir nicht nur darum, meine Kenntnisse und Erfahrungen weiterzugeben. Ich möchte Menschen zur Bewegung motivieren, eine sehr schöne Aufgabe, die mir viel Spaß macht. Werner Kieser und ich haben uns von Anfang sehr gut verstanden und sogar einige Male Vorträge gemeinsam gehalten. Er erläuterte unter dem Motto »Ein starker Rücken kennt keinen Schmerz«, wie man trainieren muss, um Operationen zu vermeiden, und ich erklärte, wie man schonend am Rücken operiert, wenn es nicht mehr anders geht.

Das Hupen des Taxifahrers holt mich in die Realität zurück. Das heutige Konferenz-Publikum dürfte gespannt sein, was ich präsentiere. Die Chirurgen, die Mehrheit der Anwesenden, werden vermutlich nicht hören wollen, dass die Endoskopie eine wesentlich schonendere und effektivere Technik am Rücken ist. Verständlich, denn das könnte ihre Expertise, vielleicht sogar ihren Job gefährden. Da darf mich so eine Kleinigkeit wie der Verlust des Koffers nicht zurückwerfen. Bis spätestens morgen, wenn die Live-OPs in einem

Krankenhaus vor Ort stattfinden, sollte mein Gepäck angekommen sein. Bei dem Gedanken daran, zu operieren, während ausgewählte Konferenzteilnehmer im OP-Saal oder von der OP-Galerie aus zusehen, kommt Anspannung auf. Es ist ungewohnt, wenn einem so viele Leute über die Schulter schauen. Stopp! Ich fokussiere mich, gehe im Kopf noch einmal meine Präsentation durch, alles auf Englisch selbstverständlich, bis der Taxifahrer mit quietschenden Reifen vor dem Hotel hält. Eine Staubwolke türmt sich neben dem Wagen auf. Ich nehme mein Handgepäck und öffne die Tür. Mein feuchter Anzug verbindet sich sofort mit dem Straßenstaub. Das kann was werden, denke ich und gehe in die Lobby.

Der europäische Spezialist für endoskopische Wirbelsäulenchirurgie checkt mit feuchtem und leicht bräunlich gefärbtem Hemd ein. Ich wohne in der 8. Etage des Hotels, der Vortrag findet in der 4. Etage statt. Alles perfekt organisiert. Noch drei Stunden, bis ich an der Reihe bin. Ich gebe dem Hotelservice meinen Anzug und mein Hemd, in der Hoffnung, dass alles rechtzeitig sauber und gebügelt ist. Dann trinke ich etwas Wasser und ruhe mich eine Weile aus. Als mein Anzug zwei Stunden später gebracht wird, mache ich mich schnell fertig. Denn ich komme nicht gern zu spät. Bei einem Vortrag bin ich lieber deutlich zu früh da, um mich in Ruhe mental auf meine Präsentation einstellen zu können. Hoffentlich ist der General schon da, den ich gestern in Muskat wegen eines sehr schmerzhaften großen Bandscheibenvorfalls operiert habe. Er zählt zu den führenden Militärs im Oman, ist beruflich stark eingespannt und konnte wegen der Beschwerden nicht mehr gehen und stehen. Heute, gerade mal 24 Stunden nach der OP, werde ich ihn dem Publikum als Patientenbeispiel vorstellen.

Als ich kurz vor 17 Uhr den Kongress-Saal betrete und zur Bühne gehe, verstummt das Stimmengewirr. Die Klimaanlage läuft auf Hochtouren in dem bereits verdunkelten Raum, die Temperatur beträgt höchstens 18 Grad, es ist gefühlt eiskalt im Wüstenstaat. Am

Podium angekommen, ist es so still im Saal, dass man eine Stecknadel fallen hören könnte. Vor mir sitzen rund 200 Wirbelsäulenspezialisten, fast nur Männer. Mein heutiges Ziel besteht darin, ihnen die endoskopische Wirbelsäulenchirurgie näher zu bringen und aufzuzeigen, dass man Operationen am Rücken nicht mehr offen durchführen muss. Ich kann die Skepsis im Raum förmlich spüren.

«Guten Abend, meine Damen und Herren. Herzlich willkommen zu meinem Vortrag über die endoskopische Operation an der Wirbelsäule.« Ich schaue ins Publikum und frage: »Wer von Ihnen führt Wirbelsäulenoperationen durch?«

90 Prozent der Hände schnellen hoch.

»Wer von Ihnen ist mit der Endoskopie am Rücken vertraut?«

Keiner meldet sich.

Okay, das wird Arbeit. Neue Methoden, gerade in der Medizin, werden häufig abgelehnt. Aber ich bleibe entspannt, weil ich die Technik bereits in drei europäischen Ländern eingeführt habe und anfängliche Skepsis gewohnt bin. Ich habe spannende OP-Filme dabei und natürlich meinen Patienten, den General. Außerdem kenne ich alle offenen Verfahren an der Wirbelsäule und habe sie praktiziert, denn ursprünglich komme ich aus der Neurochirurgie. Wäre das nicht der Fall, bräuchte ich hier gar nicht anzutreten.

Als Erstes erläutere ich den Anwesenden den Unterschied zur klassischen offenen Bandscheibenoperation: Bei der Endoskopie wird das Gewebe des Bandscheibenvorfalls über ein Instrument von 6,2 Millimeter Durchmesser, das mit Kamera, Arbeits- und Spülkanal ausgestattet ist, entfernt. Der Eingriff wird über einen Zugangsweg durch den Nervenkanal, etwa zwölf bis vierzehn Zentimeter von der Wirbelsäule entfernt, ohne Durchtrennung von Muskelgewebe durchgeführt. Dafür ist keine Vollnarkose notwendig, die Patienten bekommen eine lokale Betäubung und befinden sich in einer Art Dämmerschlaf, um jederzeit sicherzustellen, dass die Rückenmarksnerven unverletzt bleiben, denn das würde sofort eine starke Reaktion des Patienten auslösen. Die Operierten können drei Stunden nach dem Eingriff bereits aufstehen und die Klinik am Tag nach der OP verlassen. Da anders als bei der offenen OP keine Knochensubstanz über den Zugangsweg weggestanzt werden muss, kommt es nur zu Mikroblutungen, die keine Narbenbildung verursachen. Das heißt, es kann sich an der Wirbelsäule kein Narbengewebe bilden, das nicht selten auf den Nerv drückt und neue Schmerzen verursacht. Bei den standardisierten offenen Bandscheibenoperationen muss gesundes Gewebe weggestanzt werden, um ein Sichtfeld und einen Arbeitskanal zum Bandscheibenvorfall zu bilden. Das führt zu größeren und kleineren Blutungen, die dann später Narbenbildungen verursachen. Die Patienten liegen in Vollnarkose in Bauchlage. Das Knochengewebe des Wirbelkörpers ist irreversibel entfernt und kann Instabilitäten verursachen.

Nach dieser Einführung erzähle ich von meinen Erfahrungen, schildere Patientengeschichten anhand von Fotos und zeige einen kurzen Filmausschnitt einer endoskopischen Operation. Das Publikum ist aufmerksam bei der Sache.

Auf einmal entsteht Gemurmel. Ich sehe, wie der Patient, den ich als Praxisbeispiel eingeladen habe, den Saal betritt, in voller omanischer Generalsuniform mit Säbel. Den kurzen Aufruhr kann ich beruhigen, es handelt sich nicht um eine Militäraktion oder ähnliches. Der Mann in Uniform ist nur ein endoskopisch operierter Patient, allerdings in beeindruckender Arbeitskleidung. Der General kommt auf die Bühne und nimmt auf einem Stuhl etwas abseits von mir Platz.

Als wieder Ruhe eingekehrt ist, fahre ich fort und zeige Fotos, die ich während der Endoskopien gemacht habe. Darauf sieht man den vom Gewebe des Bandscheibenvorfalls befreiten Nerv, aufgenommen mit der kleinsten – stecknadelkopfgroßen – Kamera der Welt. Das winzige Operationsfeld von zwei Quadratzentimetern, das entspricht etwa der Größe eines Würfels, auf einem drei mal vier Meter großen Screen. Spektakulär! Ein Raunen geht durch die Menge, solche Aufnahmen hat mein Publikum noch nicht gesehen. Es läuft, denke ich, Bilder sagen eben mehr als tausend Worte.

Dann bitte ich den General aufzustehen.

»Gestern operiert«, erläutere ich, während er über die Bühne läuft.

Bäm! Die Menge ist fasziniert, während mein Patient von seiner Leidenszeit berichtet, wie ihm seine Regierung den neuen revolutionären Eingriff nahelegte, damit er schnell wieder auf die Beine käme, und wie die OP für ihn war.

»Als ich die Liste der von Dr. Alfen operierten Patienten gesehen habe – Minister, Scheichs, Hochleistungssportler, Fallschirmspringer –, gab es für mich keine Frage mehr. Die Vorteile liegen doch auf der Hand: Nach einem Tag konnte ich die Klinik verlassen. Keine Narbenbildungen. Und schauen Sie her …« Er zieht die Uniformjacke etwas hoch, dreht sich um und zeigt die OP-Naht von gerade mal acht Millimetern, die sich etwa zehn Zentimeter rechts von der Wirbelsäule befindet. Dann endet er mit der Frage: »Warum noch offen operieren und eine Woche im Krankenhaus bleiben?«

Ich spüre einen Kloß im Hals, so gerührt bin ich von den überzeugenden Worten des Generals. Besser hätte ich es nicht formulieren können. Jetzt bloß cool bleiben, keine Gefühle zeigen. Alles normal, alles Routine. Während der General erzählt, wie gut es ihm bereits wieder geht, schweifen meine Gedanken ab. Wie oft habe ich mir genau die letzte Frage des Generals in der Facharztzeit während der Marathons im OP-Saal gestellt. Der Weg von den offenen Operationen bis zu diesem fantastischen Moment, den ich gerade erlebe, war hart. Erinnerungen blitzen auf: eine Szene im Krankenhaus in Aschaffenburg, als ich als kleiner Junge den Entschluss fasste, Chirurg zu werden. Die schier endlosen Studienjahre. Dann erkennen ein paar Professoren mein operatives Talent und spannen mich voll in den Arbeitsprozess der Alphatiere ein. Ihre Botschaft unisono: Willst du ein ganz Großer werden, wirst du keinen freien Tag mehr haben. 80 Stunden arbeiten, zwölf bis sechzehn Stunden am Tag im OP, ist das klar, Herr Assistenzarzt? Ich wollte das immer. Manchmal habe ich sonntags im Hochsommer ganz oben im Dienstzimmer das Fenster aufgemacht und den Menschen in der Fußgängerzone zugeschaut, wie sie lachend und Eis schleckend einfach das Leben genossen. Da fühlte ich mich einsam und zweifelte an den großen, selbst gesteckten Zielen. Aber heute, an diesem denkwürdigen Tag, wird mir klar, dass sich alles gelohnt hat. Das Universum hat mich nicht vergessen, auch wenn ich manchmal dachte: Wie viel muss ich denn noch tun, bis der Erfolg sich einstellt.

Nach dem Auftritt des Generals ist es seltsam still im Saal, ich nehme eine Mischung aus Bewunderung und Zweifeln wahr, vielleicht auch Missgunst. Selten haben Operateure einen von ihnen am Vortag operierten Patienten dabei. Ganz zu schweigen von einer filmischen Dokumentation des gesamten Eingriffs, alles minutiös festgehalten. Und dann live dieses Patienten-Statement. Jetzt bloß nicht übermütig werden, Florian, besinne ich mich. Denn ich habe Wichtiges in der Zukunft vor, wie zum Beispiel die Vorbereitungen zur Einführung der endoskopischen OP-Technik in den USA. In New York, Long Island, habe ich schon einige Probe-OPs an Präparaten, das hört sich besser an als Leichen, durchgeführt.

»Das ist ja alles schön und gut, Herr Kollege«, meldet sich ein Wirbelsäulenchirurg aus London zu Wort, »und auch äußerst beeindruckend.« Seine Ironie ist geradezu greifbar. »Aber können Sie wirklich jedem Patienten mit diesem operativen Verfahren helfen?« Pause. »Das bezweifle ich!«

Schlagartig ist es totenstill. Alle Augenpaare sind auf mich gerichtet. Cool bleiben, Florian.

»Werter Kollege«, antworte ich langsam, während die Sekunden verstreichen, weil ich fieberhaft nach einer schlagkräftigen Antwort suche. Gerade war alles noch ganz einfach. Jetzt reiß dich zusammen, rede ich mir zu, und gib die Antwort, auf die alle warten.

»Werter Kollege«, wiederhole ich noch mal und versuche, maximale Ruhe auszustrahlen. »Hier steht der lebendige Beweis für den Erfolg dieser OP-Methode.« Ich zeige auf den General, der sich kurz erhebt und verbeugt, dann fahre ich fort: »Die Frage ist doch nicht, ob die OP-Technik funktioniert, sondern warum manche Kollegen so wenig Vertrauen in den medizinischen Fortschritt haben. Ich bin überzeugt davon, dass die Endoskopie 90 Prozent der offenen Wirbelsäulen-Operationen ersetzen kann. Das ist nur eine Frage der Zeit. Daran arbeite ich. Und was mein eigenes Vertrauen in die Methode betrifft: Ich habe meine 78-jährige Mutter endoskopisch am Rücken operiert. Sie ist wohlauf, schmerzfrei und hatte keinerlei Komplikationen.«

Vereinzeltes Klatschen, das sich zu einem ordentlichen, wohlwollenden Applaus ausweitet. Die meisten im Saal haben sich erhoben. Der General grinst. Mein frisch gewaschenes Hemd ist klatschnass, trotz der 18 Grad. Puh, Glück gehabt! Mein Publikum ist zufriedengestellt, obwohl ich die Frage des Kollegen, ob man wirklich jeden Patienten mit dieser Operation nachhaltig schmerzfrei bekomme, nicht voll und ganz beantwortet habe.

Ich weiß, dass mein Vortrag ein Erfolg und das Highlight der Konferenz war. Eigentlich müsste ich jubilieren und Luftsprünge machen, immerhin ist mein Plan mit der OP im Oman, dem sehr guten Ergebnis und der Präsentation des Patienten auf der Konferenz aufgegangen. Aber es will sich irgendwie keine Euphorie einstellen. Vielleicht, weil mich die Frage des Kollegen mehr aufgewühlt hat, als ich wahrhaben will. Seine Skepsis war berechtigt. Eine offene Operation ist mit mehr Risiken behaftet als eine endoskopische. Viele Menschen, fast 50 Prozent, müssen nach dem Eingriff weiter behandelt werden, weil sie noch oder wieder Schmerzen haben. Das kann daran liegen, dass sich Narben gebildet haben oder an der Schmerzursache vorbeioperiert wurde. Die Endoskopie an der Wirbelsäule hat die sogenannte Rezidivrate verringert, denn die Wiederkehr in die Therapien liegt nur noch bei etwa 20 Prozent. Der Aufwand, diese Technik zu etablieren, hat sich also gelohnt. Daher ist es mir ein Anliegen, die Technik an Kolleginnen und Kollegen in Workshops weiterzugeben, in denen sie erst mal an Leichen operieren. Später assistiere ich ihnen bei echten Operationen am Tisch, damit sie Routine entwickeln. Trotzdem, und dieser Gedanke macht mich vielleicht gerade so unruhig, versuche ich ein Verfahren zu perfektionieren, mit dem man Bandscheibenvorfälle zwar schonend entfernen kann, aber dennoch nicht weiß, warum es überhaupt dazu gekommen ist. Gehe ich vielleicht den zweiten Schritt vor dem ersten? Eine geniale OP-Technik, ja. Aber die allumfassende Lösung bei Rückenschmerzen, eher nein. Als Arzt treibt mich an, den Rückenschmerz von der Weltkugel zu verbannen. Ein großer, vielleicht übergroßer Wunsch, Dr. Alfen. Aber warum Menschen überhaupt Rückenschmerzen haben und was der wirkliche Auslöser dafür ist, das wissen wir einfach nicht genau. Irgendwie fehlt der Medizin hier das entscheidende Puzzleteil.

OKLAHOMA CITY, 17. APRIL 2006

»Cabin crew prepare for landing.« Nach fünf Stunden Flug von New York, wo die Firma Joimax® mit mir die erste endoskopische Wirbelsäulenoperation vorbereitet hat, Richtung Oklahoma fühle ich mich etwas steif. Außerdem zieht es leicht in meinem Rücken. Ich strecke mich in meinem herrlich bequemen Sitz. Heute ist ein wichtiger Tag! Nachdem die FDA, die U. S. Food and Drug Administration, also die amerikanische Arzneimittelbehörde, das endoskopische OP-Verfahren genehmigt hat, darf ich heute das erste Mal hier in Oklahoma operieren. Die Hürden der FDA sind sehr hoch, vor allem für ausländische Produkte. Dementsprechend lange dauerte es, bis alle Genehmigungsverfahren durchlaufen waren und wir das Go bekamen. Jetzt ist für mich der Augenblick gekommen, ein weiteres Kapitel in der modernen Versorgung von Rückenpatienten aufzuschlagen.

Ich fliege First Class, was bei den kleineren Inlandsfliegern keinen großen Unterschied macht. Trotzdem ist man viel schneller im Flugzeug und wieder draußen. Dann trinke ich mein Wasser aus, gebe der Stewardess das Glas und strecke mich erneut, um den Rücken zu entlasten. So bequeme Sitze ist meine Wirbelsäule wohl nicht gewohnt. Ich bin leicht irritiert, messe dem Ziehen im unteren Rücken, das ich in den letzten Wochen auch nach langen Läufen manchmal spürte, keine größere Bedeutung bei. Meine Konzentration ist auf das gerichtet, was mich gleich in Oklahoma City erwarten wird. Allen Voraussagen nach wird der Medienrummel groß sein. Es kommt nicht oft vor, dass ein europäischer Kollege eine neue OP-Technik in den USA einführt. Das passiert seit Jahrzehnten eher umgekehrt.

Wir landen pünktlich. Ich gehe mit dem Handgepäck etwas nervös durch die Ankunftshalle, das tut zumindest meinem Rücken gut. Am Ausgang sticht mir sofort ein Schild ins Auge, das ein großer, hagerer, rothaariger Mann in der Menge der Wartenden hochhält. Darauf steht: Marriott Hotel/Dr. Alfen. Cool, das klappt ja wie am Schnürchen. Ich steige in einen fetten schwarzen Lincoln SUV ein oder besser gesagt auf, und wir fahren Richtung Downtown.

In der Eingangshalle des Hotels treffe ich den Chef des Herstellers, bei dem ich meine operativen Erfahrungen in die Entwicklung der endoskopischen Geräte einbringen konnte, sowie die Produktspezialisten, die das Equipment installieren werden, sowie ein Ärzteteam der Uniklinik Oklahoma. Langsam wird es ernst.

»Herr Dr. Alfen, wie geht es Ihnen? Guten Flug gehabt?«

Die amerikanischen Kollegen sind immer sehr nett und lieben Innovation. Wir nehmen in der Lobby Platz und besprechen den genauen Ablauf des nächsten Tages. Jedes Detail: vom Zeitplan, über den Aufbau der Technik, des endoskopischen Turms, der alle für den Eingriff relevanten Geräte enthält, sowie der Positionierung der Bildschirme für etwaige Live-Bilder, bis zum OP-Team und der Platzierung der Kameraleute, die im OP filmen werden. Als Letztes checken wir die MRT-Aufnahmen des Mannes, den ich morgen endoskopisch operieren werde. Der Bandscheibenvorfall meines 57-jährigen Patienten ist sehr groß, aber so, wie es aussieht, gut erreichbar. Ich hatte darum gebeten, bei der ersten OP in den USA nicht gerade den kompliziertesten Fall auszuwählen. Natürlich bleibt bei jedem Eingriff ein gewisses Rest-Risiko, gerade bei Neulandverfahren. Aber alles ist genaustens geplant. So liebe ich das. Nach einem kurzen gemeinsamen Abendessen im Hotel, bei dem wir die Details ein weiteres Mal durchgehen, lege ich mich früh schlafen, um ausgeruht und fit für den bevorstehenden wichtigen Tag zu sein. Hoffentlich erlebe ich morgen keine Überraschungen. In der Regel stimmen MRT-Bild und Realität des Bandscheibenvorfalls überein. Aber erfahrungsgemäß kann es manchmal zu Abweichungen kommen.

Um fünf Uhr wache ich auf und visualisiere noch im Bett liegend die gesamte OP-Situation. Dreidimensionales Vorstellungsvermögen ist bei einem so komplexen Eingriff entscheidend und Routine die Voraussetzung, um bei unvorhersehbaren Ereignissen ruhig zu bleiben. Mein Patient ist muskulös, das heißt, dieses Gewebe ist weniger leicht zu durchdringen als Fett. Ich brauche für das Endoskop 6,2 Millimeter. Wie groß wird das Nervenloch sein? Habe ich genug Platz mit dem Instrument? Wird die Lage des Vorfalls problematisch sein?

»Oh, Mist«, rufe ich aus, als mir einfällt, dass ich noch gar nicht mit dem Anästhesisten gesprochen habe. Weiß der Patient, dass er eine Analgosedierung bekommt? In dieser Art von Dämmerschlaf ist der Schmerz während des Eingriffs zwar ausgeschaltet, aber der Patient ist wach, damit ich mit ihm sprechen kann. Wenn ich mit meinem Endoskop durch den Nervenkanal im Rückenmark gehe, muss ich sicher sein, dass ich den Nerv nicht verletze. In Vollnarkose würde der Patient das nicht spüren. Um mögliche Ängste im Vorfeld zu zerstreuen, ist eine genaue Aufklärung sehr wichtig.

»Wie lang dauert die Narkose eigentlich«, werde ich vor der OP oft gefragt.

»Na ja, so eine richtige Narkose bekommen Sie nicht.«

»Waaaas??? Im Ernst?«

Das kann die Vorfreude auf das Happening schon mal trüben.

Ich rufe sofort den Anästhesisten an.

»Hallo, Herr Dr. Alfen, schon so früh wach? Was gibt's?«

»Ja. Nur kurz wegen der OP-Planung. Weiß der Patient, dass wir in Analgosedierung operieren?«

»Nein. Das hatten wir in der Tat noch nicht besprochen.« Er schweigt einen Moment. »Aber gut, dass ich das jetzt weiß! Propofol, nehme ich an?

Ich bejahe.

»Okay, das muss ich mit dem Patienten klären, hoffentlich lässt er den Eingriff dann noch machen. Melde mich schnellstens wieder bei Ihnen.«

Der erste kleine Supergau. Ich habe schlichtweg nicht daran gedacht, da ich immer in dieser Narkoseform operiere. Jetzt bin ich hellwach. Die erste endoskopische OP am Rücken in den USA und dann so was. Beim Frühstück starre ich immer wieder aufs Handy. Wann meldet sich der Kollege endlich? Ich habe keinen Hunger, muss aber etwas essen. Die OP kann sich verzögern oder länger dauern, dann ist Energie wichtig. Als ehemaliger Hochleistungssportler – ich war Mittelstreckenläufer bis zum Studium – fühle ich mich gerade wie vor einem Wettkampf. Nur dass ich nicht beim 1500-Meter-Finale der Süddeutschen Meisterschaften bin und auch nicht ohne schlimmere Folgen als Vierter durchs Ziel kommen kann.

Heute geht es um die erste Wirbelsäulenendoskopie in den USA. Ich kann den Druck körperlich spüren, obwohl ich von klein an Druck gewöhnt bin. Mein Vater war sehr perfektionistisch, ja pedantisch und streng. Nie war etwas gut genug. Das hat mich geprägt, immer das Äußerste zu geben. Als Junge fand ich das manchmal traurig. Mittlerweile ist es ein immenser Vorteil. Heute liebe ich es, schwierige Situationen zu lösen und in Grenzsituationen mein Bestes zu geben. Ich habe mir über die Jahre angewöhnt, immer ruhig zu bleiben, da mein Vater cholerische Neigungen hatte und ich auf keinen Fall so werden wollte wie er. Ich will gerade in mein Brötchen beißen, als das Handy klingelt.

»Herr Kollege, der Patient hat solche Schmerzen, er würde sich wahrscheinlich sogar ohne Narkose operieren lassen. Also wir haben sein Go! Außerdem hat er sich ausführlich über Sie informiert und scheint größtes Vertrauen in Ihre Fähigkeiten zu haben.«

Ich bin erleichtert. Das klingt alles sehr gut. Es ist wichtig, dass mir der Patient vertraut. Studien belegen, dass Zuversicht großen Einfluss auf die Therapie hat. Es gibt Chirurgen, die vor einem Eingriff dem Patienten gegenüber Bedenken und negative Eventualitäten äußern. Das sollte man als Operateur vermeiden. Ja, Aufklärung ist notwendig, aber Angst machen ist kontraproduktiv. Damit bürdet der Operateur dem Patienten eine Mitverantwortung auf, die dieser nicht hat. Das mag den Profi entlasten, weil er einen komplexen Eingriff vor sich hat, bei dem etwas schieflaufen kann. Aber es ist nicht fair dem Patienten gegenüber. Entweder bist du als Chirurg sicher und gibst dein Bestes. Oder du machst es nicht. Das Rumlavieren kostet Vertrauen in der Arzt-/Patient-Beziehung.

Es ist sieben Uhr, als das Team und ich in den schwarzen SUV einsteigen. Wir fahren 25 Meilen über den Highway. Rushhour, alle acht Spuren voll, wir kommen deutlich langsamer voran als gedacht. Plötzlich stottert der Wagen, wird immer langsamer und bleibt mitten auf dem voll befahrenen Highway stehen. Immer ruhig bleiben, denke, der wird schon wieder anspringen. Aber es tut sich nichts, außer dem Gehupe der Autofahrer um uns herum. Zweiter kleiner Supergau heute. Um acht Uhr dreißig, also in 45 Minuten, sollte ich im OP stehen. Das wird knapp. Die Klinikleitung gibt Bescheid, dass die Fernsehsender noch damit beschäftigt sind, ihre Satellitenschüsseln auszurichten, und die Reporter ein Interview vor der OP von mir erwarten. Währenddessen versucht der Fahrer unter Fluchen, den Wagen wieder zum Laufen zu bringen. Wie sollen wir hier bloß rauskommen? Allein die Tür aufzumachen ist schon lebensgefährlich. Die amerikanischen Ärztekollegen und die deutschen Techniker telefonieren aufgeregt. Ich überlege fieberhaft, um eine pragmatische Lösung zu finden. Auf einmal kommt mir eine Idee.

»Leute, ist es vielleicht möglich, einen Rettungswagen zu ordern und so zu tun, als hätten wir hier im Auto einen Notfall? Dann steigen wir alle um und fahren mit Blaulicht zur Klinik? Schneller geht es nicht und die Umstände klären wir später?«

Hinter uns staut sich der Verkehr immer weiter, der Highway gerät ins Stocken. Die Kollegen schauen sich an. Gefakter Notfall, geht das? Es wird wieder aufgeregt telefoniert. Mittlerweile ist es acht Uhr fünfzehn. Jetzt wird es wirklich eng.

Die Klinikleitung muss sich rückversichern, die Minuten vergehen wie eine halbe Ewigkeit. Die technischen Kollegen halten ein handgeschriebenes Schild mit »Emergency« an die Fensterscheibe, damit das wütende Gehupe aufhört. Vielleicht sollten wir auch mal die Warnblinkanlage anschalten. Der erlösende Anruf kommt ein paar Minuten später. Man schicke einen Notfallwagen, der Operateur, zwei Ärzte und zwei Techniker könnten mit. Einer muss der »Patient« sein. Allmählich komme ich mir vor wie in einem amerikanischen Krimi. Oder wie bei der versteckten Kamera. Es dauert nicht lange, bis heulende Sirenen immer näherkommen und ein Krankenwagen unter ohrenbetäubendem Lärm neben uns stehen bleibt. Wir springen aus dem Wagen. Als ich auf dem Asphalt aufkomme, spüre ich einen stechenden Schmerz im unteren Rücken, der bis in den rechten Oberschenkel zieht.

So schnell, wie der Schmerz gekommen ist, verschwindet er wieder. Was war das denn? Die Frage tritt in den Hintergrund, kaum sind die Sanitäter aus dem blauweißen Rettungsfahrzeug gesprungen. Zwei coole Jungs, ganz in schwarz, die eher wie Cops aussehen, schieben die Notfallliege professionell über die geöffneten Hecktüren heraus, auch wenn sie sich dabei ein kaum merkliches Grinsen nicht verkneifen können. Einer der amerikanischen Ärzte wird auf die Liege gelegt und ins Innere der Ambulanz verfrachtet. Dabei läuft die ganze Zeit das Blaulicht ohne Ton. Inzwischen hat sich eine Rettungsgasse gebildet. Wir steigen ebenfalls zu und fahren sofort los. Den Fahrer unseres Wagens sowie zwei Techniker, die für den Abbau der Geräte nach der OP zuständig sind, lassen wir zurück.

Als wir zehn Minuten später vor University-Klinik Oklahoma halten, sehe ich sofort die Übertragungswagen mit den Satellitenschüsseln. Wir haben volle Aufmerksamkeit, Dr. Alfen hat wohl bereits einen Notfall versorgt, was für ein Teufelskerl. Mittlerweile ist es neun Uhr fünfzehn. Wir können die Interview-Situation vermeiden, da wir mit dem »Notfallpatienten« direkt in die Notaufnahme fahren. Alle haben volles Verständnis. Logisch. Die Reporter winken uns freundlich zu. Ein bisschen mulmig ist mir schon zumute, bei so viel Fake.

Während wird mit dem Ärzteteam, das uns empfangen hat, zum OP-Trakt laufen, drückt mir ein Radiologe die MRT-Bilder mit den Worten »Good morning and good luck« in die Hand. Dabei informiert er mich, dass die Prämedikation des Patienten noch nicht stattgefunden habe. Er wirke gefasst, sei nach eigener Aussage aber etwas nervös. Wen wundert's, denke ich.

Im OP-Trakt treffe ich erstmals auf den Patienten. In einem separaten Raum checke ich ihn kurz neurologisch. Er hat eine Fußsenker-Lähmung und kann das linke Bein kaum bewegen. Blasen- oder Darmstörungen hat er noch keine. Als ich seine Hand nehme, bevor ich in den OP zu gehe, lächelt er mir zu und sagt: »Thanks god, you are here, now everything will be ok.« Gott sei Dank sind Sie endlich hier. Jetzt wird alles gut.

Unsere Wege trennen sich wieder. Der Patient fährt mit dem Anästhesieteam in den Vorbereitungssaal zur Prämedikation. Das erste Kamerateam bleibt hier zurück. Bis jetzt haben sie versucht, alles filmisch mitzuverfolgen. Ich gehe in den Umkleideraum, OP-Outfit in blau, das gefällt mir besser als das Grün in Deutschland. OP-Haube, Mundschutz und OP-Schuhe kommen erst nach der Schleuse, die in den sterilen OP-Bereich führt. Auf einmal bin ich im Waschraum allein. Nun gibt es kein Zurück mehr. Während mir Desinfektionsmittel über die Hände läuft, beobachte ich durch ein kleines Fenster das Treiben in dem sehr großen OP-Saal. Etwa zwölf Menschen sind mit den letzten Vorbereitungen beschäftigt: Zwei Schwestern in steriler Montur bereiten den OP-Tisch vor. Vier Springer, die während des Eingriffs das Material an den Tisch bringen und alles zeitnah dokumentieren, stehen in ein bis zwei Meter Entfernung. Sie sind gerade dabei, zwei sterile Boxen mit dem Instrumentarium – Endoskop, endoskopische Fasszangen, kleine und große Dilatationsröhrchen, Mikrofräsen, normales Besteck, Verbandsmaterial, sterile Kompressen etc. – zu öffnen. Alles läuft sehr routiniert ab. Man merkt, dass sich die meisten im Team kennen und gut eingespielt sind.

Der endoskopische Turm mit Spülsystem, Navigation, Radiofrequenz für die Mikroblutstillung am Rückenmark und der Rückenmarkshaut wird von externen OP-Leuten hereingeschoben und angeschlossen. Das Kamerateam und drei Techniker stehen im unsterilen Bereich und sind mit Mikros miteinander verbunden. Die zwei begleitenden amerikanischen Kollegen, ein Neurochirurg und ein Orthopäde, begeben sich in Warteposition. Sie sind die ersten amerikanischen Ärzte, die live bei einer endoskopischen OP dabei sein werden.

Ich kehre wieder in meine Gedankenwelt zurück und stelle mich mental auf die bevorstehende Aufgabe ein. In dieser Phase kurz vor der OP bin ich voller Anspannung und zugleich maximal ruhig, auch wenn das wie ein Widerspruch klingen mag. Ich mache mir bewusst, dass ein Mensch sein Leben in meine Hände legt. Das ist ein großes Vertrauensgeschenk, das ich annehme, und die Bewältigung dieser Herausforderung zu meiner wichtigsten Aufgabe mache. Jetzt heißt es, alle erlernten Fähigkeiten und Erfahrungen konsequent und in höchster Konzentration und Perfektion anzuwenden. Ich muss gleich mein Bestes geben, damit ich mir hinterher keine Vorwürfe machen muss. Damit ich auch auf die Eventualitäten vorbereitet bin, die ich noch gar nicht kenne.

Der Patient befindet sich schon auf der OP-Liege und wird in Seitenlage fixiert, eine sterile Plastikfolie auf seinen Rücken geklebt. Die Anästhesisten und die Anästhesieschwestern stehen am Kopfende des Patienten und beobachten die Vitalwerte auf mehreren Monitoren. Alle warten nur noch auf mich. Der vermeintliche Held oder die tragische Figur betritt die Bühne. Wie im Zeitraffer gehen mir Gedankenfetzen durch den Kopf: Unser alter Kirschbaum zu Hause. Prof.Kerschbaumer, Wirbelsäulenpapst und Mentor mit österreichischem Dialekt, der an mich und mein Talent glaubte. Meine erste endoskopische Rücken-OP im Ausland, in Edinburgh. Und schließlich meine Mutter. Sie sagte immer: »Florian, du bist was Besonderes und ein Glückskind. Du hast den Mut, Dinge in dieser Welt zu verändern.« Ein warmes Gefühl breitet sich in mir aus. Also sage ich mir: Geh jetzt da rein, Florian, und zeig, was du kannst. Ab jetzt heißt es: volle Konzentration.

Alle Augen und Kameras sind auf mich gerichtet, als ich die Tür zum OP-Saal mit dem Ellenbogen aufstoße. Hände und Unterarme sind steril, und ich laufe dem geöffneten OP-Mantel entgegen, den mir eine Schwester hinhält. Dann noch sterile Handschuhe und es kann losgehen.

Bandscheibenvorfall L5/S1 links, nach unten geschlagen. Relativ hoher Beckenkamm, achtzehn Zentimeter von der Wirbelsäule entfernt. Ein Schnitt von knapp einem Zentimeter mit dem Skalpell. In den nächsten siebzig Minuten gehe ich mit dem Endoskop durch das Nervenloch zu dem Vorfall ans Rückenmark. Ausgetretenes Bandscheibengewebe quillt mir entgegen. Bis jetzt läuft alles perfekt. Ganz außen sehe ich eine kleine Vene neben dem Foramen, der Öffnung an der Wirbelsäule, durch die der Rückenmarksnerv zieht. Die sollte nicht aufgehen. Ich komme sehr knapp an sie ran, und sie platzt. Sofort ist auf dem Bildschirm alles rot. Keine Sicht mehr. Währenddessen schaue ich auf den Screen und nicht auf meine Hände. Eine fordernde Situation, da ich die Transferleistung vollbringen muss, das auf dem Bildschirm vergrößerte Geschehen auf die viel kleinere reale Situation vor mir zu übertragen. Für viele Operateure ist die nicht direkte Sicht eine große Herausforderung. Aber ich bin Jahre darauf trainiert, den Unterschied zwischen dem winzigen OP-Areal und der fünffachen Vergrößerung auf dem Bildschirm abzuschätzen und abzugleichen.

Das Ärzteteam dreht schlagartig die Köpfe zu mir. Mit dem Radiofrequenzgerät zur Blutstillung taste ich mich vorsichtig an die Vene heran und verschließe die offene Wunde. Die Sicht ist wieder frei. Kurzer Schockmoment für die Beteiligten sowie die Kamerateams. Für mich nicht, da das zur Routine gehört. Der weitere OP-Verlauf gestaltet sich ohne Störung. Unter leisem Stöhnen des Patienten ziehe ich das Gewebe des großen Bandscheibenvorfalls an einem Stück über das Röhrchensystem unter optischer Kontrolle heraus. Ein wunderbarer Moment. Ich weiß: Alles ist super gelaufen. Auf mein Nachfragen hin bewegt der Patient seinen linken Fuß ohne Störung, er ist bei vollem Bewusstsein und nur durch eine durchsichtige sterile Folie von mir getrennt. Als ich mich zum Kamerateam umdrehen will, um das entfernte Gewebe zu zeigen, fährt ein massiver Schmerz durch meinen unteren Rücken in den rechten Oberschenkel. Mir bleibt kurz die Luft weg. Schon wieder. Was ist das? Ich bin so mit meinem Schmerz beschäftigt, dass ich kaum mitbekomme, wie die Anwesenden, die nicht am Tisch stehen, applaudieren. Vorsichtig wende ich mich wieder dem Patienten und den Kollegen zu, die zum Glück nichts mitbekommen haben. Der Schmerz tritt in den Hintergrund, als ich in ihre strahlenden Gesichter blicke. Das ist ein besonderer Tag für uns alle. Sie sind die ersten Amerikaner, die endoskopisch an der Wirbelsäule mitoperiert haben.

Mit leichtem Ziehen am unteren Rücken verlasse ich den OP-Tisch. Alle postoperativen Aufgaben im OP-Saal muss ich nicht zwingend selbst machen. Das Kamerateam folgt mir. Ich streife meine Handschuhe ab und entledige mich des OP-Kittels. Als ich die Tür der Schleuse öffne, steht das zweite Kamerateam schon bereit. Ein Redakteur kommt mit einem Mikro auf mich und einen der amerikanischen Ärzte zu und überschüttet uns mit Fragen: Wie war die OP? Ist alles erfolgreich gelaufen? Wie geht es dem Patienten? Wie lang dauert es, bis das Verfahren in den USA eingeführt ist? Während des gesamten Interviews bin ich wie euphorisiert, erleichtert und überglücklich. Endorphinausschüttung ohne Ende. Heute kann mich nichts mehr aus der Ruhe bringen. Gleichzeitig bin ich sehr erschöpft und will eigentlich nur ins Hotel zurück, aber nicht mit dem schwarzen SUV.

Als ich um achtzehn Uhr an der Hotelbar Platz nehme, laufen auf den Bildschirmen die News. Plötzlich kommt ein Bericht über die OP und ich bin im Interview zu sehen. In diesem Land ist alles anders. Der Barkeeper zeigt auf den Screen, dann auf mich, und Jubel bricht in der gut gefüllten Bar aus. Ich kann es nicht fassen, eben noch im OP und jetzt diese wohlwollende Begeisterung, die ich an Amerika liebe.

»Sir, you must be an important person, congratulations.«

Prompt steht eine Flasche Champagner auf dem Tresen und zahlreiche Menschen, die ich nicht kenne, schütteln mir die Hand oder umarmen mich. Ich habe so etwas noch nicht erlebt. Der immense Druck löst sich, und ich kämpfe mit Tränen der Rührung. Irgendjemand dreht die Musik auf, und es entwickelt sich eine spontane Party. Die Ärzte und Techniker, die nach und nach eintrudeln, werden sofort von der guten Stimmung mitgerissen. Ein denkwürdiger Abend nimmt seinen Lauf.

NEW YORK, 18. APRIL 2006

Kaum lande ich am nächsten Tag in New York, erreicht mich die Nachricht, dass es dem Patienten sehr gut gehe und er bereits das Krankenhaus verlassen habe, nicht einmal 24 Stunden nach der OP. Erleichtert steige ich aus und mache mich auf den Weg nach Long Island, wo ich am Nachmittag mit einem Geschäftspartner verabredet bin, der mich zu einer Bootstour auf dem Hudson River eingeladen hat. Ein wohltuender Ausgleich zu dem gestrigen anstrengenden Tag.

Bei der Ankunft muss ich allerdings feststellen, dass es sich um ein Speedboat handelt. Schon nach ein paar Minuten gibt mein Geschäftspartner richtig Gas, sodass das Boot heftig auf den Wellen aufschlägt und ich regelrecht durchgeschüttelt werde. Unsere Bugwelle erwischt einen Angler, der uns durchnässt und wütend hinterherschimpft. Ich muss an die Angelsessions denken, die ich früher oft mit meinem Neffen unternommen habe, und frage mich, wie sich das gerade für den Angler anfühlt, wenn irgendwelche Übermütigen mit einem Speedboat seine Idylle zerstören. Irgendwie fühle ich mich dem Angler gerade näher als meinem Geschäftspartner, der bereits wieder Gas gibt. Wir krachen auf die nächste Welle. Auf einmal durchzuckt mich wieder dieser Schmerz im Rücken, der nun viel stärker in den Oberschenkel zieht als die letzten Male. Bisher ließ er schnell nach, jetzt hält er an. Wie erstarrt sitze ich da, irritiert davon, dass das scheinbar gehäufter auftritt.

»Etwa der Rücken?«, fragt mein Geschäftspartner mit ironischem Unterton, als er mein schmerzverzogenes Gesicht sieht.

Ich übergehe seine Bemerkung zunächst und bitte ihn, die Geschwindigkeit zu drosseln. Dann bewege ich meinen Rücken vorsichtig durch und sage schließlich: »Ich glaube nicht, dass das der Rücken ist. Woher auch, ich mache jeden Tag Sport und bin sehr gut trainiert. Wahrscheinlich eine leichte Zerrung«, ich grinse gequält, »durch deine heftige Fahrweise.«

»Na, dann fahren wir mal gaaanz gemütlich zurück.«

Ich atme durch, der Schmerz lässt nach. Um herauszufinden, ob ich stehen und gehen kann, mache ich ein paar Schritte, während ich mich an der Reling festhalte. Ja, das geht wieder. War wohl nichts Gravierendes, sonst würde es länger wehtun. Vielleicht eine zu starke Anspannung beim Aufprall auf die Welle. Für einen kurzen Moment kommen mir meine Patienten in der Praxis in den Sinn, die nicht selten ihre Schmerzen ignorieren oder bagatellisieren, bis es nicht mehr geht. Mache ich das auch gerade? Mit einem entschiedenen Nein schiebe ich diesen Gedanken beiseite. In drei Stunden geht mein Flieger zurück nach Deutschland, wo ich wieder in meine normale Welt eintauchen werde – ohne Fernsehteams, Champagner und Speedboats. Eigentlich freue ich mich darauf. Es steht mir ein erholsames Wochenende bevor. Ich empfinde große Dankbarkeit für alles, was ich in den letzten Tagen erleben durfte. Dem Patienten geht es nach wie vor gut, die OP-Technik ist in den USA angekommen und am Flughafen wird mich Alexandra abholen, die ich im Juli heiraten werde.

DER SCHOCK

WÜRZBURG, 17. JUNI 2008

In meiner Privatpraxis für endoskopische Wirbelsäulenchirurgie und medizinische Kräftigungstherapie (MKT) behandle ich zu 90 Prozent Wirbelsäulenpatienten. In der Regel ist an drei Tagen Sprechstunde. Im Höchstfall habe ich 15 bis 20 Patienten pro Tag, sodass genügend Zeit für Untersuchung und Gespräch bleibt. An zwei Tagen nehme ich in einer Klinik, in der ich Belegbetten habe, endoskopische Wirbelsäuleneingriffe, Infiltrations-Vereisungstechniken an den Wirbelgelenken, radiologisch gesteuerte Wurzelblockaden etc. vor. Seit der OP-Einführung in den USA vor zwei Jahren habe ich die endoskopische Technik in fünf weiteren europäischen Ländern eingeführt. Außerdem bin ich alle acht Wochen für sieben Tage im Oman, wo ich Patienten im Al-Shatti-Krankenhaus behandle.

Heute ist OP-Tag, für mich immer wieder etwas Außergewöhnliches. Denn dann fühle ich mich besonders lebendig, weil die Stunden nicht so dahinplätschern, sondern geprägt sind von höchster Konzentration, Verantwortungsgefühl, mentaler und körperlicher Anstrengung sowie Vorfreude auf die strahlenden Gesichter der Patienten, denen ich im OP so nah war, wie wohl niemand zuvor: am Rückenmark, ihrem Lebensstamm zwischen Kopf und Körpermitte. Schon am Vorabend stelle ich mich mental und körperlich auf die bevorstehende Aufgabe ein. Ich trinke sowieso unter der Woche keinen Alkohol und gehe um 21 Uhr 45 Uhr schlafen, um am nächsten Tag zu 150 Prozent fokussiert zu sein.

Mein letzter Patient an diesem Tag ist – wie viele andere auch – durch die Narkose sehr sentimental. Das Narkosemittel Propofol kann starke Emotionen auslösen, von Traurigkeit bis Euphorie. Tränen kullern ihm über die Wangen, während er mir im Aufwachraum erzählt, dass er seinen Sohn anrufen werde, zu dem er schon vor Jahren den Kontakt abgebrochen habe.

»Das ist eine hervorragende Idee«, ermutige ich ihn. »Die OP, die Sie hinter sich haben, wird Ihr Leben verändern. Also ein sehr guter

Augenblick, um einen Neustart zu wagen und vielleicht auch eingefahrene Urteile zu überdenken.«

»Sie haben recht. Wer weiß, wie lange ich noch auf diesem Planeten bin. Es gilt, keine Zeit zu verlieren!«

»Aber jetzt erholen Sie sich erst mal.«

Die OP an der Wirbelsäule, einer lebenswichtigen Struktur, ist für viele Patienten eine Zäsur im Leben. Man fühlt im positiven Sinn, dass das Leben endlich ist und man vielleicht zu oft nicht aufs Wesentliche geschaut hat. Viele Dinge erscheinen in so einem herausfordernden Moment in einem anderen Licht. Dann sind die Menschen sanfter und verletzlicher.

Als ich am Nachmittag aus der Klinik ins Freie trete, muss ich durch das strahlende Sonnenlicht blinzeln. Wie schön, denke ich, noch ganz beseelt davon, Menschen so nah sein und erleben zu dürfen, wie warmherzig sie nach dem Eingriff oft sind.

Kaum bin ich in meinen Wagen eingestiegen, meldet sich der Notfallpiepser in meiner Brusttasche. Sofort steigt mein Puls an. Okay, schnellstmöglich zurück in die Klinik. Als verantwortlicher Arzt renne ich die Treppen, die ich gerade entspannt hinuntergegangen bin, hinauf. Denn es gibt für mich keinen Back-up, keinen Chefarzt, der jetzt übernehmen könnte, weil kein anderer Chirurg bisher die endoskopische Technik am Rücken so beherrscht wie ich.

Kaum bin ich in OP-Montur, kommt mir schon die OP-Schwester aufgeregt entgegen: »Chef, wir haben eine Nachblutung, Ihr letzter Patient verliert über den Zugangsweg stark Blut.«

»Machen Sie vorsichtshalber Blutkonserven fertig.«

Ich gehe in den Aufwachraum, wo der Patient noch in Seitenlage liegt. Er strahlt mich an und sagt: »Schön, dass ich Sie noch mal sehe.« Dass etwas nicht stimmt, hat er gar nicht mitbekommen. Der Bandscheibenvorfall ist entfernt, deshalb hat er keine Schmerzen, und das Gefäß, das vermutlich verletzt wurde, tut nicht weh. Die noch nicht abgeklungene Betäubung tut ihr Übriges dazu.

»Was ist los?«, fragt er, als ich ihn bitte, sich auf den Bauch zu drehen.

»Ich muss noch mal nach der Wunde schauen«, erkläre ich, während ich den blutgetränkten Verband öffne. Erst mal kleine Entwarnung. Es handelt sich nicht um einen pulsierenden Blutstrom, den ich bei einer Arterienverletzung erwarten würde. Meistens wird die Blutstillung durch starke Kompression gefördert. Also drücke ich eine Kompresse auf die blutende Stelle und hoffe das Beste, während ich versuche, so locker wie möglich mit dem Patienten zu plaudern. Hilft diese Maßnahme nicht, müsste ich an der Stelle in die Tiefe operieren, um die Blutungsursache aufzufinden und mit einer Naht zu verschließen. Wenn nach zwei Minuten immer noch Blut fließt, muss der Patient zurück in den OP. Ein paar Schweißperlen bilden sich auf meiner Stirn. Als ich die Kompresse nach einer gefühlten Ewigkeit anhebe, ist der Blutstrom versiegt. Jetzt große Entwarnung. Die Assistenzärztin und ich versorgen den Patienten mit einem Kompressionsverband und einem Eisbeutel. Ich weise ihn an, sich auf den Rücken zu drehen und möglichst lange so liegen zu bleiben. Denn sein Körpergewicht sorgt für zusätzliche Kompression.

»Sie hatten eine kleine Nachblutung«, erkläre ich, »stehen Sie bitte erst morgen auf.«

So, zweiter Versuch die Klinik zu verlassen. Erleichtert gehe ich die Treppen zum Ausgang. Solche Ereignisse sind sehr selten und gut zu managen, sofern man weiß, was zu tun ist. Draußen erwartet mich nach wie vor ein herrlicher Tag. Ich bin mit der Welt zufrieden und freue mich auf das nun folgende Programm, das nach einem OP-Tag immer gleich abläuft. Ich gehe Laufen, da ich derzeit für einen Halbmarathon trainiere. Außerdem brauche ich den Adrenalinabbau und die Endorphinausschüttung vom Runners High. Ich liebe das wunderbare Gefühl, wenn sich Anspannung in Entspannung umwandelt.

Als ich in meinen Wagen einsteige, um nun endgültig nach Hause zu fahren, schießt mir völlig unerwartet ein Schmerz in den

Rücken, der heftig bis in den rechten Oberschenkel sticht. Das habe ich fast zwei Jahre nicht mehr gespürt. Stimmt nicht ganz, korrigiere ich meinen Gedanken. Denn manchmal merke ich ein Ziehen im Rücken beim Operieren, wenn ich längere Zeit vornübergebeugt stehe, oder nach dem Laufen. Aber Rückenschmerzen kann man das eigentlich gar nicht nennen. Deshalb habe ich dem bisher kaum Beachtung geschenkt. Vielleicht ist es eine Art Zerrung im Oberschenkel? Dass der Rücken manchmal zwickt, kann auch dem besten Wirbelsäulenspezialisten passieren, beschwichtige ich mich. In der Praxis erlebe ich doch jeden Tag, dass langes Sitzen oder Stehen, Stress, Druck und einseitige Belastung Rückenschmerzen auslösen können. Also nichts, worüber man sich Sorgen machen müsste. Es wäre ja auch absurd, wenn ich ein Rückenproblem hätte. Ich sehe die Schlagzeile vor mir: »Rücken-Operateur hat Rücken.« Nicht wirklich lustig! Aber auch nicht realistisch, schließlich mache ich dreimal pro Woche Krafttraining, gehe dreimal pro Woche Laufen und lebe sehr gesund. Das Tückische an Rückenschmerzen ist ja, dass sie oft genauso schnell verschwinden, wie sie gekommen sind. Und das ohne spezifische Auslöser. Bestimmt nichts Ernsthaftes!

Tatsächlich geht es mir, als ich nach der kurzen Autofahrt zu Hause ankomme, besser. Man sitzt vielleicht doch ergonomisch gesund in einem Sportwagen. Verzweiflungssmiley. Dass der Schmerz immer wieder so schnell weggeht, spricht nicht für Bandscheibenprobleme. Also nicht beirren lassen, beruhige ich mich, während ich mein Trainingsoutfit anziehe und die Laufschuhe schnüre. Ich nehme keine Kopfhörer mit, denn ich möchte die Natur ohne Ablenkung spüren, hören, riechen und das Gefühl genießen, dass morgen ein leichterer Tag in der Praxis bevorsteht. Los geht meine Zwölf-Kilometer-Runde.

Die Sonne scheint herrlich bei blauem Himmel, 22 Grad, es weht eine leichte Brise. Die Strecke verläuft am Fluss entlang, geht an grünen Obstwiesen vorbei, das gesamte Szenario eingerahmt von

Weinbergen, die sich entlang des Maintals auf beiden Seiten in voller Pracht präsentieren. Der Duft von abgemähtem Heu steigt mir in die Nase. In der Ferne sehe ich ein Reh grasen, unglaublich wie nahe es sich an die Zivilisation traut. Während ich so in völligem Einklang mit mir und der Natur dahinlaufe, versinke ich in Gedanken. Mein Leben läuft fantastisch. Ich habe die Frau, die ich liebe, geheiratet. Vor fünf Monaten sind unsere süßen Mädchen auf die Welt gekommen. Zwillinge sind eine Herausforderung, aber eine wunderbare. Ich habe immer von Kindern geträumt. Meine Praxis und die Operationen in der Klink laufen hervorragend. Ich etabliere mich mehr und mehr als herausragender Wirbelsäulenspezialist, der eine innovative OP-Technik in die Welt hinausträgt. Beim Hersteller der endoskopischen Geräte habe ich sogar ein Mitspracherecht, in welchen Ländern wir die Endoskopie am Rücken als Nächstes einführen. Indien und China stehen auf meinem Plan. Wenn alles so weiterläuft, werde ich für meine Familie und mich ein großes Haus mieten, vielleicht sogar kaufen. Im Moment leben wir im Penthouse eines Neubaus, das jetzt im Frühsommer schon ordentlich warm ist. Manchmal jogge ich durch die Gegend, in der ich gerne wohnen würde, und schaue mir die Häuser und Grundstücke an. Es gibt nur wenige Objekte und die zu horrenden Preisen. Na ja, wenn es mir gelingt, die OP- Zahlen im In- und Ausland zu steigern, werden mir die Banken bestimmt einen weiteren Kredit gewähren. Schon ein bisschen eine Traumvorstellung, denn ich muss schließlich noch Praxiskosten sowie die Finanzierung der endoskopischen OP-Geräte abtragen. Das ist ja alles vorfinanziert. Glücklicherweise hat der Gerätehersteller bereits angefragt, ob ich an den Wochenenden mehr Workshops für Ärzte, die die Technik erlernen wollen, leiten möchte, zum Beispiel in Salzburg in der Paracelsus Privatuniversität oder der Uniklinik Heidelberg. Allerdings will ich meine Frau nicht jedes zweite Wochenende mit den Zwillingen allein lassen. Gerade haben wir uns ein größeres Auto zugelegt, damit alles hineinpasst: Zwillingsbuggy, 712 Taschen, zwei Kindersitze etc. Eins nach dem anderen, rede ich mir gut zu. Rom wurde auch nicht an einem Tag erbaut.

Das Training für den Halbmarathon im September läuft: Ich bin gut drauf, wie ich beim Blick auf meine Fitnessuhr feststelle, denn den letzten Kilometerschnitt habe ich in vier Minuten vierzig zurückgelegt.

Wenn die Operationen weiterhin so gut laufen, könnte man ja parallel zum Oman noch mehr OP-Zentren weltweit aufbauen. Es besteht eine Anfrage aus Miami. Hätte mir jemand vor zehn Jahren einen Film vorgespielt, wie mein Leben heute aussieht, hätte ich ihn mit großen Augen angeschaut. Mir wird wohlig warm ums Herz. Während ich mich gedanklich in meiner Selbstgefälligkeit suhle, komme ich seitlich etwas vom Weg ab. Plötzlich durchdringt mich ein schlimmer Schmerz. Ich schreie auf, weil es so heftig wehtut. Instinktiv beuge ich mich vorsichtig nach vorn, um den Rücken zu entlasten. Dabei versuche ich mehr schlecht als recht, ein paarmal tief durchzuatmen. Ich bin zwar nicht gestürzt, kann mich aber kaum mehr bewegen. Florian, jetzt ganz langsam, Gefahr in Verzug! Irgendetwas richtig Dummes ist gerade passiert! Von einem Tier wurde ich jedenfalls nicht angefallen, auch wenn sich der Biss einer Python vermutlich nicht viel anders anfühlen dürfte. Ich bin klatschnass, mir ist schwindlig und kotzübel. Jetzt bloß nicht in Ohnmacht fallen. Tief durchatmen. Ich suche nach einer Sitzgelegenheit. Aber da ist nichts, nicht mal ein kleiner Baumstumpf, also sinke ich ganz langsam und vorsichtig ins Gras. Was ist passiert? Offenbar bin ich mit meinem rechten Fuß in eine Vertiefung getreten, was den fulminanten Schmerz ausgelöst hat, der von der unteren Wirbelsäule bis in den rechten Oberschenkel verläuft. Das Loch war weder eine Gletscherspalte noch ein Vulkankrater, sondern schlichtweg der Eingang zu einem Kaninchenbau. Diese kleine Vertiefung hat also ausgereicht, um einen solchen Schmerz auszulösen. Im Liegen versuche ich, das rechte Bein zu strecken, was schon mal funktioniert. Gut!

Der intensive Schmerz lässt nach ein paar Minuten etwas nach. Jetzt ist mir auch nicht mehr so schlecht und ich bin in der Lage, einen klaren Gedanken zu fassen. Vorsichtig richte ich mich auf. Der ziehende Schmerz im rechten Oberschenkel meldet sich wieder. An Weiterlaufen ist nicht ansatzweise zu denken. Inzwischen scheint die Sonne nicht mehr, sondern sie sticht irgendwie vom Himmel. Mir ist klar, dass ich gerade eine starke Reaktion des vegetativen Nervensystems erlebt habe: Schmerz, Blutdruckabfall, Übelkeit, starkes Frösteln, dann Schweißausbruch und jetzt Hitzegefühl, einmal alle Phasen. Panik steigt in mir auf: Wie soll ich so arbeiten gehen? Und am OP-Tisch stehen? Körperliche Unversehrtheit ist die Grundvoraussetzung für Existenzsicherung. Ich habe doch Familie und ein Business. Irgendwie muss ich nach Hause kommen. Glücklicherweise bin ich erst zwei Kilometer gelaufen, das ist selbst unter Schmerzen zu bewältigen.

Während ich nach Hause humple, komme ich an den Obstwiesen vorbei, das Gras ist nicht mehr so grün und meine Laune stark eingetrübt. Ab und zu muss ich stehen bleiben. Der Schmerz im Oberschenkel ist scharf und selbst ohne Belastung da, das habe ich schon mal herausgefunden. Zumindest besteht keine motorische Lähmung, alle Beinmuskeln lassen sich ansteuern und bewegen. Das ist entscheidend. Schmerzen, Kribbeln und Missempfindungsstörungen sind ohne Operationen auf jeden Fall behandelbar, das weiß ich zufällig ganz genau. Dennoch eine Zerrung ist das sicherlich nicht! Die Schlagzeile vom rückengeplagten Rücken-Operateur blitzt wieder auf.

Paradoxerweise lindert das längere Gehen den Schmerz, mein Gang wird etwas runder. Wahrscheinlich ist es doch nichts Schlimmes. Oder bagatellisiere ich das Problem gerade wieder? Zu Hause angekommen nehme ich den Aufzug, was ich normalerweise nie mache, aber Treppensteigen bis ins Dachgeschoss ist in meiner momentanen Verfassung einfach nicht möglich. Eine Ibuprofen 400, eine heiße Dusche und dann Stufenlagerung, um Rücken und Beine zu entlasten, werden die nächsten Maßnahmen sein, wenn ich oben angekommen bin. Diese Position ist die erste Maßnahme bei Akutpatienten, die auf diese Weise manchmal nach ein paar Tagen wieder schmerzfrei sind. Als Assistenzarzt in der Neurochirurgie kam ich manchmal in die Krankenzimmer und da lagen vier bis fünf Patienten in Stufenlagerung. Das prägt sich ein. Da könntest du jetzt auch liegen, Florian, sage ich zu mir selbst.

»Na toll«, ruft meine Frau aus, als sie mich auf dem Balkon am Boden liegen sieht, die Beine auf einem Stuhl. »Und ich dachte, du hilfst mir beim Füttern der Zwillinge. Aber nein, der Herr sonnt sich nach dem Joggen.« Sie hält inne. »Wieso liegst du hier überhaupt so komisch?«

Langsam drehe ich mich zu ihr und sie sieht mein schmerzverzerrtes Gesicht.

»Stimmt was nicht?«

»Das kann man wohl sagen«, bringe ich unter Stöhnen hervor. »Ich bin in ein blödes Loch in der Wiese getreten und habe seitdem höllische Schmerzen.«

»Oh nein, Schatz. Eine Zerrung?«

Eine langsam ansteigende Babysirene ist zu hören.

»Die haben jetzt wirklich Hunger, machen wir später weiter mit deiner Zerrung.«

»Ich glaube, es ist gar keine …«

Aber da ist Alexandra schon wieder vom Balkon verschwunden. Die zweite kleine Sirene heult auf. Ich quäle mich so vorsichtig, wie es nur geht, hoch und schleppe mich zu den dreien ins Wohnzimmer. Als die beiden Mäuse satt sind, können meine Frau und ich weitersprechen.

»Vielleicht der Rücken?«, fragt Alexandra und fügt mit einem Grinsen hinzu: »Na ja, dann bist du ja bei dir am besten aufgehoben. Nein, jetzt mal im Ernst, du bist doch top in Form. Ich glaub nicht, dass du Rücken hast.«

Ich gebe ihr recht, woher soll das denn kommen?

In der Nacht kann ich nur schlecht schlafen, finde keine schmerzfreie Liegeposition, habe Schweißausbrüche und komme einfach nicht zur Ruhe, auch, weil ich mir das erste Mal richtig Sorgen mache. Trotz Schmerzmittel sind die Rückenschmerzen stärker geworden, dafür hat das heftige Stechen im Bein etwas nachgelassen. Zum Glück schlafen die Zwillinge gut, es gibt nur eine kurze Unterbrechung zum Füttern, was aber einfach ist, weil die Kinderbettchen nicht weit entfernt stehen.

18. JUNI 2008

Um sechs Uhr morgens schäle ich mich so leise wie möglich aus dem Bett, um meine Damen nicht zu wecken. Ich gehe ein paar Schritte, da durchzuckt mich erneut ein jäher Schmerz. Ich presse die Lippen zusammen, um nicht laut aufzuschreien. Im Halbdunkeln bin ich auf eine Spielzeugrassel getreten, so was fällt halt mal aus dem Kinderbett. Was für ein Start in den Tag.

Erst ins Bad, dann einen Anzug anziehen. Zwanzig Minuten später ziehe ich leise die Tür hinter mir zu. Frühstück und Ibuprofen gibt es in der Klinik, wo ich gleich Visite bei den gestern operierten Patienten habe.

Auf dem Gang zum Stationszimmer versuche ich, mir nichts von meinen Rückenschmerzen anmerken zu lassen, was mir eher schlecht gelingt. Immerhin zieht es nicht mehr so ins Bein. Die Stationsschwester, die ich schon seit Jahren kenne, kommt mir mit ihrem Verbandswagen lächelnd entgegen. Das werte ich als gutes Zeichen, was den Zustand meiner Patienten angeht.

»Wohl schlecht geschlafen, Dr. Alfen. Sie kommen heute irgendwie schief daher.« Sie lächelt wieder.

»Nicht der Rede wert«, beschwichtige ich. »Wie geht es unseren Patienten?«

»Alles gut so weit, nur der Patient mit der Nachblutung wollte die Station ein paarmal zum Rauchen verlassen. Aber ich habe ihm klargemacht, dass Nikotin auch das Bandscheibengewebe angreift.« Sie grinst. »Na dann mal los.«

Der Verbandswechsel ist nach einer endoskopischen Operation nicht sehr aufwendig, da die Kompressen auf der vernähten Wunde, die ja nur ein bis zwei Zentimeter lang ist, nur noch durch ein kleines Pflaster ersetzt werden. Bei der heutigen Visite geht es deshalb mehr darum, alle relevanten Fragen zu beantworten. Zum Beispiel, wann die Patienten entlassen werden, was zu Hause zu beachten ist und wann sie wieder Sport machen dürfen.

Da ich fast immer gute Ergebnisse erziele, ist die Visite eher wie ein Schaulaufen, die Patienten sind erleichtert und gut gelaunt, weil die meisten von ihnen gleich nach Hause dürfen, und ich mache Späße mit ihnen. Heute brauche ich allerdings all meine Kraft und Konzentration, um meine Schmerzen zu verbergen und locker zu wirken. Doch dann überwiegen die positiven Gefühle. Ich bin euphorisiert von der erfolgreichen Visite und dankbar dafür, dass das Schicksal, der liebe Gott, das Universum oder wer beziehungsweise was auch immer mir die Fähigkeit geschenkt hat, Menschen helfen zu dürfen. Jeder Operateur kennt das unbeschreibliche Gefühl, in die strahlenden Augen eines vom Schmerz befreiten Patienten zu blicken. Bei der endoskopischen Wirbelsäulenchirurgie passiert das nur viel unmittelbarer, weil die Patienten so schnell beschwerdefrei sind. Bei der offenen OP dauert das aufgrund des viel größeren Zugangsweges mitunter Wochen oder Monate, und manchmal wird es auch gar nicht gut.

Dieses Glücksgefühl ist vergleichbar mit sportlichen Höchstleistungen, die ein besonderes Engagement und einen besonderen Willen erfordern. Man hat ein hart umkämpftes Tennismatch am Ende für sich entschieden oder einen Halbmarathon nach monatelanger Vorbereitungszeit bei glühender Hitze durchgestanden. Man setzt sich hin, atmet durch und lässt dem Glücksgefühl völlig freien Lauf, dem eine außergewöhnliche Anstrengung vorausgegangen ist. Man spürt sich, fühlt sich authentisch und stark, geradezu unbesiegbar. Schmerzen werden in einem solchen Zustand reduziert wahrgenommen. So geht es mir gerade. Ich habe nur leichte Beschwerden. Die Angst vor einem Bandscheibenvorfall verliert sich am Horizont.

Vielleicht handelt es sich nur um eine Blockierung der Wirbelgelenke, argumentiere ich mit mir selbst. Dann wäre eine chirotherapeutische Manipulation, fälschlicherweise als »Einrenken« bekannt, die schnelle Lösung des Problems. Denn aufgrund der Verschiebung der Wirbelgelenke, auch Facettengelenke genannt, kann es zu Einklemmungen von Facettennerven kommen, was oft Rücken- und Beinschmerzen auslöst. Diese Idee gewinnt schnell Oberhand in meinem Kopf. Okay, Florian, dann musst du zu einem Physiotherapeuten deines Vertrauens fahren und dich »einrenken« lassen.

Nach der Visite, die ich so einigermaßen hinter mich gebracht habe, nutze ich die Zeit vor der nachmittäglichen Sprechstunde, um meine Familie zum Einkaufen zu begleiten und zum Physiotherapeuten zu gehen, dessen Praxis sich in der Nähe des Supermarktes befindet. Während ich mich auf dem Zwillingswagen abstütze, denke ich insgeheim, dass ich quasi mit Rollator unterwegs bin. Wenigstens fällt es so keinem auf, wie eingeschränkt ich in meiner Bewegung bin. Meine Frau wartet mit den Mädchen, die gerade eingeschlafen sind, auf einer Parkbank gegenüber der Praxis.

»Was gibt's, Doc?«, fragt der Physiotherapeut, der mich ohne Termin sofort drannimmt.

»Ich habe Schmerzen, wahrscheinlich das Iliosakralgelenk. Oder einer der unteren Wirbelkörper ist verschoben.«

»Okay, dann lassen Sie mal sehen.«

Ich setze mich auf die Behandlungsliege, mit dem Rücken zu ihm. Er beugt sanft meinen Rücken nach vorn. Mein Vertrauen steigt, während er einige Tests mit mir durchführt. Da ich auch ausgebildeter Chirotherapeut bin, kenne ich, was er tut. Nur selbst einrenken kann ich mich leider nicht.

»Ja, das sieht nach einer größeren Blockierung aus. Kein Thema, das haben wir gleich.«

Ich begebe mich in Seitenlagerung.

Der Therapeut stützt sich auf meinen rechten, angewinkelten Oberschenkel und sagt: »So, nun ganz tief ein- und ausatmen.« Dann drückt er ruckartig mein Bein nach unten. In diesem Moment durchzieht mich ein heftiger Schmerz im Rücken. Wie eine Art Erleuchtung kommt mir eine Studie in den Sinn, die ich kürzlich gelesen habe. Darin hieß es, dass 25 Prozent aller Bandscheibenvorfälle durch unkontrollierte Chirotherapie im Akutstadium entstehen können. Ja, bin ich denn wahnsinnig? Was, wenn es doch ein Bandscheibenvorfall ist? Habe ich in meiner allwissenden Hybris einfach alles vergessen? Der Ärger über mich selbst nimmt genauso schnell zu wie die Schmerzen.

»Prima, hat alles geklappt. Haben Sie es knacken gehört?«

»Ja, das habe ich weiß Gott.« Dieses Knacken, das bei der Manipulation entsteht, ist ein Unterdruckgeräusch der Wirbelgelenkskapseln und wird häufig als positiv interpretiert. So auch in meinem Fall. Allerdings kann ich gerade nicht sagen, ob mir zum Weinen oder Lachen zumute ist. Einerseits ist das Geräusch eine Erfolgsgarantie der Chirotherapie, andererseits ist da der zunehmende Schmerz in meinem rechten Bein. Nach meinem anatomischen Verständnis könnte die Bandscheibe eingerissen sein, dann würde gerade das Bandscheibengewebe herausquellen. Der Schmerz fühlt sich genauso wie gestern beim Joggen an, nur viel heftiger.

Der Physiotherapeut schaut in mein schmerzverzerrtes Gesicht und sagt: »Das ist ganz normal, das Knackgeräusch und dann der Erstverschlimmerungsschmerz.«

Was für ein schrecklicher Ausdruck, denke ich nur, und eine Erfindung der therapeutischen Medizin. Wenn meine Patienten nach der OP eher eine Verschlimmerung spüren, dann stimmt etwas nicht. Das ist wie ein anwendbares Gesetz. Jetzt nicht ungerecht werden, zügle ich meine Gedanken. Keiner hat dich gezwungen, im Akutstadium eine Chirotherapie vornehmen zu lassen. Selber schuld, würde Lorenz sagen. Das ist der sehr süße Sohn von Freunden, die einmal, nachdem er aus Unachtsamkeit gestolpert und hingefallen war, »selber schuld« zu ihm sagten. Das hat er sich gemerkt und seither benützt er den Spruch immer wieder, da er sich dann dem unverhohlenen Gelächter seines Umfeldes sicher sein kann. Kleiner Blechschaden am Auto, verlorener Schlüssel, vergessener Geburtstag, verpasstes Flugzeug, misslungene chirotherapeutische Intervention – selber schuld.

Ich stehe von der Liege auf, bedanke mich für die prompte Behandlung und verlasse humpelnd die Praxis. Irgendwie werde ich das Gefühl nicht los, einen großen Fehler selbst verschuldet zu haben. Denn mittlerweile hinke ich zunehmend und kann nur nach vorne gebeugt gehen.

»Sieht aber nicht viel besser als vorher aus«, bemerkt meine Frau. »Geh doch mal aufrecht, Schatz. Und wieso hinkst du denn so komisch? Man könnte ja meinen, die Chiro hätte gar nichts gebracht.«

Das im Anschluss geplante Einkaufen fällt aus. Dank des Zwillingswagens alias Doppelsitz-Rollators schaffe ich es bis zum Auto. Auf dem Weg dorthin wird mir die Tragweite meiner Situation schlagartig bewusst. Eine Oberschenkelzerrung habe ich endgültig aus meinem Gehirn eliminiert.

Wenn man Zwillinge hat, muss man eigentlich ständig irgendeines der Kinder heben und tragen. Man kann sich da nicht einfach rausnehmen und alles der Ehefrau überlassen. Aber gerade ist das alles nur unter größten Schmerzen machbar. Mit steifem Rücken gehe ich in die Knie, weil ich mich nicht richtig nach vorn beugen kann. Nur unter Mithilfe meiner Frau sind die Kids irgendwann in die Sitzschalen im Auto verfrachtet. Ich nehme umständlich auf dem

Beifahrersitz Platz. Gas geben und bremsen wäre in diesem Zustand selbst in unserem sicheren Volvo XC 90 für die Familie zu gefährlich.

Zu Hause lege ich mich sofort im Wohnzimmer in Stufenlagerung auf den Boden, Rücken gerade, die Knie in 90 Grad angewinkelt auf dem Sofa. Ich bin sicher, dass ich ein bedauernswertes Bild abgebe. Es ist nicht zu fassen, aber auf einmal bin ich mein eigener Patient. Dieser Gedanke fühlt sich seltsam an. Ich versuche mich darauf zu besinnen, was ich meinen Patienten in so einem Fall empfehle. Erst mal Schmerzmittel. Normalerweise bin ich dagegen, Rückenschmerzen medikamentös zu verschleiern. Schmerzmittel überdecken die Symptomatik, weshalb viele die geschädigten Strukturen am Rücken ungewollt mehr belasten, als es dem Körper lieb ist. Aber bei massiven Beschwerden sind sie ein Segen für die Menschheit. Und heute geht es nicht anders.

Weil nicht daran zu denken ist, am Nachmittag in die Praxis zu gehen, rufe ich dort an und gebe Bescheid, dass ich heute und morgen Vormittag die Sprechstunde nicht halten kann. Ein Riesenaufwand fürs Team, weil mindestens fünfundzwanzig Patienten angerufen werden müssen, denen es nicht gut geht und die unter Umständen wochenlang auf den Termin gewartet haben. Ärgerlich, aber es geht nicht anders. Ich muss mich erst mal schonen und morgen früh dringend ein MRT von meinem Rücken machen lassen.

Gegen zwei Uhr nachts wird der Schmerz unerträglich. Irgendwann hocke ich vornübergebeugt auf den Knien und schluchze still in mich hinein. Draußen klatscht Regen gegen die Fensterscheibe. Bisher habe ich nur einmal im Leben solche Schmerzen gehabt, nämlich als sechsjähriger Junge, als mir ein Pferd beim Füttern den linken Ringfinger bis zur Hälfte abbiss. Damals fragte ich meine Eltern, ob das Pferd nun sterben würde und was ich mit den Klavierstunden machen solle. Tatsächlich ist das Endglied des Ringfingers absolut kompensierbar und beeinträchtigte mich damals weder beim Klavierspielen noch heute beim filigranen Operieren mit dem Endoskop.

19. JUNI 2008

Nach einer schlaflosen Nacht und mit immer noch unerträglichen Schmerzen ist mir am frühen Morgen eines klar: Das ist weder eine Blockierung noch eine Zerrung. Als Orthopäde, der täglich nichts anderes macht, als Rückenleiden zu behandeln, muss ich sagen: Herr Wirbelsäulenspezialist, Sie haben einen Bandscheibenvorfall, zumindest sieht alles danach aus. Schönen guten Tag. Ich komme wohl nicht mehr um ein MRT herum, um herauszufinden, was die Bilder über den Zustand meiner Wirbelsäule aussagen.

Es ist sieben Uhr dreißig, als ich den Chef der radiologischen Praxis, mit der ich zusammenarbeite, erreiche und um einen sofortigen Termin bitte.

»Herr Kollege, MRT von der Lendenwirbelsäule? Ja, das kriegen wir schon irgendwie rein. Für wen? Privat oder gesetzlich versichert?«

Ich erkläre mich genauer.

»Ach, für Sie selbst, das ist ja mal spannend. Ein MRT vom Rücken eines Rückenspezialisten.«

Ich sehe förmlich das Grinsen am Ende der Leitung. Wie unangenehm. Ich war auch noch nie in einem MRT. Allein der Gedanke daran, in so eine Röhre zu müssen, zeigt mir auf, warum manche Patienten mit Nachdruck fragen, ob man nicht vielleicht auch anders herausfinden könne, was an der Wirbelsäule nicht stimmt. Klaustrophobie? Nein, das habe ich nicht. Ich doch nicht! Oder vielleicht doch?

Eine knappe Stunde später liege ich in der Magnetröhre. Metall habe ich weder im Körper noch außerhalb. Auch kein Piercing, das würde nämlich bei der extremen Magnetwirkung aus der Haut herausgerissen und an der riesigen Spule blutverschmiert kleben bleiben. Ein Herzschrittmacher würde sich ausschalten. Also immer die Anweisungen genau beachten, hat mich die radiologische Assistentin belehrt, sonst könne es sehr unangenehm werden, im Extremfall sogar tödlich enden.

Ich schließe die Augen und muss ans Tal der Könige im alten Ägypten denken und wie die Pharaonen dort in Sarkophagen bestattet wurden. Das hämmernde Geräusch lässt mir trotz Ohrstöpsel Mark und Bein erzittern. Die Untersuchung dauert in der Regel zwanzig bis dreißig Minuten. Aber ich liege jetzt gefühlt schon eine Ewigkeit lebendig begraben in dieser Apparatur und weiß, dass danach in meinem Leben alles anders sein wird. Wieso dauert das so lang? Weil ich früher in der Tumorchirurgie gearbeitet habe, frage ich mich unweigerlich: Machen die jetzt ein paar Sequenzen mehr, weil sie was gefunden haben? Als Arzt habe ich es mir angewöhnt, erst mal vom allerschlechtesten Fall auszugehen und diese Option gedanklich durchzuspielen. Mit jeder Minute, die das MRT länger andauert, tauchen weitere düstere Gedanken in meinem Kopf auf. Mittlerweile wäre ich fast froh, nur einen Bandscheibenvorfall zu haben. Als ich endlich aus der Röhre komme, sind gerade mal 35 Minuten vergangen. Ich versuche am Gesicht der Assistentin abzulesen, wie es um mich bestellt ist. Sie verzieht jedoch keine Miene, sondern sagt etwas kühl: »Das Ergebnis können Sie mit dem Doktor besprechen.«

Im Patientenstatus ist man emotional sehr anfällig, wenn die Leute nicht so richtig freundlich sind. Ich war davon ausgegangen, dass es schnell geht, weil ich ja ein Kollege bin, der viele Patienten schickt. Aber dem ist nicht so. Also nehme ich im Wartezimmer Platz und greife mir ein Magazin, um mich abzulenken. Jetzt kann ich mit meinen Patientinnen und Patienten mitfühlen, die nach solchen Untersuchungen genau dieses mulmige Gefühl der Ungewissheit haben. Was wird bei dem Arztgespräch herauskommen? Welche Folgen wird das Ergebnis haben? Eigentlich wollte ich mit der Praxis expandieren. Muss ich meine Pläne und Träume ändern? Und wie wird mein Umfeld reagieren? Unruhig fahre ich mit den Handflächen über meine Hose. Normalerweise sind meine Hände nie feucht.

Glücklicherweise geht es einigermaßen schnell.

Im Sprechzimmer bittet mich der Radiologe, Platz zu nehmen.

»Also«, startet er mit ernster Miene, »bei so einem riesigen Befund fragt man sich schon, wie es möglich ist, dass Sie noch überhaupt laufen können, Herr Kollege. Wir haben ein paar Sequenzen mehr gefahren, um sicher zu sein, wie groß der Befund tatsächlich ist, und dass das Rückenmark noch keine Schädigung hat.«

»Tumor?«, frage ich zaghaft.

»Nein, nein, nein. Massenprolaps. L2/L3, nach oben geschlagen.«

Ich sacke in mich zusammen, mein Mund wird ganz trocken.

»Wie groß?«

»13 Millimeter.«

»Das ist ja riesig! Wie ist das möglich?«

»Tja, das müssten Sie eigentlich am besten wissen.«

Erneut taucht eine Schlagzeile in übergroßen Lettern vor meinem geistigen Auge auf: Selbst ernannter Rückenpapst hat riesigen Bandscheibenvorfall!

Da laufe ich seit Jahren durch die Welt und erkläre Patienten, wie man mit Rückenschmerzen umgeht, wie man sie behandelt, vor allem wie man sie vermeidet, führe Rückenoperationen minimalinvasiv durch, mache, seit ich denken kann Sport, gehe laufen, ins Fitness-Studio – und dann das.

»Sie sind sicher, dass das mein MRT ist?«

»Herr Kollege, wollen Sie mich veralbern?« Er dreht den Bildschirm seines Computers zu mir und deutet auf das MRT. »Schauen Sie selbst, Sie sind doch auch radiologisch ausgebildet, nicht wahr?«

Ich sehe den Bandscheibenvorfall zwischen dem 2. und 3. Lendenwirbelkörper.

»Drückt auch etwas auf das Rückenmark. Sie müssen starke Schmerzen haben. Das tut mir sehr leid. Von mir erfährt niemand was, ärztliche Schweigepflicht, aber ganz im Vertrauen: Ein bisschen mehr Rückentraining oder wenigstens Yoga würde Ihnen wohl guttun.«

Das ist doch der Gipfel, denke ich und sage: »Wie bitte?« Nur mit Mühe kann ich meinen Ärger unterdrücken, denn es brodelt in mir.

Wenn wir uns nicht schon länger kennen würden, würde ich jetzt ein Fass aufmachen. Er weiß gar nichts von mir. Die Aufgabe des Radiologen ist die schlichte, nüchterne Beurteilung der Bilder. Aber gerade findet hier eine Vorverurteilung statt. Seine Einschätzung ist völlig aus der Luft gegriffen. Ohne Genaueres über mich zu wissen, mutmaßt er, ich sei eher träge und undiszipliniert. Hoffentlich macht er das bei meinen Patienten nicht auch so leichtfertig. Ich erzähle lieber nicht, wie es mir wirklich geht, denn ich habe gerade keine Kraft für irgendwelche Diskussionen oder Rechtfertigungen. Es kommt mir so vor, als müsste ich mich entschuldigen. Aber wofür? Dafür, dass ich verletzt bin? Dennoch haben mich die Worte des Radiologen mehr getroffen, als ich mir eingestehen will.

Er erhebt sich. »Das Gute ist ja, dass Sie genau wissen, was jetzt zu tun ist. Trotz allem wünsche ich Ihnen einen schönen Tag. Auf Wiedersehen.«

Beim Aufstehen macht sich wieder der Schmerz im rechten Bein bemerkbar. Nachdem ich den Bandscheibenvorfall auf dem MRT-Bild gesehen habe, ist mir völlig klar, dass der große Oberschenkelnerv in meinem rechten Bein, der Nervus femoralis, massiv unter Druck steht. Ich humple zum Auto, schaffe es unter Mühen einzusteigen, und fahre im Schneckentempo nach Hause, um mich für die Sprechstunde am Nachmittag fertig zu machen. Währenddessen überlege ich fieberhaft, wie es jetzt weitergehen soll. Denn morgen ist wieder OP-Tag! Operationen sind schon ohne Bandscheibenvorfall körperlich anstrengend. Kann ich überhaupt operieren? Wenn nicht, was mache ich dann mit den Patienten, die seit Wochen und Monaten auf den Eingriff warten und dafür von weit hergekommen sind? Mit einem leichten Schmerzmittel dürfte es gehen, ohne dass es meine Arbeit beeinträchtigt. Wie soll ich diese ärgerliche Geschichte bloß meinem Team und vor allem meinen Patienten kommunizieren? Stelle ich damit nicht meine Expertise und Glaubwürdigkeit infrage? Die Nachricht würde sich bestimmt wie ein Lauffeuer unter meinen Patienten und denen, die es vielleicht werden wollen, verbreiten. Der Radiologe hat ja bestätigt, was viele denken werden: dass ein Rückenexperte nicht rückenkrank sein darf. Ich merke gerade noch, dass die Ampel auf Rot schaltet und drücke im letzten Moment auf die Bremse, was meinem Rücken gar nicht guttut. Vor einem Fußgänger komme ich zum Stehen. Er beschimpft mich wild gestikulierend. Das war knapp. Es wäre der erste Unfall meines Lebens gewesen. Reiß dich zusammen, Florian! Ich lasse das Fenster herunter und entschuldige mich demütig. Es tut mir ehrlich leid, und ich kann jetzt nicht noch mehr Ärger gebrauchen.

In Gedanken gehe ich noch mal die letzten Monate durch. Weder hatte ich einen Unfall, noch habe ich wie manch einer meiner Patienten mit eigenen Händen ein Haus umgebaut oder eine neue Bewässerungsanlage im Garten installiert. Mir fällt schlichtweg nichts ein, das den Bandscheibenvorfall plausibel erklärt. Ja, ich hatte in den letzten zwei Jahren ab und zu mal Rückenschmerzen, jedoch nichts Ernstes. Daher habe ich es ignoriert. War das der Fehler? Ist die Sache deshalb eskaliert? Oder habe ich durch den intensiven chirotherapeutischen Eingriff einen Riss im äußeren Ring der Bandscheiben verursacht?

Okay, Florian, der Bandscheibenvorfall ist jetzt Fakt. Morgen ist OP-Tag, das ist auch Fakt. Wie soll ich bloß mit den Schmerzen fünf Stunden am Operationstisch stehen? Ich muss das Endoskop halten und eine Bleischürze tragen, die zwölf Kilo wiegt. Das ist notwendig, weil ich während des Eingriffs mit einem Röntgenschirm, dem sogenannten C-Bogen, zur genaueren Orientierung Bilder mache. Während der OP muss ich mich drehen und flexibel sein. Und das ist nur die Katastrophe, die mich morgen erwartet. An die bevorstehende Sprechstunde heute Nachmittag mag ich gar nicht denken.

Ich muss überlegen, was jetzt zu tun ist und dazu brauche ich ein bisschen Stille und Natur um mich herum, nicht ein Zuhause mit Kleinkindern. Langsam wende ich den Wagen und fahre wie ferngesteuert in Richtung Mainwiesen. An einer ruhigen Stelle mit Blick auf den Fluss halte ich den Wagen an. Ein Schwan gleitet elegant an den wassernahen Pappeln vorbei. Es ist friedlich. Gerade war noch alles in Ordnung, mein Leben ein Traum. Wie mache ich das mit den Zwillingen, mit der Familie? Wie geht es weiter mit den Patienten? Mit der Praxis? Mit meiner Karriere? Diese Diagnose durchkreuzt alle meine Pläne. Wenn ich nicht mehr richtig arbeiten kann, brauche ich weder an einen Hauskauf oder -bau, noch an die Expansion der Praxis oder den Aufbau von OP-Zentren im Ausland denken. Ich habe alles genau geplant, wie ich es immer in meinem Leben mache, aber mein gedankliches Fundament bricht gerade weg, als hätte jemand es mit Dynamit gesprengt. Da meine Frau momentan nicht arbeitet, um die Zwillinge zu versorgen, fällt sie als Verdienerin aus. Die endoskopischen OP-Instrumente, die Praxis und vieles mehr ist mit Krediten finanziert und das nicht zu knapp. Ich habe mich immer für sehr widerstandsfähig gehalten. Aber gerade plagt mich ein flaues Gefühl im Magen.

Ein junges Paar läuft mit einem kleinen Hund am Fluss entlang. Sie schlendern Hand in Hand, schauen sich verliebt an und umarmen sich. Irgendwie schäme ich mich, weil ich nicht weiß, was ich machen soll. Als ich die Tür des Wagens öffne, um ein paar Schritte zu gehen, merke ich, dass leichter Nieselregen eingesetzt hat. Um das rechte Bein zu entlasten, versuche ich, nur auf dem linken balancierend auszusteigen. Da schießt wieder dieser massive Schmerz in den Rücken und ins rechte Bein ein. Schlagartig wird mir übel, ich knicke ein und falle mit einem dumpfen Schlag direkt neben dem Wagen der Länge nach in die vom Regen aufgeweichte Wiese. Blut rinnt aus einer Schürfwunde an der Hand über meinen Anzug. Ich fühle mich unendlich müde.

Als ich die Augen aufschlage, weiß ich nicht, wie lange ich schon hier liege. Ein Blick auf meine Armbanduhr zeigt: Ich war nur ein paar Minuten weg. Mein beiger Anzug hat jetzt ein Camouflage-Muster, und meine Hände und vermutlich auch mein Gesicht sind voller

Schlamm. In Namibia, wo meine Frau und ich seit Jahren ein großes Charity-Projekt in Waisenhäusern unterstützen, wäre das ein optimales Tarnoutfit, um die Leoparden im Etosha National Park zu beobachten. Für die Praxis ist der Look eher ungeeignet. Zum Glück ist niemand in der Nähe. Ich setze mich vorsichtig auf, die Schmerzen sind erträglich, und überlege, was zu tun ist.

Es ist kurz nach elf Uhr. Ab vierzehn Uhr habe ich Sprechstunde, es stehen mehrere Operations-Aufklärungen für den bevorstehenden OP-Tag an. Das kann ich auf keinen Fall verschieben. Diese Patienten leiden unter heftigen Schmerzen, schwerwiegenden Beinlähmungen, haben Blasenstörungen und mitunter Wochen auf diesen Termin gewartet. Ziel Nummer 1 ist also: den heutigen Tag zu überstehen und morgen möglichst schmerzfrei während der Operationen zu sein. Danach gehe ich Ziel Nummer 2 an: eine Strategie für die Behandlung meines Bandscheibenvorfalls zu entwickeln. Step by Step aus der Krise, versuche ich mir Mut zu machen. Wenn ich jetzt das große Ganze betrachte, drehe ich durch.

Ich versuche aufzustehen. Erst langsam in den Vierfüßlerstand, dann auf die Knie und den Oberkörper aufrichten und schließlich unter Schmerzen ein Bein nach dem anderen aufstellen. Mit den Händen ziehe ich mich am Wagen hoch und nach einer gefühlten Ewigkeit stehe ich endlich, wenn auch etwas krumm. Umständlich ziehe ich mein Jackett und meine Hose aus, drehe beides auf links und lege die Sachen auf den Rücksitz. Zum Glück ist kein Mensch in der Nähe. Mein Nummernschild kennt man in der Gegend und Dr. Alfen ohne Hose neben seinem Auto am Main … Was macht der da bloß?

Auf dem Weg nach Hause passiert der Klassiker: Polizeikontrolle an der Autobahnauffahrt.

»Kann ich Ihren Führerschein sehen?«, fragt einer der Polizisten.

»Selbstverständlich.«

Der Blick des Gesetzeshüters gleitet vom Ausweis auf meine Unterhose.

»Haben Sie etwas getrunken?«

»Nein, warum?«

»Fahren Sie immer so Auto?«

»Ach so, nein, meine Hose war nur voller Schlamm.«

»Ja klar, Schlammhose, kennt man ja.« Er grinst, während er meinen Namen auf dem Führerschein liest.

»Ah, Sie sind Dr. Alfen. Der Wirbelsäulenspezialist? Mein Chef war auch schon bei Ihnen.« Er reicht mir den Führerschein. »Dann gute Fahrt, vielleicht das nächste Mal mit Hose.«

Im Rückspiegel sehe ich noch, wie er seinen Kollegen lachend die Geschichte erzählt. Hätte ich nicht solche Schmerzen, müsste ich jetzt auch loslachen. Denn dieser Tag ist einfach grotesk.

Zu Hause schließe ich die Tür auf, Hose und Jackett in der Hand. Meine Frau begrüßt mich im Flur.

»Es ist nicht so, wie du denkst«, sage ich, »bin ausgerutscht, muss mich schnell umziehen.«

So, jetzt ist der lustige Teil des Tages vorbei. Denn als Nächstes muss ich Alexandra die Sache erklären, ohne dass sie Angst bekommt. Frauen haben ja spezielle Antennen.

»Schatz, ich habe keinen Tumor.«

»War das denn deine Angst?«

»Nein, eigentlich nicht. Aber ich habe einen größeren Bandscheibenvorfall.« Mit eher gequältem Lächeln füge ich hinzu: »Die gute Nachricht ist, er macht keine motorische Lähmung.«

»Und das ist wirklich gut?« Alexandras Blick signalisiert Skepsis.

»Nein, nicht wirklich, aber eine OP-Indikation ist es keine.«

»Was bedeutet das jetzt?« Ihre Stimme wird leicht brüchig.

»Das kann ich noch nicht genau sagen, wird aber alles gut.« Während ich in Richtung Schlafzimmer humple, füge ich hinzu: »Ich muss jetzt ganz schnell in die Praxis, die Patienten für die OPs morgen aufklären.«

»Was, im Ernst? Du willst morgen operieren?«

»Geht nicht anders, ich nehme ein leichtes Schmerzmittel. Das passst schon.« Während ich das sage, versuche ich ganz ruhig und gelassen zu wirken, obwohl mich die Sorge umtreibt.

»Du musst wissen, was du tust«, antwortet meine Frau. »Das ist nicht gut. Wenn du bei dir Patient wärst, würdest du dir erst mal ein Schmerzmittel und Ruhe verordnen.«

»Aber ich bin nun mal der Arzt.« Bevor die Diskussion ausartet, lasse ich meine Frau mit offenem Mund zurück.

Als ich mich zweieinhalb Stunden später – etwas ausgeruht, frisch geduscht, mit einem Vollkornbrot und einer Ibuprofen 400 im Magen, in dunkelblauem Anzug und weißem Hemd – wieder ins Auto setze, atme ich erst mal tief durch. Was bin ich jetzt: Arzt, Patient oder beides? Es zieht verdammt in meinem rechten Oberschenkel, während ich zur Praxis fahre. Florian, befehle ich mir, jetzt heißt es erst mal Ziel 1 erreichen. Da gibt es keine Diskussion und keinen Ausweg. Die OP-Patienten warten schon auf mich, die Sprechstunde hat sich wegen meiner Abwesenheit angestaut. Auf meiner Warteliste befinden sich sieben Patienten, darunter drei zur OP-Vorbereitung. Ich beiße die Zähne zusammen und versuche, ohne zu humpeln, mein Sprechzimmer zu erreichen. Das klappt schon mal, niemand scheint etwas zu ahnen. In den Aufklärungsgesprächen schildern mir die Patienten noch mal ausführlich, unter welchen Beschwerden sie seit wann leiden. Alle haben Lähmungen und Störungen, die keinen Aufschub gewähren. Damit schließt sich die kleine Auswegtür, denn die Operationen müssen morgen stattfinden.

Der letzte Patient des Tages, ein Triathlet, beschreibt seine Beschwerden fast deckungsgleich zu meinen, nur dass sein gesamter Oberschenkel kraftlos ist und die Muskulatur sich aufgrund der nervalen Mangelversorgung bereits ziemlich abgebaut hat. Mittlerweile hat er kaum noch Schmerzen. Kein gutes Zeichen, denn die sensiblen Nervenfasern sind quasi abgequetscht und leiten keinen Schmerz mehr weiter. Ich habe, Gott sei Dank, nur starke Schmerzen, aber kein muskuläres Defizit.

»Eines verstehe ich einfach nicht, Dr. Alfen. Wieso habe ich als Triathlet überhaupt einen Bandscheibenvorfall?«

Das ist allmählich zu viel auf einmal für mich. Ich mache selbst viel Sport, werde morgen mit einem großen Bandscheibenvorfall seinen Bandscheibenvorfall operieren und er fragt mich das ausgerechnet jetzt.

»Sehen Sie, Sie wissen es auch nicht«, sagt mein Patient, wohl, weil ich wohl zu lange mit einer Antwort gezögert habe.

Kleinlaut antworte ich: »Offenbar war Ihr Rücken trotzdem nicht stabil genug.«

»Was? Ich mache vier Stunden Sport am Tag, Sorry, aber das kann doch nicht sein.« Dieses Gespräch erinnert mich an die MRT-Besprechung mit dem Radiologen heute Morgen.

»Wie dem auch sei, ich muss Sie dringend operieren, sonst werden Sie diesen Sport leider nicht mehr ausüben können.«

Am Ende der Sprechstunde bin ich fix und fertig von den Schmerzen, die durch das lange Sitzen wieder stärker geworden sind. Langsam lässt das Schmerzmittel nach, zumindest ein gutes Zeichen dafür, dass sich der Schmerz unterdrücken lässt. Bevor ich nach Hause aufbreche, nehme ich noch eine Ibuprofen und mache ein paar Dehnübungen.

Außer meiner Frau und dem Radiologen weiß niemand Bescheid, auch in der Praxis nicht. Das würde momentan nur zu Verunsicherung führen. So richtig wohl ist mir allerdings dabei nicht.

Beim Abendessen spreche ich das Thema nicht an und meine Frau ist so beschäftigt mit den Zwillingen, dass sie auch nichts sagt, auch wenn ich spüre, dass sie besorgt ist und meine Verunsicherung spürt. Wir wissen beide, dass sich ein Bandscheibenvorfall aufs ganze Leben auswirkt. Schluss mit Grübeln, Florian. Ich schiebe die trüben Gedanken weg und versuche, mich auf den zweiten Teil von Ziel 1 zu konzentrieren: den morgigen OP-Tag überstehen.

In der Nacht schlafe ich sehr unruhig, nicht nur wegen der Schmerzen, sondern auch, weil ich mir Sorgen mache – um meine Gesundheit, um meine Existenz und die meiner Familie, um meine Patienten. Immer wieder beruhige ich mich damit, dass ich für diese Art von Operation zehn Jahre lang ausgebildet wurde und keiner auf diesem Planeten mehr Erfahrung mit Endoskopie am Rücken hat als ich. Dass die Patienten sehnlichst auf die OP gewartet und dafür viel in Kauf genommen haben. Zwei von ihnen sind aus dem Ausland angereist und haben ihre bereits geplante offene Operation abgesagt. Ganz zu schweigen von ihren Beschwerden, den Schmerzen und den Lähmungserscheinungen. Alle drei Patienten haben eine absolute OP- Indikation. Aber werde ich morgen überhaupt in der Verfassung sein, sie zu operieren? Soll ich das Ganze abblasen? Oder gibt es vielleicht eine Alternative? Wenn ich diesen verdammten Schmerz im Bein einigermaßen in den Griff bekomme, bin ich nicht eingeschränkt und kann volle Leistung bringen. Ein leichtes Schmerzmittel hilft und ist harmlos. Was danach kommt, werden wir sehen.

1. TAG NACH DIAGNOSE

Als der Wecker um fünf Uhr dreißig klingelt, bin ich bereits wach, denn die Kleinen sind schon seit vier Uhr morgens munter. Die Schmerzen haben einen Tick nachgelassen. Ein Hoffnungsschimmer. Ich komme einigermaßen aus dem Bett, nehme sofort prophylaktisch eine Ibuprofen 400 und mache vorsichtig ein paar leichte Dehnungsübungen vor dem Spiegel. Bei meinem Anblick erschrecke ich: Mein Gesicht ist maskenartig, fahl, wirkt ängstlich. Ich strahle alles andere als Zuversicht und Selbstbewusstsein aus. Das muss sich ändern! Als ich mich von meiner Frau verabschiede, drückt sie mich ganz fest und sagt den Satz, der mir immer hilft: »Wer, wenn nicht du, kann das schaffen?«

Ich liebe sie.

Auf dem Weg zum Auto kommt ein Anruf aus der Klinik.

»Wir müssen die OP absagen.«

»Alle?« Ein Hoffnungsschimmer taucht am Horizont auf.

»Nein, nur die des arabischen Patienten. Er hat vergessen, die blutverdünnenden Mittel abzusetzen.«

Bei einer Endoskopie wäre eine nicht zu stoppende Blutung fatal, denn dann hätte ich auf dem Bildschirm keine Sicht mehr. Das Absetzen dieser Medikamente wurde mit ihm telefonisch ausführlich besprochen, also nicht unser Fehler. Er muss nun zwei Wochen warten, was vertretbar ist, da er keine Blasen- oder Darmlähmung hat. Eine OP weniger, denke ich, das entspannt die Lage etwas, aber nicht meinen Oberschenkel, in dem es gewaltig zieht.

Die restlichen Meter bis zu meinem Wagen versuche ich bewusst, aufrecht zu gehen. Meinen Vater, den ich immer für seine Haltung bewundert habe, pflegte zu sagen: »Ein mutiger Mensch, ein einziger, kann alles verändern.« Meine Aufgabe ist heute, meinen Patienten den unerträglichen Schmerz, den ich selbst gerade wahrscheinlich nur ansatzweise spüre, mit einer OP zu nehmen. Das Schicksal darf mich jetzt nicht im Stich lassen, denn ich tue etwas Gutes.

Als ich im OP stehe, fühle ich mich besser. Hier bin ich voll konzentriert und fokussiert. Das ist meine Homebase. Was jetzt kommt, habe ich schon tausendmal gemacht. Ich spüre die innere Sicherheit, auch wegen meines Teams, das unerschütterlich an mich glaubt. Dafür bin ich gerade sehr dankbar.

Die erste OP läuft wie am Schnürchen, ich brauche keine 60 Minuten, mein Oberschenkel hält. Den Schmerz kann ich aushalten, solange der Muskel nicht versagt.

OP-Wechsel. Jetzt ist der Triathlet dran. Sein Bandscheibenvorfall liegt zwischen dem dritten und vierten Lendenwirbelkörper und betrifft auch Teile des Nervus femoralis, des großen Oberschenkelnervs rechts, der auch bei mir betroffen ist. Ironie des Schicksals. Bevor ich in die sterile Zone des OP-Saals komme, schaue ich mir noch einmal genau die MRT-Bilder des Patienten an. Sein Vorfall ist tatsächlich deutlich kleiner als meiner, aber er liegt sehr ungünstig am Abgang der Nervenwurzel, deshalb auch der ausgeprägte Abbau der Muskulatur und die Lähmung. Das wird nicht einfach. Es kommt mir ein bisschen vor, als würde ich zu meiner eigenen OP gehen. Allerdings sind bei mir zwei Parameter anders: Ich habe noch keine Lähmungen, und mein Vorfall ist doppelt so groß.

Ausgerechnet heute funktioniert die Klimaanlage nicht richtig. Deshalb ist es sehr heiß im OP-Saal, einem geschlossenen Raum mit elektrischer Schiebetür. Die Fenster sind mit Innenjalousien blickdicht verschlossen, das Neonlicht macht taghell. Alles ist bereits vorbereitet, als der Triathlet hereingeschoben wird. Er kann niemanden erkennen, denn wir haben OP-Hauben und Masken auf und sind in grüner steriler OP-Kleidung – alles sehr anonym.

Wie er sich wohl fühlt? Als eine der Schwestern ihn genau das fragt, antwortet er ganz leise. Gestern war er noch sehr einnehmend, fast fordernd. Davon ist nichts mehr zu spüren.

Die Springer legen den Patienten auf den OP-Tisch und decken ihn steril ab. Dabei scheint er mich zu erkennen.

»Doc, sind Sie das?«

»Ja.«

»Läuft doch alles nach Plan, oder?«

»Alles bestens, wir fangen gleich an, Sie sind ja schon prämediziert.«

»Ja, aber ich habe trotzdem große Angst, dass ich im Rollstuhl lande.«

Ich lege meine rechte Hand auf seine Schulter und sage: »Keine Sorge, das wird nicht passieren.« Dann bedeute ich dem Anästhesisten mit einem Nicken, dass er etwas mehr nachspritzen kann. Der Patient wird in Seitenlagerung, die rechte Körperhälfte nach oben, mit Gurten festgeschnallt. Sein rechter Arm dient der Anästhesie als Venenzugang und wird mit Klettverschluss auf einer Schiene fixiert, zwischen seine Beine kommen noch ein Polsterungskissen. Dann wird er verkabelt: Nasensonde, EKG-Pages, Sauerstoffsonde etc. Jetzt ist er uns vollkommen ausgeliefert, physisch kann er sich nicht mehr bewegen und psychisch ist er in der Sedierungsphase, das heißt, die Funktionen des Zentralennervensystems sind durch die Analgosedierung gedämpft. Selbst wenn er wollte, könnte er nur verzögert reagieren, was sinnvoll ist. Denn ich operiere an einer sensiblen Struktur, sollte ich das Rückenmark verletzen, kann das zu schwerwiegenden Schäden führen, im schlimmsten Fall zum Tod.

»Schwester, Skalpell«, sage ich und beginne mit der OP. Für den endoskopischen Zugang mache ich einen ersten Schnitt von acht Millimetern. Der Körper des Triathleten ist muskulös und fester. Dadurch ist es schwieriger, die konische Metallkanüle und die Mikrofräsen in Richtung Bandscheibenvorfall vorzuschieben. Wegen der Hitze klebt mein OP-Hemd bereits auf der Haut und die Bleischürze kommt mir heute schwerer vor als sonst.

Vorsichtig schiebe ich die endoskopische Hülse zwischen Rückenmark und Nerv. Jetzt bin ich sehr nahe an neuralgischen Strukturen. Ich setze das Endoskop in die Hülse ein, die direkt am Abgang der Nervenwurzel vom Rückenmark liegt. Auf dem Bildschirm sehe ich die feine Aderhaut des Rückenmarks, filigran, ein Wunder der Natur im Mikrokosmos, die Entfernung beträgt keine zwei Millimeter. Diese Struktur darf ich auf keinen Fall verletzen. Ich drehe die Optik in Richtung Vorfall und schon quillt mir Bandscheibengewebe entgegen. Genau so muss es sein. Puh, bin ich angespannt. Aber zumindest spüre ich kaum Schmerzen. Mit einer Mikrozange gehe ich unter optischer Kontrolle vorsichtig an den Vorfall heran. Dabei schaue ich nicht auf meine Hände, sondern auf den zwei Meter entfernten Bildschirm. Da muss jeder noch so kleine Schritt kontrolliert sein. Das Sichtfeld ist sehr gut, wir haben erst vor zwei Wochen neue Optiken erhalten.

Mit meiner Mikrozange umfasse ich den äußeren Rand des Vorfalls. Das Stück steckt zwischen Rückenmark und Nervenwurzel fest.

An dieser Stelle ist die Ursache der Lähmung, eine massive Kompression des Nervus femoralis. Ich versuche, die Stelle sanft zu mobilisieren, nicht zu fest zu ziehen, denn der Vorfall könnte mit dem Rückenmark verklebt sein. Da ist richtig Widerstand. Ich atme tief durch. Der Patient stöhnt leise auf, worauf der Anästhesist in meine Richtung schaut. Ganz vorsichtig ziehe ich an dem Gewebe und drehe die Optik mehrmals. Ich muss sicher sein, dass ich kein Loch in die Rückenmarkshaut mache, um nicht den hermetisch geschlossenen Liquorraum um Gehirn und Rückenmark zu öffnen. Alles okay. Warum ist der Widerstand so groß? Normalerweise geht das leichter heraus. Es ist unerträglich heiß. Ich setze noch einmal ab und atme tief durch. Die Blicke des OP-Teams fragen: Warum stoppen Sie?

»Ich glaube, ich habe den Vorfall gleich. Er scheint doch größer zu sein«, so meine Erklärung. Es hilft alles nichts, das Ding muss raus. Ich ziehe etwas fester, und der Widerstand lässt plötzlich nach. Das Gewebe des Bandscheibenvorfalls liegt jetzt direkt vor dem Endoskop. Ich ziehe und ziehe vorsichtig, damit es nicht abreißt. In Zeitlupentempo gleitet das Gewebe in das Röhrchen. Das Stück ist viel größer, als ich aufgrund des MRTs erwartet habe, das ist auch die Ursache des Widerstandes. Das schmatzende Geräusch beim Herausziehen kommt mir vor wie das Knallen des Korkens eines Premiumchampagners. Geschafft!

Erleichtert halte ich den Vorfall wie einen Fisch an der Angel hoch. Und genau in dem Moment meldet sich der Schmerz im Bein zurück. In der Tat hatte ich ihn während der OPs vergessen. Aber jetzt, nach drei Stunden Zwangshaltung, meldet er sich zurück, als wollte er sagen: Hallöchen, ich bin auch noch da. Nur dass dir nicht zu wohl wird.

Ich entferne das Endoskop, mache eine kleine Naht mit einem Stich und lasse den Kompressionsverband von der OP-Schwester anlegen, um mich schnellstmöglich hinzusetzen, sonst falle ich noch um. In voller Montur plumpse ich auf einen OP-Hocker.

»Wohl sehr erschöpft, Herr Kollege«, bemerkt der Anästhesist.

Das höre ich nur noch aus der Ferne, weil der Schmerz im Bein so heftig hämmert. Nach zwei Minuten zwinge ich mich, aufzustehen. Ich gehe an die Stirnseite der OP-Liege. Die sterile Abdeckung ist entfernt und der Patient wach. Das Material des Vorfalls habe ich in ein durchsichtiges, verschließbares Plastikbecherchen getan, das ich dem Triathleten in die Hand drücke. Erwartungsvoll schaut er mich an.

»Und Doc, wie sieht's aus?«

»Sehr gut, alles perfekt gelaufen, strecken Sie mal den rechten Oberschenkel durch.«

Das gelingt ihm gut. Als Sportler versteht er sofort, was ich meine, da er ein ausgeprägtes Körperbewusstsein hat.

»Perfekt. Jetzt das gestreckte Bein anheben.«

Gesagt. Getan.

»Geht auch. Wunderbar! Haben Sie Schmerzen?«

»Nein.« Er streckt die Hand nach mir aus. »Danke, Doc, ich bin so erleichtert, ich habe wieder ein Gefühl im Oberschenkel.« Er grinst. »Aber ich wusste, dass Sie das locker machen.«

Der ist ja schon wieder ganz der Alte, denke ich. Aber dann wird er auf einmal emotional. Er drückt meine Hand ganz fest, während ihm Tränen in die Augen steigen. Am liebsten würde ich mitweinen, aus Freude über die gelungene OP, aber auch wegen der traurigen Gewissheit, dass bei mir niemand meinen Vorfall auf so schonende Weise entfernen kann. Ich habe keinen Knochen entfernt, keinen Muskel durchtrennt. Der Druck durch den Vorfall ist behoben und der Nerv wird sich komplett erholen, wenn schon jetzt, kurz nach der OP die motorische Funktion und das Gefühl besser sind. Morgen wird der Triathlet als fast gesunder Mann nach Hause gehen und in ein paar Wochen wieder trainieren können.

Schmerzen hin oder her, man kann sagen: Ziel Nummer 1 habe ich, nach dem derzeitigen Stand der Dinge, vollumfänglich erreicht.

Ich bedanke mich bei dem gesamten OP-Personal und meinem Anästhesisten, der wieder mit unglaublichem Fingerspitzengefühl diese komplexe Analgosedierung durchgeführt hat. Während des Eingriffs spricht er immer ganz beruhigend, ja fast hypnotisch mit den überwiegend wachen Patienten, eine Meisterleistung.

Als ich im Umkleideraum OP-Haube und Maske abnehme, sehe ich um zehn Jahre gealtert aus. Ich setze mich erschöpft auf die Bank vor dem Spind. Das permanente, unbewusste Ankämpfen gegen den latenten Schmerz hinterlässt bereits Spuren. Ich nehme noch mal die mögliche Höchstdosis an Schmerzmittel und wende mich innerlich Ziel Nummer 2 zu, der Strategie für meinen eigenen Bandscheibenvorfall. Denn eines ist mir klar: Ich muss alles versuchen, um eine Operation zu vermeiden. Momentan bin ich der Einzige, der in meiner Wahrnehmung die endoskopische Wirbelsäulen-OP perfekt beherrscht. Der Rücken-Operateur, der sich nicht selbst operieren konnte. Was für eine Ironie! Eine offene OP kommt für mich nicht infrage, denn ich weiß nun mal genau, was da passiert, habe das vor der Endoskopie jahrelang durchgeführt. Man kommt nicht umhin, Muskelgewebe zu durchtrennen und Knochen zu opfern, um über einen normalen Zugangsweg an den Bandscheibenvorfall heranzukommen. Der Knochencut verursacht Blutungen, die später Narbenbildungen bedingen. Wie oft habe ich schon bei Patienten endoskopisch Narbengewebe an der Wirbelsäule entfernt, die zuvor mit der klassischen Technik operiert wurden. Solche Narbenverwachsungen können den Nerv wieder einengen und neue Schmerzen verursachen. Ein Teufelskreis!

Daher muss ich alles daransetzen, das offene Verfahren auf jeden Fall zu vermeiden. Aber wie, wenn ich mich nicht selbst endoskopisch operieren kann?

Die fünfzig bis sechzig Chirurgen, die bisher in meinen Workshops die Endoskopie an Leichen geübt haben, sind leider noch weit von meinen Fähigkeiten entfernt. Und das nicht, weil ich so toll bin, sondern, weil jeder eine Lernkurve hat und Fallzahlen von mindestens zwanzig bis fünfzig assistierten Eingriffen vorweisen sollte, bevor er selbst endoskopisch operiert. Sonst wäre das Risiko für den Patienten zu hoch, da man ja an einer zentralen Struktur arbeitet. Kleinste Fehler können schwerwiegende negative Folgen für den Patienten haben. Ein großes Dilemma.

Einem italienischen Professor, Chef einer Neurochirurgie in Rom, riet ich nach zwölf assistierten Eingriffen ab, weiter endoskopisch zu operieren. Das dreidimensionale Vorstellungsvermögen und das indirekte Arbeiten mit dem Endoskop waren für ihn eine zu große Herausforderung, die er einfach nicht hinbekam. So sehr er sich auch bemühte, wusste er häufig nicht genau, wo er sich mit seinen Instrumenten befand, was bei einem Eingriff an der Wirbelsäule mehr als fatal ist.

Auf dem Weg in die Praxis sind schon die wenigen Minuten bis zum Auto eine Qual wegen der starken Schmerzen. Es zieht wieder höllisch im Bein. Ziel Nummer 2, also die Strategie, wie ich mit dem Schmerz leben kann, bis sich mein Körper mit dem Bandscheibenvorfall arrangiert hat, wird eine Herausforderung. Dieser Prozess braucht Zeit, wenn er bei der Größe des Vorfalls überhaupt funktioniert. Normalerweise würde ich einen Patienten mit einem Massenprolaps wie dem meinen dringend anraten, sich endoskopisch operieren zu lassen. Außerdem muss ich mir überlegen, wie ich die Sache mit meinem Umfeld kommuniziere und mögliche Arbeitsausfälle kompensiere. Die Sorge wegen der ungewissen Zukunft macht mich zunehmend nervös. Stopp, rufe ich mich zur Ordnung und zwinge mich, den Arzt in mir weiterdenken zu lassen. Vielleicht könnte ich ja eine Art Blaupause für meine Patienten sein, die keine absolute OP-Indikation haben, denn die behandle ich in der Praxis ja auch. Im Prinzip muss ich doch nur das machen, was ich ihnen empfehle. Dazu muss ich als Erstes meine Behandlung strukturieren und standardisieren. So erhalte ich eventuell sogar einen neuen Erkenntnisgewinn, was besonders gut funktioniert und was eher nicht. Wann hat man als Wirbelsäulenexperte schon Gelegenheit, die Probleme der Patienten gewissermaßen am eigenen Leib zu spüren. Dieses ärztliche Herangehen beruhigt mich etwas.

Der erste Weg aus einer grundlegenden Krise ist auf jeden Fall die Akzeptanz der Tatsachen: Dass ich nicht mehr joggen gehen kann. Dass ich in der Sprechstunde nicht mehr lange sitzen und im OP nicht mehr lang stehen kann. Dass ich meine wöchentlichen Tennismatches mit meinem Kumpel Tom absagen muss. Dass ich viel Zeit und Energie in sanfte Therapien investieren muss. Dass ich die OPs im Ausland stark reduzieren muss, wenn das wegen der beschwerlichen Anreise überhaupt noch geht. Dass ich erst mal kein Haus kaufe oder baue. Dass ich die bestehenden Kredite bedienen muss, obwohl ich nur auf halber Kraft fahren kann. Kurz: Dass ich gezwungen bin, auf unbestimmte Zeit mein berufliches und privates Leben komplett zu verändern, wenn ich irgendwie aus der Situation herauskommen will.

Als ich kurz vor vierzehn Uhr die Praxis betrete, wird mir im wahrsten Sinne des Wortes schmerzhaft bewusst, mit welchen dramatischen Problemen meine Patienten konfrontiert sind, wenn sie durch diese Tür gehen. Welche großen Ängste und Sorgen sie haben müssen, umso mehr, als sie ja im Gegensatz zu mir keine Spezialisten auf diesem Gebiet sind. Mein Blick fällt auf die Rezeption und das warme, strahlende Lächeln der Mitarbeiterin, die mich dort empfängt. Das ist gerade wirklich Gold wert. Die Rezeption hat, das spüre ich auf einmal am eigenen Leib, eine herausragende Bedeutung als erste Anlaufstelle. Denn als Schmerzpatient brauche ich beim Betreten einer Praxis alles andere als einen schlecht gelaunten, gereizten Menschen.

»Lief gut heute, Chef?«, fragt die Mitarbeiterin am Empfang.

»War ein Patient weniger, wegen vergessenem Absetzen der Blutverdünner.« »Super, denn es sind gerade noch zwei akute Fälle neu gekommen. Die konnte ich nicht wegschicken.«

Eigentlich brauche ich heute gar nichts mehr. Aber Ziel 1 ist noch nicht ganz erledigt, denn ich muss ja nicht nur die OPs, sondern auch die Sprechstunde überstehen. Die dauert vier Stunden. Danach gehe ich nach Hause und mache einen genauen Plan für meine Strategie. Mithilfe der Schmerzmittel und aufgrund der Tatsache, dass das Volumen des Bandscheibenvorfalls über den Tag weniger wird, müsste das auszuhalten sein. Als mir im Lauf des Nachmittags die beiden neuen Akut-Patienten ihre Geschichte erzählen, denke ich nur: Wenn ihr wüsstet, wie sehr ich euch verstehe. Denn ich bin gerade genauso ratlos wie sie, wie es weitergehen wird. Nur mit dem einen Unterschied, dass sie sich von mir operieren lassen können.

Am Ende der Sprechstunde bin ich völlig erschöpft, völlig untypisch für mich. Das ist sicher den gegenwärtigen Umständen geschuldet, könnte aber auch an den Schmerzmitteln liegen. Da ich so gut wie nie Medikamente nehme, war mir nicht bewusst, dass sich sogar leichte Schmerzmittel unangenehm auf den Körper auswirken können. Ich bin irgendwie schlapp. Wie soll das bloß werden, wenn ich stärkere Medikamente, vielleicht sogar Opioide nehmen muss, weil es mir so schlecht geht? Was, wenn ich die dann gar nicht vertrage?

Normalerweise bin ich ein psychisch stabiler Mensch. Ich bin gewohnt, mit Stress-Situationen souverän umzugehen. Aber der starke Schmerz ist für mich eine absolut ungewohnte Belastung, die meine Psyche nicht kennt und daher stresst. Okay, jetzt schnell an etwas anderes denken. Das führt doch gerade zu nichts.

Bis jetzt wissen nur zwei Menschen, dass ich ein riesiges Problem habe. Ich beschließe, dass das zunächst so bleibt, solange ich in der Lage bin, meine Beschwerden einigermaßen zu kaschieren und sich vor allem keine motorischen Lähmungserscheinungen einstellen. Denn dann kann ich einer OP nicht mehr ausweichen. Einmal ganz abgesehen davon, dass noch in den Sternen steht, wie sich der Bandscheibenvorfall ohne OP entwickeln wird.

Als ich um 19 Uhr nach Hause komme, begrüßt mich Alexandra

mit liebevoller und zugleich besorgter Miene. »Die Mäuse schlafen schon.« Mit ihrem Blick fordert sie mich auf, leise zu sein, wenn ich zu den Mädchen gehe.

Vorsichtig öffne ich die Tür zum Kinderzimmer. Da liegen sie zusammen im Zwillingsbett, so süß. Sie atmen ganz gleichmäßig, sind sich zugewandt, unschuldig, von der Welt da draußen nichts ahnend. Ein starkes Gefühl von unbedingter Liebe überkommt mich. Ich möchte sie beschützen, ihnen das Leben zeigen, ihnen helfen, gute Menschen zu werden, auch wenn sie noch ganz am Anfang stehen. Ich streichle ihnen sanft über ihre Köpfchen und gehe zurück ins Wohnzimmer.

Meine Frau weiß, dass ich nach der Praxis ein bisschen Ruhe brauche und fragt mich erst mal gar nichts, auch wenn ich ihr anmerke, dass sie viele Fragen hat. Nach einer halben Stunde beginne ich beim Abendessen von selbst: »Bis jetzt weiß fast niemand was von dem Massenprolaps. Ich muss mich erst sortieren, einen Plan machen, wie es weitergehen soll.«

»Hast du denn starke Schmerzen?«

»Mit den Schmerzmitteln geht es.«

»Kannst du da überhaupt arbeiten?«

Ich will sie nicht zu sehr beunruhigen. Daher sage ich: »Es ist auszuhalten.«

»Auf Dauer ist aushalten aber keine Lösung.« Alexandra schaut mich skeptisch an. Sie kennt mich und weiß, dass ich über meine Grenzen gehen kann. Wie recht sie hat.

»Nach dem Abendessen mache ich mir einen genauen Therapieplan und dann wird das schon.«

»Wenn du meinst. Aber bitte sage mir ehrlich, wenn es nicht geht.«

»Hallo???«, entgegne ich mit einem etwas gequälten Lächeln. »Ich bin hier der Rückenexperte!«

»Das dachte ich bisher auch, aber warum hast dann ausgerechnet du einen Bandscheibenvorfall?«

Tja, denke ich, warum gerade ich? Und warum darf ich eigentlich als Rückenarzt keinen Bandscheibenvorfall haben? Wieso kommt das quasi einer Niederlage gleich? Und weshalb schäme ich mich so dafür?

Das geht so nicht, Florian! Um das Gedankenkarussell zu stoppen, schiebe ich ganz bewusst all diese Fragen beiseite, weil sie am Anfang einer Behandlung sowieso nichts bringen. Jetzt geht es erst mal darum, die Schmerzen zu lindern. Und genau dafür muss ein Plan her.

Ich gehe in die Küche, nehme alle Flaschen aus dem Wasserkasten und stelle sie auf den Boden.

»Was wird das jetzt, Schatz?«

»Stabile Stufenlagerung im Wohnzimmer auf dem Boden, um den unteren Rücken zu entlasten.«

»Okay, reicht da nicht ein Kissen?«

»Nein, das ist zu weich und ich kriege den 90-Grad-Winkel im Knie nicht hin.«

Im Wohnzimmer drehe ich den Wasserkasten auf den Kopf, lege ein Kissen drauf und begebe mich auf den Boden. Wegen der Schmerzen dauert es eine Weile, bis ich korrekt liege. Ich fühle mich wie ein Hundertjähriger.

Mein blaues Notizbuch, in dem ich immer alles notiere, was ich wichtig finde, und ein Kugelschreiber sind zur Hand und ich beginne aufzuschreiben: Was ist das Ziel meiner Behandlungsstrategie? Schmerzfrei und wieder voll belastbar werden – ohne OP. Dies ist wohl das erste Ziel aller Rücken-Patienten. Aber leider gibt es dafür kein Geheimrezept. Auch ich versuche in meiner Praxis eine Operation zunächst zu vermeiden. Bei leichteren Beschwerden ist das durchaus machbar. Dafür wenden wir eine Kombination aus medizinischer Kräftigungstherapie und leichtem Schmerzmittel an. Bei größeren Befunden, bei denen keine absolute OP-Indikation besteht, verschreibe ich zusätzlich Physiotherapie außer Haus. Medikamentös verordne ich anfangs Kortison, um eine Abschwellung der Nervenwurzeln zu erreichen, und je nach Beschwerdezustand zusätzlich noch Schmerzmittel. Ein Massenprolaps wie der meinige ist noch keine OP-Indikation, solange ich keine motorischen Schwächen im Oberschenkel habe. Selbst starke Taubheitsgefühle sind noch kein Anzeichen für die Notwendigkeit einer OP. Dieser Gedanke beruhigt mich.

Morgen früh würde ich vor der Sprechstunde eigentlich joggen, fünf Uhr dreißig rein in die Laufschuhe und raus in die Natur. Das ist erst mal nicht mehr möglich. Wenn ich nicht meine Kondition verlieren und an Gewicht zulegen will, muss ich Kardiotraining machen. Aber was toleriert der Rücken? Joggen auf keinen Fall, axiale Belastung von oben quetscht die Bandscheibe bei jedem Schritt eventuell noch weiter heraus. Radfahren? Halbsitzend und mit Schwanenhalsstellung auf dem Rennrad, das stelle ich mir sehr unangenehm vor. Meinen Patienten empfehle ich gern Schwimmen. Denn in der Schwerlosigkeit des Wassers fällt die Belastung des Rückens durch das eigene Körpergewicht weg. Aber ich hasse schwimmen! Und ich hasse Chlorwasser und Kacheln zählen! Als Kind dachten meine Eltern, ich sei besonders talentiert, da ich in der Grundschule beim Kraulen einer der schnellsten war. Also meldeten sie mich zum Schwimmverein an. Das Problem war nur, dass wir schon im April im Freibad trainierten, bei nicht mal 13 Grad. Im Becken fror ich so arg, dass ich mich nach dem Training ewig unter der heißen Dusche aufwärmen musste. Bis der Bademeister mich eines Tages lautstark zurechtwies, was für ein verweichlichter Schwimmer ich sei und dass ich es sicher zu gar nichts bringen würde. Fortan beobachtete er mich mit Argusaugen. Ab da war ich das Kind, das sich nach dem Schwimmen am wenigsten lang aufwärmen durfte.

Aber egal, ob es mir gefällt oder nicht: Schwimmen, vor allem Kraulen oder Rückenschwimmen, belastet die Rücken nicht. Also muss ich meine Aversion überwinden und Schwimmer werden, möchte ich nicht in zwei Monaten stark an Gewicht zulegen. Das wäre auch für den Bandscheibenvorfall kontraproduktiv, denn jedes Kilo drückt auf die Bandscheibe. In großen Lettern schreibe ich in mein Büchlein: im Adami-Bad anmelden. Das ist ein Hochleistungs-Schwimmzentrum mit Fünfzig-Meter-Becken. Kardiotraining, check!

So, was noch? Physiotherapie oder manuelle Therapie ist in der Akutphase eines Massenprolaps, wie ich ihn habe, kontraproduktiv. Wenn möglich muss ich sogar die meisten meiner Operationen verschieben, um den Rücken durch das lange, vornübergebeugte Stehen nicht zu stark zu belasten. Am besten wäre es, ich würde so schnell wie möglich Urlaub nehmen, idealerweise drei Wochen, um mir maximale Ruhe zu gönnen. Das ist besser als eine Krankmeldung, weil mein Zustand dann nicht auffällt. Wahrscheinlich brauche ich zwei Wochen, um das alles zu organisieren. Mit Physiotherapie kann ich nach der Akutphase beginnen, wenn der Körper sich an die Veränderungen an der Wirbelsäule angepasst hat und die Schmerzen besser sind. Das wird voraussichtlich in vier bis sechs Wochen sein.

In dieser ersten Zeit muss ich außerdem die Schmerzen erträglich halten, damit ich, vor allem bis Urlaubsbeginn, einigermaßen funktioniere. Ich weiß natürlich, dass Medikamente keine Dauertherapie sind und bei zu langer Einnahme ein Gewöhnungseffekt entsteht, der dann meistens zu immer höheren Dosierungen führt. Aber in der Akutphase geht es nicht anders. Denn sie geben mir die Möglichkeit, irgendwie mit dieser schwierigen Situation zurechtzukommen. An meinem Körper ist eine Struktur verletzt. Das elastische Gewebe im Inneren der Bandscheibe würde durch den äußeren Faserkern gequetscht werden und massiv auf den großen Oberschenkelnerv drücken.

Ich halte inne in meiner Planung. Wie um Himmels willen soll dieses Gewebe dort weggehen ohne OP? Die Bewegungseinschränkung, die ich wie viele meiner Patienten gerade erfahre, wird gern als Hexenschuss bezeichnet und kann sehr plötzlich einsetzen. Der Körper möchte in dieser Phase in Ruhe gelassen werden, deshalb sind frühe Rehamaßnahmen mit Krafttraining für den Rücken, auch postoperativ, kontraproduktiv. Meine Patienten fangen frühestens acht

Wochen nach einem Eingriff mit dem Aufbau der Rückenmuskulatur in den CE- oder LE-Maschinen an. Vor allem in den ersten zwei Wochen nach einem akuten Rückenereignis sollte man dem Körper eher Ruhe gönnen, so schwer es auch fällt, vor allem mir selbst.

Ich schreibe in mein Büchlein: In den nächsten zwei Wochen flankierende Schmerzmittelbehandlung, keine rückenbelastenden Tätigkeiten, möglichst oft Stufenlagerung und zwei bis dreimal täglich leichte Dehnungsübungen, eventuell durch einen Physiotherapeuten angeleitet. Danach gehe ich noch mal durch die Notizen und fasse meinen Plan schriftlich in den einzelnen Punkten zusammen:

1. Es ist davon auszugehen, dass ich etwa sechs Monate brauche, bis ich wieder schmerzfrei bin. Wenn das überhaupt möglich ist ohne OP.
2. Für den Anfang mache ich eine Kortisonbehandlung, weil dieses Medikament die größte entzündungshemmende und abschwellende Wirkung hat. Aufgrund der gravierenden Nebenwirkungen von Kortison darf diese Therapie nicht länger als zwei Wochen dauern.
3. Sind die Rückenbeschwerden danach erträglich, komme ich mit leichteren Schmerzmitteln wie Ibuprofen 400 und Novalgintropfen zurecht.
4. Physiotherapie in vier bis sechs Wochen, wenn die Akutphase geschafft ist und es mir etwas besser geht. Bis dahin leichte Dehnungsübungen, um den Rücken und das rechte Bein zu entlasten.
5. Sport, also Joggen und Tennis, fällt erst mal aus. Dafür dreimal pro Woche Schwimmen.
6. Von einer Injektionstherapie sehe ich erst mal ab, um meinem Körper den echten Bedingungen auszusetzen. Wäre meine Symptomatik kaschiert, würde ich wahrscheinlich zu schnell zu viel belasten und damit eine Schädigung des Nervs riskieren.

Zufrieden rolle ich mich langsam von der Stufenlagerung nach rechts ab. Der Plan für die nächsten Wochen steht. Das war jetzt echt gut. Auch meine Schmerzen sind gerade aushaltbar. Wenn das so weitergeht, wird die ganze Sache vielleicht gar kein Martyrium.

Beim Aufstehen kommt mir noch ein Gedanke: Wie wäre es, wenn ich alles, was ich durchmache, in meinem Notizbuch dokumentiere, in einer Art Logbuch, wie die Seefahrer es führten, um ihre Erkenntnisse und Erfahrungen auf Expeditionen festzuhalten. Nur dass ich mir auf meiner Schmerzreise Rechenschaft ablege über meinen Zustand, meine therapeutischen Maßnahmen und wie es mir mit allem, was ich tue oder unterlasse, geht. Wenn ich während dieser Zeit wichtige Einsichten gewinnen und meine Therapie präzisieren könnte, was am Ende auch meinen Patienten dient, hätte diese unangenehme Situation sogar etwas Gutes.

DIE SCHMERZ-ODYSSEE

Logbuch: Tag 2 meiner Schmerzreise

Schmerzstärke: 8 bis 9/10 (0 bedeutet keine Beschwerden und 10 unerträgliche Schmerzen.)

Medikation: 6 Ibuprofen 400, über den Tag verteilt.

Aktivität: Null!

Befindlichkeit: Wechselhaft. Seit ich einen Plan gemacht habe, hat die Anspannung etwas nachgelassen. Mit einem Ziel vor Augen weiß ich, was in den nächsten Wochen zu tun ist. Das Laufen fehlt mir als Ausgleich zu meinem stressigen Alltag. Ich hoffe sehr, dass mir das Schwimmen eine geeignete Alternative bietet. Die Abneigung gegen das Chlorwasser ist allerdings stark. Ich setze auf meine Willenskraft. Einweihen werde ich nur wenige Leute, da ich sonst zu viele Fragen beantworten müsste, die ich gerade nicht beantworten kann. Die schlimmste von allen, die ich jetzt schon mehrmals gehört habe: Warum ausgerechnet ich einen Bandscheibenvorfall habe? Lichtblick des Tages ist das süße, friedliche Schnaufen der Zwillinge und das ruhige Atmen von Alexandra, während sie schlafen. Gott sei Dank ist morgen Wochenende. Ich werde versuchen, einen kleinen Spaziergang zu machen und ansonsten die Füße hochlegen. Keine erbaulichen Aussichten.

Erkenntnisse: In der Akutphase ist es für mich und sicher auch für viele meiner Patienten nicht nur der körperliche Schmerz, der einem das Leben sehr schwer macht, sondern auch die starke psychische Belastung, dem Körper nicht vertrauen zu können. Wir Menschen denken lieber den Worst Case vor. Leider geht das bei mir nicht, weil sich ein so großer Bandscheibenvorfall ohne endoskopische OP hinziehen kann. Das verunsichert mich.

Was mich umtreibt: Kann ich meinen Zustand wirklich vor dem Personal und den Patienten verbergen? Ist das überhaupt sinnvoll? Werde ich es schaffen, innerhalb von sechs Monaten und ohne OP schmerzfrei zu sein?

4. TAG NACH DIAGNOSE

Von meiner anfänglichen Zuversicht ist nach dem Wochenende kaum noch etwas vorhanden, weil mich der Schmerz im rechten Bein immer noch massiv plagt. Meine gesamte Familie ist schon wach, als ich mich aus dem Bett quäle. Mein Körper ist völlig eingesteift, ich fühle mich steinalt. Jetzt nicht verzweifeln, Florian. Du weißt doch, dass die stärkeren Schmerzen vom nächtlichen Anschwellen der Nervenwurzel herrühren.

Im Bad stelle ich mich auf das linke Bein, um den rechten Oberschenkel zu entlasten. Als ich mich dabei im Spiegel betrachte, fällt mir auf, wie krumm ich dastehe, wir Spezialisten nennen das Entlastungskoliose. Der Körper versucht instinktiv, den Druck von der Nervenstruktur zu nehmen und biegt sich in die entgegengesetzte Richtung.

Die nächste Herausforderung: anziehen und die Treppen in unserem Penthouse. Ich wäre gerade das perfekte Model in einem Werbespot für Treppenlifte. Jünger aussehender Middle-Ager kann durch technischen Support Etagen überwinden, ohne Schmerzen zu haben. Nicht zu glauben, dass ich einmal Leistungssportler war. Ich trinke eine Tasse Tee und esse ein Müsli, damit der Magen etwas gefüllt ist und ich die Schmerzmittel besser vertrage.

Als Nächstes führe ich ein paar Tests durch: Im Einbeinstand gehe ich erst auf die Fußspitze, dann auf die Ferse, einmal mit dem linken, dann mit dem rechten Bein. Dabei stabilisiere ich mich mit beiden Händen am Esszimmertisch. Super, das geht. Nun versuche ich im Einbeinstand, erst links und dann rechts, in die Hocke zu gehen. Auch das funktioniert. Perfekt. Mit diesen Übungen habe ich die Nervenwurzel des Nervus ischiadicus, des Nervus femoralis und des Nervus obturatorius auf ihre motorische Funktion überprüft. Der Ischiasnerv ist mit rund 1,5 Zentimetern Durchmesser der dickste und auch der längste Nerv des Körpers. Diese drei Hauptnerven versorgen über den Plexus sacralis, ein Nervengeflecht, das von der Lendenwirbelsäule ausgeht, die Beine und das Becken. Daraus schließe ich, dass ich immer noch keine motorische Lähmung und folglich keine OP-Indikation habe.

Auf dem Weg in die Praxis überlege ich, wie ich den plötzlichen Urlaub erklären soll. Als Erstes muss ich überprüfen, welche Operationen in nächster Zeit anstehen. Vielleicht lassen sich einige verlegen. Auf jeden Fall können wir keine neuen OP-Fälle annehmen, bis ich in einigen Wochen aus der Akutphase heraus bin. Dafür muss ich mir einen Grund einfallen lassen.

Die Sprechstunde ist bereits brechend voll. Im Kalender des Computers eruiere ich die nächsten Wochen. Der OP-Plan für die kommenden vierzehn Tage ist komplett voll. Keine Ahnung, wie ich das lösen soll. Wahrscheinlich einfach durchhalten. Am 7. Juli setze ich einen dreiwöchigen Urlaubsblock. Dafür müssen 43 Patienten verlegt werden. Das wird kein Spaß, weder für das Team noch für die Patienten, die mitunter sechs Wochen und länger auf einen Termin gewartet haben oder aus dem Ausland anreisen. Da braucht es eine gute Erklärung, warum ich meinen Urlaub so spät kommuniziere.

Nachdem ich die ersten drei Patienten behandelt habe, klopft es energisch an meiner Tür.

»Ja?«

Die Tür geht einen Spalt auf, ich schaue in das Gesicht von Katrin und ahne bereits.

»Chef, kann ich Sie mal ganz kurz sprechen?«

Ich bitte sie herein, und sie kommt sofort zur Sache.

»Haben Sie den dreiwöchigen Urlaubsblock in den Kalender gesetzt?«

»Ja.«

»Gibt es etwas, das ich nicht weiß?«

Oh Gott, jetzt heißt es Farbe bekennen. »Setzen Sie sich doch bitte.«

Katrin schaut mich überrascht und zugleich fragend an. »Was gibt's? Sie sehen so ernst aus.«

Sie kennt mich gut, denn sie ist als Sportwissenschaftlerin, OP-Managerin sowie Therapeutin für medizinische Kräftigungstherapie seit den Anfängen der Praxis meine engste Mitarbeiterin und Vertraute. Ein absoluter Profi. Aber vor allem ist sie ein wunderbarer

Mensch mit großem Herzen. Ohne ihren Zuspruch – »Chef, diese OP-Technik ist eine Wohltat für die Menschheit und Sie schaffen es auf jeden Fall, sie weiterzuentwickeln« – hätte ich vielleicht nicht durchgehalten. Sie kennt mich sehr gut und ihr Glaube an mich ist immer ungebrochen.

»Äh, ja, es ist auch ernst!« Ich atme einmal tief durch, bevor ich die Tatsachen auf den Tisch lege. »Ich habe einen Bandscheibenvorfall.«

»Was??? Sie???« Katrin schlägt die Hand vor den Mund.

»Ja ich.« Da steht sie wieder im Raum, die Frage, warum ein Rückenspezialist Rückenschmerzen hat.

»Bitte, keinem etwas sagen.«

»Klar, Chef, verlassen Sie sich auf mich. Können Sie überhaupt arbeiten?«

»Mit Schmerzmitteln geht's«, beschwichtige ich.

»Aber eigentlich müssten Sie zu Hause bleiben.« Sie schweigt einen Moment. »Jetzt verstehe ich die Änderungen im Kalender.«

»Sollen wir mit den Maschinen arbeiten? Vielleicht hilft das ja?«

»Nein, lieber nicht«, antworte ich kopfschüttelnd. »Das ist mir zu gefährlich mit so einem Riesenvorfall.« Bisher haben wir ernsthafte Diagnosen wie Spinalkanalstenosen, Skoliosen, Wirbelgelenksveränderungen und große Bandscheibenvorfälle nicht für die medizinische Kräftigungstherapie in Betracht gezogen. Das Risiko, an einem stark geschädigten Rücken, relativ unkontrolliert mit Gewichten zu arbeiten, ist mir zu hoch. Am Ende reißt die Bandscheibe noch völlig auf und ich bekomme eine Rückenmarksverletzung.

»Was soll ich den Patienten sagen, die wir verschieben müssen?«

»Vielleicht könntest du, aber nur wenn du gefragt wirst, sagen, dass ich im Moment stark überlastet bin und eine Pause brauche.« Ich überlege kurz. »Oder, dass ich kurzfristig zu dringenden OPs oder Workshops ins Ausland musste. Einen Workshop habe ich ja tatsächlich bald an der Uni Heidelberg.« Ich atme schwer aus. »Den muss ich auch durchziehen, der ist schon seit Monaten ausgebucht.«

»Okay, das kriege ich schon hin. Kann ich sonst noch was tun?«

»Nein, danke.«

»Sie Armer, dass Sie da selbst mal drinhängen …« Sie beendet den Satz nicht, sondern sagt stattdessen: »Vielleicht ist ja gerade alles etwas viel.«

Während sie das Sprechzimmer verlässt, denke ich nur: Die ist so cool. Danke, Universum, dass ich solche Menschen um mich haben darf.

Ihre letzten Worte hallen eine Weile in mir nach. Vielleicht ist tatsächlich alles zu viel: die Arbeit in der Praxis und der Klinik; die OPs im Ausland und an den Wochenenden Workshops sowie die damit verbundene Reiserei; der finanzielle Druck vom Jonglieren der Kredite; die Zwillinge, die noch so klein sind; das Training für den Halbmarathon. Ich habe einen starken Willen und ihn schon oft über meine körperlichen Kräfte gestellt. Vielleicht hat sich mein Körper ein Ventil gesucht, um mir zu signalisieren: Florian, mach mal bitte langsamer. Merkst du nicht, dass du mich überforderst? Aber warum hätte er ausgerechnet den Rücken als Warnsignal für einen Wirbelsäulenspezialisten genommen, der sich für den Größten hält. Vielleicht gerade deshalb. Aber warum gleich einen Massenprolaps? Wieso eigentlich nicht? Es gibt keine Zufälle.

Der Urlaub ist gesetzt, jetzt muss ich nur die nächsten zwei Wochen überstehen, auch wenn ich noch nicht genau weiß, wie. In vier Wochen sieht die ganze Sache bestimmt ganz anders aus. Immer positiv bleiben. Yeahhhhh … In einem Anflug von Übermut werfe ich die Arme in die Luft – und genau in dem Moment sticht es wieder in meinem unteren Rücken. Nix Yeah.

Ab heute Abend beginne ich, wie ich es manchmal bei meinen Akutpatienten mache, eine an- und absteigende Kortisontherapie über zwölf Tage. Das ist meine Kampfansage gegen das entzündete Gewebe und den angeschwollenen Nerv meines Rückens. Das kann aufgrund der stark abschwellenden und entzündungshemmenden

Wirkung eine deutliche Schmerzlinderung bewirken. Als Langzeitbehandlung bei Rückenschmerzen ist diese Maßnahme jedoch ungeeignet, da Kortison, das der Körper auch selbst in der Nebennierenrinde produziert, den Kohlenhydratstoffwechsel und den Fettstoffwechsel beeinflusst. Gewichtzunahme ist die Folge. Außerdem hat das Medikament eine negative Wirkung auf den Knochenhaushalt, indem vermehrt Knochen abgebaut wird und eine Osteoporose entstehen kann.

Logbuch: Tag 4 bis 17 meiner Schmerzreise

Schmerzstärke: 4/10

Medikation: Kortison über zwölf Tage, an- und absteigend. Die Dosis erhöht sich bis zu Tag 6 von 2 mg auf 12 mg. Ab Tag 7 geht sie nach und nach wieder auf 2 mg zurück.

2x Diclofenac 75 mg/Tag, morgens und abends nach dem Essen und dazu Pantozol 20 mg als Magenschutz, eine halbe Stunde vor Einnahme der Schmerzmittel.

Aktivität: Null! Nur Alltagsbelastung.

Befindlichkeit: Der Cocktail aus Diclofenac und Kortison ist äußerst erfolgreich. Ich kann die Sprechstunde und die Operationen ohne größere Probleme bewältigen und habe deutlich weniger Schmerzen, was vor allem dem Kortison geschuldet ist. Ich vergesse fast, einen Vorfall zu haben. Allerdings schlafe ich sehr schlecht, wache nachts schweißgebadet auf und fühle mich tagsüber wie unter Strom. Alles typische Nebenwirkungen. Da ich bis jetzt noch nie Kortison genommen habe, wird mir erst jetzt bewusst, welche weitreichenden Folgen das bei meinen Patienten hat.

Schon zwei Kilo mehr auf der Waage durch die Appetitzunahme, eine Nebenwirkung von Kortison, aber auch, weil ich keinen Sport machen kann. Inzwischen bin ich öfter gereizt, was auch meinem Umfeld auffällt, denn das kennen sie nicht an mir. Ich spüre zudem eine innere Unruhe, ja Angst. Deshalb bin ich froh, das Kortison nach knapp zwei Wochen abzusetzen. Der Plan für den bevorstehenden Urlaub ist, mit dem Schwimmen anzufangen, auch wenn diese Sportart nicht gerade ganz oben auf meiner Bucketliste steht, und in dieser Zeit auch alle anderen Schmerzmittel, wenn möglich, zu reduzieren.

Erkenntnisse: Kortison in Kombination mit nichtsteroidalen Antiphlogistika wie Ibuprofen, ASS oder Diclofenac reduziert den Schmerz sofort erheblich, ist also sinnvoll, um die Anfangsphase zu überstehen. Ich muss die Indikation allerdings sehr streng stellen und die Patienten noch deutlicher auf die Nebenwirkungen hinweisen.
Was mich umtreibt: Nimmt der Nerv Schaden, wenn er so lange unter Druck steht? Wie lange toleriert er das Verdecken der Symptomatik mit Medikamenten? Wie sehr greife ich gerade in das eigene Reparatursystem meines Körpers ein? Werde ich jemals wieder joggen können? Und was ist mit all den anderen Sportarten, die ich so liebe, wie Surfen, Skifahren oder Tennisspielen?

18. TAG NACH DIAGNOSE

Heute ist erster Schwimmtag. Seepferdchen-Ausbildung im Kraulen. Zunächst vierzig Bahnen im Fünfzig-Meter-Becken bei zwanzig Grad Wassertemperatur im Adami-Bad. Das habe ich mir zumindest vorgenommen. Obwohl ich seit heute im Urlaub bin, fühlt sich nichts nach Erholung an. Nach über zwei Wochen komplett ohne Sport und in körperlicher Schonung hat meine allgemeine körperliche Fitness deutlich nachgelassen. Wie hart man sich Ausdauer und Kraft erarbeitet und wie schnell man sie verlieren kann. Am meisten vermisse ich das Lauftraining und das Runners High, was mich zunehmend griesgrämig und zerknirscht macht. Seit ich gestern das Kortison abgesetzt habe, nehmen die Schmerzen wieder zu und schlagen mir aufs Gemüt. Damit nicht genug, ich muss jetzt auch noch ins Chlorwasser.

Als ich um fünf Uhr dreißig im Becken mehr schlecht als recht vor mich hin dümple, frage ich mich, welcher Teufel mich geritten hat, schwimmen zu gehen. Na klar, die Vernunft. Dieser Frühsport mit grüner Badekappe und Kortisonwampe ist alles andere als sexy. Außerdem gibt es noch ein Problem, das mir bisher gar nicht bewusst war. Bahn 1 ist abgesperrt für Thomas Lurz, den Weltmeister von

Melbourne über die Langdistanz von fünf Kilometern. Er ist zudem mehrfacher Europacup-Gewinner, also ein absoluter Profischwimmer. Auf Bahn 2 bin ich.

Anfangs dachte ich noch, es würde mich motivieren, wenn ein Spitzensportler neben mir seine Trainingseinheit absolviert. Aber sich mit diesem Weltstar des Langstreckenschwimmsports nur ansatzweise messen zu wollen, ist absolut lächerlich. Schon das Hineinspringen ins Wasser wäre für Außenstehende amüsant: ein hüpfender Frosch und ein hechtender Tarzan. Glücklicherweise ist so früh am Morgen niemand außer uns da. Die Fabel vom Wettrennen zwischen Igel und Hase kommt mir in den Sinn. Irgendwie ist mein Schwimmbegleiter immer schon da. Mit meisterlicher Eleganz, quasi wie ein Fisch, gleitet er an mir vorbei, während mein Selbstbewusstsein, in einem früheren Leben mal ein guter Sportler gewesen zu sein, auf den Nullpunkt sinkt. Man muss sich vorstellen, dass solche Weltklasseschwimmer täglich bis zu zwölf Kilometer absolvieren. Eine für mich kaum vorstellbare Leistung, denn die Schwimmerei fordert mich heraus, da mein Kraulstil noch nicht optimal ist und ich mit der Atemtechnik nicht wirklich vertraut bin. Der Aufwand, zum Schwimmbad zu fahren, sich umzuziehen und frühmorgens ins kalte Wasser zu steigen, ist ungleich höher, als sich in die Trainingsklamotten zu werfen, die Laufschuhe zu binden und von zu Hause loszurennen. Aber man gewöhnt sich an alles, wenn es sinnvoll ist.

Für mein Mindset ist es sehr wichtig, mich nicht wie ein Invalide zu fühlen. Ich muss, wenn auch bedingt, in der Lage sein, Sport zu machen. Der Plan ist, dreimal pro Woche morgens 2000 Meter zu schwimmen. Diese Strecke bekomme ich gerade so hin. Im Urlaub wird das einfach, danach muss ich das in meinen Tagesablauf einbauen. Morgensport, auch wenn es Schwimmen ist und mehr Zeit in Anspruch nimmt als Laufen, passt deutlich besser in meine Tagesroutine. Am Abend bin ich meist müde von der Arbeit und möchte bei meiner Frau und meinen Töchtern sein. Die Zeit mit den Kids ist mir heilig, schließlich war es mein sehnlichster Wunsch, eine Familie zu haben, auch wenn zwei kleine Kinder auf einmal ihren Tribut fordern.

Logbuch: Tag 19 bis 40 meiner Schmerzreise

Schmerzstärke: 6/10

Medikation: Nach dem Absetzen des Kortisons nur noch 2x 75mg Diclofenac/Tag, morgens und abends. Bei Bedarf Novalgintropfen 500mg/ml, 20 bis 40 Tropfen, maximal 4x täglich.

Aktivität: Dreimal die Woche Schwimmtraining, 2000 Meter Kraulen sowie täglich kleinere Spaziergänge mit der Familie.

Befindlichkeit: Seit dem Absetzen des Kortisons ist mein Schlaf besser geworden. Dafür tut mir der untere Rücken mehr weh und auch das Ziehen im rechten Bein ist wieder da. Allerdings nicht so schlimm wie in den ersten Tagen nach der Diagnose am 19. Juni. Also bin ich zumindest einen kleinen Schritt vorangekommen. Seit meinem Akutereignis und der Schreckensbotschaft Massenprolaps sind fünf Wochen vergangen. Meine täglichen Testungen im Einbeinstand zeigen: Ich habe nach wie vor keine motorischen Einschränkungen. Mit einem Schneidermaßband, das ich mir von meiner Mutter geliehen habe, messe ich meinen Oberschenkeldurchmesser oberhalb der Kniescheibe aus. Zehn Zentimeter – mein Quadrizepsmuskel ist bisher nicht schmäler geworden. Also auch hier Entwarnung. Der stechende Schmerz im Oberschenkel begleitet mich jeden Tag, manchmal stärker, manchmal weniger stark. Zwei meiner besten Freunde habe ich eingeweiht, ansonsten ist die Wirbelsäulenwelt um mich herum immer noch ahnungslos. Für Verwunderung sorgt nur die Tatsache, dass ich vom passionierten Läufer zum Langstreckenschwimmer mutiert bin und sich langsam Schwimmhäute zwischen meinen Fingern bilden.

In drei Wochen Urlaub ist außer Schwimmen und Ausruhen nicht wirklich viel passiert. Ferien sind anders! Wäre ich Kapitän eines Segelschiffs, würde ich ins Logbuch schreiben: Seit 21 Tagen Windstille. Zumindest bin ich regelmäßig mit meinem Doppelsitz-Rollator spazieren gegangen. Das gab meiner Frau mal mehr Zeit für sich, und meine Kinder hatten Spaß mit ihrem humpelnden Papa.

Die Vorstellung, dass das Schwimmen meine Beschwerden schnell und deutlich re-

duziert, ist leider nicht aufgegangen. Es geht mir einen Hauch besser als zu Beginn der Schmerzreise, aber von »gut« kann keine Rede sein. Ich hatte mir erhofft, schneller wieder der aktive Mensch zu werden, der ich vor dem Bandscheibenvorfall war. Gerade bin ich eher Dr. Alfen mit Handbremse.
Ich habe mir ein Rezept für 25 Physiotherapie-Einheiten mit Massage ausgestellt. Der Plan ist, nach meinem Urlaub zwei Einheiten pro Woche zu machen und dazu dreimal pro Woche schwimmen zu gehen. Schmerzmittel will ich nur noch nach Bedarf nehmen. Denn ich will mich nicht an die Medikamente gewöhnen. Allerdings weiß ich nicht, ob ich dann die Zahl der OPs erst mal auf einen Tag pro Woche reduzieren muss, um meinen Rücken nicht zu sehr zu strapazieren. Was das finanziell bedeuten würde, daran mag ich gerade gar nicht denken.

Erkenntnisse: Schwimmen führt zumindest zum Erhalt der körperlichen Fitness und wirkt dem Muskelabbau entgegen. Auf der anderen Seite belastet es die Wirbelsäule nicht. Wenn jemand gerne schwimmt, also optimal, für mich eher gewöhnungsbedürftig. Aus dem Frosch wird vielleicht noch ein kleiner Fisch!

Was mich umtreibt: Wie geht es nach meinem Urlaub weiter? Werde ich die Arbeit in der Praxis und im OP schaffen, wenn ich weniger Schmerzmittel nehme? Oder beginnt dann alles wieder von vorn? Was könnte ich noch tun, um einer Operation aus dem Wege zu gehen? Wird die Physiotherapie helfen, um den Muskelhartspann im Rücken zu verbessern, was vielleicht auch gegen den Beinschmerz hilft? Oder ist es noch zu früh und ich richte eher Schaden an?

41. TAG NACH DIAGNOSE

Der Arbeitseinstieg ist unerwartet hart. Es ist schon verwunderlich, wie schnell man sich an einen anderen Rhythmus gewöhnt, gerade wenn man sich in schlechter körperlicher Verfassung befindet. Natürlich ist das Wartezimmer nach dem langen Urlaub überfüllt. Die Patienten müssen auf einmal warten und sind natürlich ungehaltener. Der Stress dieses ungewohnten Staus überträgt sich auf mein Personal, es wird nicht mehr so viel gelächelt. Ich habe mich heute mehr schlecht als recht durch die Sprechstunde gekämpft und immer wieder auf die Warteliste im Computer geschaut, die schier nicht enden wollte. Vielleicht kann ich eine Weile weniger operieren? Aber erst mal muss ich die Hacken zusammennehmen, denn die OP-Warteliste ist nach dem Urlaub lang und die ausländischen Patienten lassen sich kaum noch vertrösten. Glücklicherweise fällt die geplante »OP-Flaute« ins Sommerurlaubsloch. Da ist weniger los. Was sollten wir den Patienten sonst sagen: Dr. Alfen ist im Moment unpässlich? Spätestens Mitte September, nach den Sommerferien, muss ich wieder operieren, zumindest einmal pro Woche. Den Oman habe ich momentan hintangestellt. Die Workshops für die Ärzte beginnen erst im Herbst wieder, da im August und September auf der ganzen Welt gefühlt alle Ärzte im Urlaub sind.

Am Abend nach meinem ersten Arbeitstag starte ich mit der Physiotherapie, in die ich große Hoffnungen setze. Die meisten meiner Patienten berichten von einer Verbesserung der Symptomatik. Es war vernünftig, in den ersten Wochen keine physiotherapeutischen Maßnahmen zu ergreifen, da meine Beweglichkeit stark eingeschränkt war.

Unsere Praxis arbeitet mit einigen Therapeuten zusammen, mit denen sich über die Jahre ein sehr gutes und freundschaftliches Verhältnis entwickelt hat. Deshalb kann ich zu Randzeiten kommen, zum Beispiel nach der Sprechstunde oder in der Mittagspause. Auch beim Physiotherapeuten gilt Schweigepflicht.

Während ich im Vorraum der Praxis warte, bis ich an die Reihe komme, schaue ich mich etwas um. Die Räumlichkeiten hier sehen völlig anders aus als meine, alles wirkt bunt durcheinandergewürfelt. Ich bevorzuge klare weiße Flächen, möglichst hohe und helle Räume mit Kunst an den Wänden. Keine Zimmerpflanzen, denn das macht nur unnötig Schmutz. Sehr gerne aber Schnittblumen, die wöchentlich gewechselt werden. Die sanitären Anlagen sind sehr modern und idealerweise so schön wie bei den Patienten zu Hause, vielleicht sogar besser. Die Möbel im Wartezimmer sind einheitlich in Farbe und Stil, die Zeitungen und Zeitschriften aktuell. Das Spielzeug für die Kinder ist funktionsfähig und sauber, die Malbücher kontrolliert und nicht wahllos bekritzelt. Eine Klimaanlage sorgt für 22 Grad Durchschnittstemperatur, und der Patient sollte nie länger als fünfzehn Minuten warten, am besten gar nicht. Ich sitze hier jetzt bereits zwanzig Minuten, und mein eingeplanter Time Slot ist eigentlich durch. Die Kaktee auf dem Fenster hat wohl alles versucht, um am Leben zu bleiben, es aber nicht geschafft. Ein trauriges Bild.

»Herr Dr. Alfen«, begrüßt mich der junge, dynamische Therapeut freundlich, »dass ich Sie hier bei uns einmal persönlich begrüßen darf, freut mich außerordentlich.« Er nimmt mich mit in den Behandlungsraum. Auf dem Weg dorthin sagt er: »Auf dem Rezept steht ›Diagnose: Massenprolaps L2/L3 nach oben geschlagen‹. Das ist doch ein Fehler, oder?«

Wie gerne würde ich sagen: Oh, sorry, da hat sich wohl die Diagnose eines Patienten verirrt. Aber irgendwie nervt es mich auch, weil es für ihn und viele andere amüsant sein mag, aber für mich bitterernst ist. Ich schlucke meine Irritation runter und antworte: »Nein, das ist meine Diagnose, äh, meine vertrauliche Diagnose.«

Der Blick des Therapeuten wird ernst. »Bei einem so großen Vorfall können wir leider nicht so viel machen.«

Tja, lieber therapeutischer Kollege, denke ich, das ist die Herausforderung. Dann bringe ich ihn auf den neuesten Stand: »Ich habe die Sache ganz gut im Griff, gehe schwimmen, nehme Schmerzmittel und …«

»Ist es dadurch denn besser geworden?«

Touché.

»Ehrlich gesagt kaum«, antworte ich kleinlaut.

»Na dann werden wir jetzt mal eine vernünftige Physiotherapie starten, damit Sie sich eine OP hoffentlich sparen können.« Er macht eine Pause und setzt dann hinzu: »Also ich würde mich ja nie operieren lassen.«

Normalerweise würde mich diese letzte Bemerkung ärgern, aber heute denke ich nur: Sein Wort in Gottes Ohr. Hoffentlich hat er recht mit seiner Grundüberzeugung.

Während ich zu der grün bezogenen Lederliege gehe, neben der ein kleiner Rollhocker steht, sehe ich mich um. Die linke Wand des Raumes ist zur Hälfte mit Sprossenwand ausgestattet. Auf der obersten Sprossenreihe sind acht Pilatesbälle aneinandergereiht. An der zweiten hängen etliche Therabänder in den Farben grün, rot und gelb. Die andere Hälfte der Wand bedeckt ein riesiger Spiegel, der fast bis zur Decke reicht. Das macht den Raum optisch größer. Auf dem Boden vor dem Spiegel liegen sauber aufgereiht Ein- bis Vier-Kilo-Hanteln. Im hinteren Teil des Raumes steht noch ein Indoor-Fitnesstrampolin mit Haltestange. Daneben ein Multifunktionsturm für Krafttraining. Immerhin, denke ich, bevor ich mich bis auf die Unterwäsche entkleide und auf der Liege Platz nehme. Heute ist das Thema Beweglichkeitsübungen dran. Ich beginne auf dem Rücken liegend. Der Therapeut weist mich an, die Beine aufzustellen und dann langsam die Knie jeweils nach links und rechts außen abzusenken. Danach soll ich das Gesäß anheben und das Becken kippen. Die Arme bleiben dabei entspannt auf der Liege. Das wiederhole ich einige Male, während der Therapeut meine Bewegungen beobachtet und mich einmal korrigiert.

Nun soll ich im Liegen die ausgestreckten Beine im Wechsel etwas nach vorne schieben, was das Becken und den Lendenwirbelsäulenbereich mobilisiert. Auch diese Übung wiederhole ich einige Male. Danach bittet mich der Therapeut, auf der Liege in den Vierfüßlerstand zu gehen. Wie hieß das noch mal im Yoga, sterbender Hund? Ich strecke meine Arme voll durch und das Gesäß nach hinten. Der Kopf ist auf einer geraden Linie mit dem Rücken. Das fühlt sich richtig gut an und dehnt den Rücken sanft. In dieser Stellung verharre ich etwa zehn Sekunden.

»So, Herr Dr. Alfen, das waren jetzt alles Übungen aus dem Bereich Beweglichkeit, Entlastung und Muskeldehnung, die Sie zu Hause so jeden Tag durchführen können. Zum Schluss noch eine funktionelle Dehnungsübung. Dazu stellen Sie sich einmal vor die Liege, heben das rechte Bein und setzen es auf die Liege, ein bisschen mehr als im 90-Grad-Winkel. Zu Hause können Sie auch einen Stuhl nehmen. Das ist die Ausgangsstellung. Jetzt bitte mit geradem Oberkörper nach vorn beugen, die rechte Hüftseite ist bereits gut aufgedehnt, und den rechten Arm dabei nach vorn strecken, während Sie die linke Hand zur Stabilisierung auf das rechte Knie legen. Indem Sie leicht nach vorn gehen, wird die hintere Muskelkette wunderbar gedehnt. In dieser Stellung bleiben Sie etwa eine Minute. Dann machen Sie das Gleiche mit dem linken Bein.«

Bis jetzt lief alles überwiegend schmerzfrei, aber jetzt, beim Dehnen der hinteren Muskelkette, spüre ich wieder das Ziehen im rechten Oberschenkel, und das deutlich unangenehmer als bisher.

Kaum bin ich mit der Übung durch, sagt der Therapeut: »So, die Zeit ist um. Das haben Sie sehr gut gemacht. Wir sehen uns am Mittwoch wieder.«

»Das ging aber schnell, Herr Kollege.« Irgendwie habe ich das Gefühl, den Raum gerade erst betreten zu haben. Das waren doch keine dreißig Minuten, oder lässt mich mein Zeitgefühl im Stich?

»Ja, das reicht für den Anfang. Ich muss ja sicherstellen, was geht. Die Taktung ist außerdem zwanzig Minuten. Das nächste Mal werde ich Sie dann manuell behandeln. Und bitte daran denken: Die Übungen schön zu Hause machen.«

Gut, denke ich etwas übellaunig, ich habe ja sonst nichts zu tun. Als ich mich vorsichtig, mich am Geländer abstützend, die Treppen zum Ausgang herunterbegebe, stelle ich mir vor, wie ich in den nächsten Wochen und Monaten diesen Ort sehr häufig aufsuchen werde. Hoffentlich mit einem besseren Gefühl als heute.

Die Anleitung des Therapeuten war gut, aber bei dem Gedanken daran, wie ich vor gerade mal sechs Wochen im Fitnessstudio noch mit Langhanteln und hohen Gewichten Rückenübungen wie Kreuzheben gemacht habe, fühlt sich das hier an wie Ringelpiez mit Anfassen. Aber vielleicht ist das ja das Problem? Habe ich mit zu hohen Gewichten unkontrolliert Rückenübungen gemacht, die mir mehr geschadet als geholfen haben? Und kann mein Riesenvorfall mit Physio wirklich weggehen? Als Arzt bin ich skeptisch, als Patient hoffe ich es. Na ja, wir sind ja ganz am Anfang, versuche ich mich zu beruhigen. Die Übungen werden sich bestimmt noch steigern und die manuelle Mobilisierung mein Bewegungssystem entlasten.

42. TAG NACH DIAGNOSE

Als ich am nächsten Morgen um fünf Uhr dreißig ins Becken steige, spüre ich keinerlei unangenehmen Nachwirkungen von der Physiotherapie. Von was auch, denke ich etwas despektierlich. Meine Atemtechnik beim Kraulen hat sich seit der ersten Schwimmeinheit deutlich verbessert. Allmählich weiß ich, wie man so ein extremes Training wie mein Parallelschwimmer, der Profiathlet in der Bahn neben mir, durchhält. Man muss sich gewissermaßen in Trance schwimmen und mental im wahrsten Sinne des Wortes in eine andere Welt eintauchen. Dabei ist gleichmäßiges Atmen verbunden mit gleichmäßiger Bewegung der Schlüssel. Durch die fast automatischen Bewegungsabläufe treten Gedanken – Wie viele Bahnen habe ich schon hinter mir? Belastet Chlor meine Haut und Haare? Schadet der nicht saubere Schwimmstil meiner Bandscheibe? Warum ist es hier eigentlich immer so dunkel? Hey, anderer Schwimmer, kannst du nicht auch mal ausweichen? – immer mehr in den Hintergrund. Man sieht durch die Schwimmbrille zwar die Kacheln auf dem Beckenboden und die Eintauchbewegung des Schwimmers nebenan, aber es spielt keine Rolle mehr im Kopf. Das Wasser gibt einem irgendwie das Gefühl, zurück im Mutterleib und wie ein Baby vom Fruchtwasser eingehüllt zu sein. Eine spannende Erfahrung, wenn man sich darauf einlässt und es konsequent durchzieht, was ich ja seit Wochen mache.

Ich habe das Gefühl, mit dem Schwimmen, meine Ausdauer und meine Fitness insgesamt erhalten zu können. Ein latenter Chlorgeruch, selbst nach dem Duschen, und der deutlich vermehrte Zeitaufwand für diesen Sport sind allerdings die Kehrseite der Medaille. Bei allen Vorzügen, die ich mir beim Duschen im Anschluss ans Training vorhalte, bleibt eine Tatsache leider fast unbeeinflusst: Ich habe jeden Tag Rückenschmerzen, die ins Bein ziehen, auch wenn ich weniger Schmerzmittel nehme, was natürlich ein Fortschritt ist.

Logbuch: Tag 43 bis 89 meiner Schmerzreise

Schmerzstärke: 5 bis 6/10

Medikation: Abends 1x Diclofenac 75 mg/Tag, bei Bedarf Novalgintropfen 500mg/ml, 20 bis 40 Tropfen täglich.

Aktivität: Dreimal die Woche Schwimmtraining, 2000 Meter pro Trainingseinheit. Physiotherapie zweimal die Woche, längere Spaziergänge am Wochenende, Stufenlagerung, so oft es geht.

Befindlichkeit: Mein Zustand ist sehr wechselhaft. Einzig beruhigend ist die Tatsache, dass ich manchmal deutlich weniger Schmerzen habe, und das Schwimmen weiterhin gut funktioniert. Ich habe auch den Eindruck, dass die Physiotherapie mir guttut. Mittlerweile wendet der Therapeut verschiedene Rückenmassage-Techniken an und arbeitet dabei mit Faszienbällen, mit denen er punktuell den Nervus-femoralis-Verlauf oder bestimmte Schmerzpunkte lockert. Das Bearbeiten dieser Triggerpunkte sowie ihre längere Aktivierung führt zu einer Schmerzreduktion. Ein Entspannungsgefühl stellt sich ein, das nur leider nicht anhält.

Das Gute ist, dass ich nicht von morgens bis abends Schmerzen habe. Das Schlechte ist, dass es heftig im unteren Rücken und im rechten Bein zieht, sobald ich meinen Körper ungünstig belaste. Die Schonhaltung, die ich dann unwillkürlich einnehme, trägt dazu bei, dass ich mehr und mehr verspanne. Ein Teufelskreislauf, den ich bisher nur in der Theorie von meinen Patienten kannte.

Die OPs habe ich seit Mitte September konsequent auf einen Tag pro Woche reduziert, weil das längere Stehen am OP-Tisch nach drei bis vier Stunden unerträglich wird. In der Sprechstunde nehmen wir weniger Patienten an. Katrin macht das unauffällig und smart. Fakt ist auf jeden Fall: Der Bandscheibenvorfall wirkt sich ungünstig auf meine Performance aus.

Erkenntnisse: Leider muss ich zugeben, dass der Schmerz sich trotz aller Maßnahmen nicht wirklich bessert. Bleibt nur zu hoffen, dass sich ein gewisser Gewöhnungseffekt einstellt, der mich irgendwie damit leben lässt. Aber das ist kein Leben!

Was mich umtreibt: Wieso stellt sich einfach keine signifikante Besserung ein? Muss ich mich doch operieren lassen? Ist es vielleicht an der Zeit, nach einem Chirurgen für eine offene Bandscheibenoperation zu suchen? Wie lang kann ich die schlechtere Performance durchhalten, gesundheitlich und vor allem auch finanziell?

90. TAG NACH DIAGNOSE

Zwanzigste Physiotherapie-Einheit. Mein Therapeut ist gerade auf Höhe des Bandscheibenvorfalls, an Wirbelkörper L2/L3, zugange. Als er ganz sanft rechts neben dem Dornfortsatz in die Tiefe drückt, schreie ich laut auf.

»Ah«, sagt er, »da haben wir den Punkt mal wieder getroffen. Da ist sicher auch das Wirbelgelenk verschoben. Ich werde das mal bearbeiten.«

Während ich noch denke, das ist der falsche Ausdruck, denn bearbeiten wollen wir da nichts, weist er mich an, mich auf die Seite zu legen. Ich ahne bereits, was er jetzt tun möchte, und sage, vielleicht etwas zu scharf im Ton: »Stopp, das machen wir auf gar keinen Fall!«

»Ich will doch nur die Blockierung lösen.«

»Nein, das hatte ich schon. Und es lief nicht gut.«

»Mit Verlaub, Herr Doktor, sind Sie jetzt der Therapeut oder ich?«

»Natürlich sind Sie der Therapeut«, lenke ich ein. »Aber als Arzt weiß ich genau, was dabei passieren kann.« Dies ist unser erster Disput, seit ich bei ihm in Behandlung bin. Daher erkläre ich genauer, warum ich skeptisch bin: »Die Wirbelgelenke sind nur verschoben, wenn die tiefe Rückenmuskulatur nicht stabil ist. Und ich mache mit Ihnen doch seit sieben Wochen Stabilisierungs- und Kraftübungen an Ihrem Multifunktionsturm und gehe dreimal die Woche Schwimmen. Wie sollen die Wirbelgelenke denn verschoben sein, wenn die Muskeln gut trainiert sind?« Ich halte kurz inne, weil ich den Eindruck habe, der Therapeut möchte etwas sagen. Aber er schweigt. Daher fahre ich fort: »An der Stelle, die Sie gerade bearbeitet haben, ist der große Vorfall. Haben Sie schon einmal das MRT gesehen?«

»Nein! Die Ärzte rücken solche Bilder doch nicht raus. Das wäre viel besser, dann wüsste ich, wie weit ich gehen kann.«

In diesem Moment fühle ich mich ertappt, denn ich habe ihm meine Bilder auch nicht gezeigt und mich nur mit der Diagnose überwiesen. Er hat völlig recht. Es fehlt die Verbindung zwischen den einzelnen medizinischen Disziplinen. Wenn die Physiotherapie nur simple Diagnosen erhält, ohne eng mit dem überweisenden Arzt zu kooperieren, ist die Therapie deutlich weniger effektiv. Idealerweise müssten Arzt und Therapeut sich regelmäßig austauschen und dazu im besten Fall unter einem Dach arbeiten. Aber das Antikorruptionsgesetz, das für staatlich anerkannte Heilberufe gilt, um Bestechung und Wettbewerbsungleichheit im Gesundheitssystem zu verhindern, unterbindet eine solche Zusammenarbeit. Ideal wäre es, wenn Orthopäde und Physiotherapeut nach gemeinschaftlicher Beratung einen gemeinsamen Behandlungsplan für den Patienten erstellen.

Ich überschlage, wie viele Physiopraxen es in Deutschland gibt, die aufgrund von mangelhaften Rezeptdiagnosen vorsichtiger und weniger effektiv arbeiten können. Nach dem Motto: Wer wenig macht, macht auch nichts falsch. Am Ende kommen Ärzte wie ich an und sagen, durch die Physiotherapie habe sich der Zustand eher verschlechtert. Ich habe auch schon Kollegen gehört, die schlechte OP-Ergebnisse mit dem Satz abgetan haben: Da ist sicher in der Reha etwas schiefgelaufen.

Seit ich selbst betroffen bin, verstehe ich besser, in welchem Dilemma die nicht-operative Therapie steckt – und ich stecke mittendrin. Es bräuchte gerade an der Wirbelsäule ein messbares, auf

Wissenschaft basierendes Therapiekonzept, das sicher anwendbar ist und weder Patienten noch Therapeuten gefährdet.

»Ich glaube, es ist besser, keine Chirotherapie zu machen«, beende ich die Diskussion mit freundlichem Nachdruck. »Sie können gerne das Facettengelenk mobilisieren, aber bitte nicht mit einem starken Impuls.«

Logbuch: Tag 91 bis 142 meiner Schmerzreise

Schmerzstärke: 4 bis 5/10

Medikation: Kein Diclofenac mehr, bei stärkerer Belastung vereinzelt Ibuprofen 200 mg.

Vitamin B_1, B_3, B_6, B_{12} als Kombinationspräparat zur Regeneration von Nerven und Nervensträngen.

Aktivität: Dreimal die Woche 2000 Meter Schwimmen. Einmal die Woche Physiotherapie. So oft es geht, halbstündige Spaziergänge mit den Kids im Doppelsitz-Rollator.

Befindlichkeit: Seit Monaten bin ich nicht mehr Joggen gewesen, das fehlt mir so sehr. Den ganzen Sommer habe ich weder Tennis gespielt, noch war ich Surfen oder in den Bergen beim Wandern, was ich alles sehr mag. Das schwere Heben und Tragen muss ich meiner Frau überlassen, echte Emanzipation. Aber auch bei ihr sieht Begeisterung anders aus. Dieser elendige Bandscheibenvorfall macht mich fertig! Immerhin hat sich mein Schmerzniveau auf ein mittleres Level eingespielt. Aber nach sechs Monaten immer noch nicht aus der Akutphase raus. Das habe ich mir anders vorgestellt! Weder in der Sprechstunde noch bei den Operationen schaffe ich die normale Schlagzahl.

Ich bin alles andere als zufrieden mit meiner Lebens- und Arbeitssituation. Auch wenn ich meistens einmal pro Woche operiere, hat die Reduktion der OP-Tage und der Auslandseinsätze und Workshops zu einer deutlichen Umsatzeinbuße geführt, die mittlerweile in den betriebswirtschaftlichen Auswertungen sichtbar wird.

Erkenntnisse: Bei den Behandlungen von Wirbelsäulenpatienten sollten Ärzte und Physiotherapeuten eng zusammenarbeiten und sich über den Ablauf verständigen. In der konservativen Wirbelsäulentherapie müssten allgemeingültige, messbare

Standards eingeführt werden, die Fortschritte oder Fehler dokumentieren. Das Antikorruptionsgesetz wirkt dabei kontraproduktiv.
Äußerer mentaler Druck verschlimmert Rückenschmerzen, sei es in der Familie oder bei finanziellen Problemen. Komplett ohne Schmerzmittel wäre es unmöglich, das reduzierte Pensum zu schaffen.
Was mich umtreibt: Wie lange muss ich noch auf halber Kraft arbeiten? Wann kann ich endlich wieder voll durchstarten? Bin ich gerade dabei, mein Business zu ruinieren?

143. TAG NACH DIAGNOSE

Ich mache gerade eine kurze Pause zwischen zwei Patienten, Stufenlagerung auf dem Boden meines Sprechzimmers, als das Handy klingelt. Umständlich fische ich es aus der Hosentasche. Der Kundenberater meiner Bank, sehe ich auf dem Display. Ich stöhne auf, denn ich habe seinen Anruf zwar erwartet, aber nicht so bald.

»Wie geht es Ihnen, Dr. Alfen?«

»Gut, warum«, brumme ich ins Telefon.

»Na ja …« Er zögert einen Moment, bevor er weiterspricht. »Ihr Konto ist deutlich über dem Dispo überzogen. Ich würde daher vorschlagen, wir wandeln das in ein Betriebsmitteldarlehen um. Dann fallen weniger Zinsen an und alles ist entspannter. Ist doch eine super Idee, oder?«

Ich könnte in den Hörer brechen, nehme mich aber zusammen. Mit Ironie in der Stimme sage ich. »Toll, dann habe ich noch einen neuen Kredit.«

»Ehrlich gesagt, Herr Alfen, äh Dr. Alfen, Ihr Business hat zu wenig Fleisch am Knochen, wissen Sie, was ich meine? Die Zahlen passen nicht zu Ihrem Bankengagement. Sie wissen, wie gut wir es mit Ihnen meinen. Schicken Sie mir doch mal bitte die BWAs der letzten sechs Monate sowie eine Vermögens- und Schuldenaufstellung.«

»Ja, kein Thema«, entgegne ich beschämt. »Der Steuerberater bereitet alles vor.« »Noch einen schönen Tag, Herr Dr. Alfen.«

Als ich den Hörer auflege, sacke ich in der Stufenlagerung in mir zusammen. Jetzt wird es allmählich sehr unangenehm. Alle Maßnahmen der letzten Monate haben keine beziehungsweise kaum eine Besserung meines Rückens ergeben. Ich habe weiterhin Schmerzen, wenn auch nicht mehr so stark. Die Physiotherapie scheint meinen Zustand stabilisiert zu haben. Bis jetzt konnte ich eine OP vermeiden, aber von einer Vollbelastung bin ich weit entfernt.

Ich will gerade aufstehen, als mein Handy erneut klingelt. Diesmal ist es der Steuerberater, der anders als die Bank in mein gesundheitliches Problem eingeweiht ist.

»Herr Dr. Alfen, wie geht es Ihnen?«

»Geht so. Der Bandscheibenvorfall macht mir noch erhebliche Probleme, aber zumindest ist der Schmerz im rechten Bein besser.«

»Das freut mich!« Er hält kurz inne, bevor er weiterspricht. »Äh, ich habe heute die Quartalszahlen der Praxis bekommen. Das dritte Quartal sieht im Vergleich zu den ersten beiden nicht gut aus. Die Zahlen für das vierte Quartal bekomme ich erst am Ende des Jahres. In den letzten sechs Monaten haben Sie keinen einzigen Workshop im Ausland und auch keine OP mehr im Ausland gemacht. Jedenfalls liegt mir keine Rechnung vor. Der Umsatz in der Praxis ist um dreißig Prozent niedriger als in den ersten beiden Quartalen. Das wird langsam dramatisch.«

»Ich weiß«, antworte ich und versuche, gelassen zu wirken, auch wenn mein Puls gerade auf 180 ist. Das lange Stehen bei den Workshops und Operationen ist schlichtweg aus Schmerzgründen nicht gegangen. Ganz zu schweigen von der Physio und der Schwimmerei, das alles frisst Zeit, die dann auch noch von der Familie abgeht. Aber das sage ich alles nicht mehr.

»Ich verstehe Sie ja, aber wir müssen uns etwas einfallen lassen. So kann es nicht weitergehen. Teilweise werden Ihre Kreditrückzahlungsraten nicht mehr freigegeben. Ich habe hier einige Zahlungen, die zurückgewiesen wurden, weil die Deckung auf dem Konto fehlt. Auf der anderen Seite fallen die OP-Mieten und die Kosten für das OP-Personal auch an den Tagen an, an denen Sie wenig oder gar nicht operieren.«

Als würde er mir Zeit geben, den Schlag in die Magengrube zu verarbeiten, macht er eine kurze Pause, bevor er sagt: »Können Sie bis Ende des Jahres nicht wenigstens noch ein paar Workshops oder Auslands-OPs machen? Sonst sind Sie doch ein paarmal im Jahr für eine Woche in den Oman geflogen und haben dort die Scheichs operiert. Das würde schon einiges bringen. Aber das wissen Sie ja selbst.«

Ich schweige.

»Also, dann will ich Sie mal nicht mehr bei der Arbeit stören.«

Solche Floskeln, die man sich anhören muss, machen einen fertig, gerade wenn es richtig schlecht läuft. Der Steuerberater weiß ja nicht, dass ich vor ein paar Wochen einen Workshop unter größten Schmerzen gehalten habe. Zwei Tage stand ich mit Bleischürze neben Kollegen und Studenten an den Präparaten und habe ihnen die endoskopische Einstellung der Optiken, des Navigationssystems und die minimalen Zugangswege erklärt. Danach konnte ich zwei Tage kaum laufen und beschloss, frühestens im nächsten Jahr wieder Workshops durchzuführen.

Schmerzen hin oder her, ich muss dringend die OP-Tage wieder aufstocken und bei meinen Partnern an den Universitäten in Salzburg und Heidelberg anrufen, ob ich nicht doch noch in der nächsten Zeit ein paar Kurse abhalten kann. Das ist nicht so weit weg. Denn das lange Sitzen im Flieger ist mit am schlimmsten für den Rücken.

Als ich an diesem Abend nach Hause komme, entdecke ich sofort einen formalen Umschlag auf der Kommode im Flur. Ich schnappe mir das Schreiben, weil ich schon ahne, woher es stammt. Heute ist so ein Tag, an dem mal wieder alles zusammenkommt.

Die Bank erklärt mir in freundlichem Deutsch, dass das überzogene Dispokonto der Praxis in einen Kredit mit Laufzeit von fünf Jahren umgewandelt werden müsste, da eine Rückführung der Überziehung als sehr unwahrscheinlich gelte. Danke für diese Nachricht! Die hat man mir heute bereits am Telefon überbracht! Ein persönlicher Termin in der Bank sei sehr wichtig, heißt es weiter, um die Sache zu finalisieren. Auch das ist nichts Neues.

Als ich den Brief zur Seite legen möchte, fallen mir unter der restlichen Post fünf weitere Briefe der Bank ins Auge. Ich reiße die Umschläge auf und stelle fest, es sind alles nicht ausgeführte Daueraufträge. Na toll, davon hat der Kundenbetreuer heute Mittag natürlich nichts erzählt.

»Schatz, warum bleibst du denn da draußen im Gang stehen?«

»Hab nur nach der Post geschaut.« Ich versuche, möglichst harmlos zu klingen.

»Alles klar. Da kam einiges von der Bank.«

»Ja, ja, der übliche Kram.« Irgendwie ist mir schlecht, seit heute Morgen habe ich nichts mehr gegessen. Ich muss dringend einen Termin mit der Bank machen, die sperren mir sonst die Konten. Im Wohnzimmer lege ich mich in Stufenlagerung vor den Fernseher, da mein Bein wieder ordentlich zieht. Alexandra wirkt auch erschöpft, weil beide Kids erkältet sind und immer wieder wimmernd aufwachen. Ich erzähle ihr nicht, wie es mir gerade wirklich geht und dass mein Schmerzlevel seit Monaten in etwa gleichbleibt: latent beschissen. Durchatmen, Florian. Morgen ist ein neuer Tag.

Da ich privat versichert bin, muss ich die Rechnungen für meine Behandlungen vorstrecken. Ich lasse sie immer sofort von meiner Frau überweisen, denn ich weiß ja, wie es ist, wenn die Patienten nicht zahlen. Meistens kein böser Wille, aber ich möchte Unannehmlichkeiten vermeiden.

Die nüchterne Erkenntnis: Rückenübungen, Physiotherapie und Schwimmen haben den Schmerz nicht besonders beeindruckt. Ibuprofen hält ihn, wenn es besonders schlimm ist, in Schach. Jetzt bin ich auch ein Patient mit Dauermedikation. Ich muss einen Weg finden, wie ich trotz der Beschwerden länger stehen kann, um wieder mehr zu operieren. Die Warteliste ist ellenlang.

147. TAG NACH DIAGNOSE

In der Mittagspause habe ich einen Termin bei der Bank. Bisher gehörte ich zu den aussichtsreichen Geschäftskunden, von denen die Bank sich noch einiges in der Zukunft verspricht. Vielleicht wird es ja doch nicht so unangenehm. Der Filialleiter und mein Kundenbetreuer empfangen mich im großen Besprechungsraum. Alles sehr förmlich. Das heißt nichts Gutes! An dem großen runden Tisch verlieren wir uns fast. Aber Hauptsache mal zeigen, was man hat – so kommt es mir zumindest vor. Typische Bankatmosphäre, halb schick und halb zweckmäßig. An den Wänden zwei Kunstdrucke von Miró in zu großen Rahmen und zwei Herren in Anzügen, deren Sakkoärmel zu lang sind.

»So, Herr Dr. Alfen, konnten Sie sich loseisen von Ihren Patienten.« Die Herren lachen jovial. »Ist ja immer stressig, so eine Arztpraxis. Aber wem sage ich das, Sie wissen es ja am besten.«

Super sympathischer Einstieg, denke ich und quäle mir ein Lächeln ins Gesicht.

»Wir haben nicht sehr viel Zeit, deshalb kommen wir gleich zum Wesentlichen.« Der Filialleiter verschränkt die Hände vor sich auf dem Tisch. »Sie wissen, wir schätzen Sie sehr und Ihr Ruf eilt Ihnen voraus. Leider spiegelt sich das nicht in den Zahlen wider. Warum ist das so?«

Ich komme gar nicht dazu, etwas zu antworten, weil er sofort weiterspricht.

»Einer unserer Vorstände macht bei Ihnen Therapie und sagt, er sieht Sie immer seltener. Stimmt irgendetwas nicht? Sie wissen, Sie können uns vertrauen.«

Kurz durchzuckt mich der Impuls, einfach mit der Wahrheit herauszurücken, aber ich stoppe im letzten Moment. Das ganze Konstrukt der Praxis ist auf meine Unversehrtheit und Leistungsfähigkeit gebaut. Nur der leiseste Zweifel daran – und alles würde wie ein Kartenhaus einstürzen. Meine Aufgabe ist es heute, alle möglichen Zweifel an mir und meiner Arbeit konsequent zu zerstreuen oder noch besser, sie ins Positive zu drehen. Also sage ich, die Finger unterm Tisch überkreuzt: »Ich weiß nicht, ob Ihnen bekannt ist, dass ich seit Monaten mit einer lästigen Oberschenkelzerrung laboriere. Deshalb musste ich eine Zeit lang meine Haupteinnahmequelle, die Operationen, herunterfahren. Das ist Gott sei Dank so gut wie vorbei. Ab nächster Woche werde ich in der alten Schlagzahl weitermachen. Bis Ende des Jahres stehen noch Workshops sowie OPs im Ausland an. Dann sieht die Sache schnell wieder ganz anders aus.« Ich schaue von einem Herrn zum anderen und füge hinzu: »Bis jetzt bin ich doch noch keine Rate schuldig geblieben, oder?« Dabei denke ich, dass ich, selbst wenn das bedeutet, wieder mehr Schmerzmittel zu nehmen, schnellstens die OP-Warteliste abarbeiten muss.

»Nein, nein. Nur die Überziehung des Geschäftskontos ist von unserer Seite nicht tolerierbar.«

Nun übernimmt der Kundenberater: »Da wir fest mit Ihnen rechnen, habe ich den neuen Kredit bereits vorbereitet. Damit gleichen wir das Kontokorrent aus und Sie sind wieder liquide.« Er schiebt mir die Papiere rüber. »Schauen Sie, hier müssen Sie unterschreiben, und schon sind wir fertig.« Als ich anfange, das Schriftstück zu lesen, sagt er plötzlich: »Ach ja, den Zinssatz haben wir bei Ihrem Geschäftskonto und dem neuen Kredit angepasst.«

Ich überfliege das Schriftstück und falle fast vom Stuhl, als ich den Zinssatz lese. Jetzt nur nichts anmerken lassen. Ich bin hier auf verlorenem Posten und habe keinen Verhandlungsspielraum. Diese Kröte muss ich schlucken, daher unterschreibe ich.

Während sich die beiden Herren und ich erheben, sagt der Filialleiter: »Noch eines, Herr Dr. Alfen, bitte sagen Sie doch Ihrem Steuerberater, dass er die Betriebszahlen regelmäßig durchschickt. Dann kann auch nichts schiefgehen.«

Vor dem Verlassen der Bank gehe ich auf die Toilette, um mich kurz frisch zu machen. denn ich spüre meinen Rücken wieder stark und brauche ein paar Minuten für mich. Der alte Mann, der mir im Spiegel entgegenblickt, hat dunkle Schweißränder unter den Achseln. Das war das letzte Mal, dass ich bei einem Banktermin einen hellen Anzug trage.

185. TAG NACH DIAGNOSE

Fünf Tage vor Heiligabend fahre ich beschwingt zur Weihnachtsfeier in der Praxis. Die letzten zwei Monate liefen erstaunlich gut. Der Schmerz kooperiert mit mir. Endlich geht es wieder aufwärts. Der Steuerberater hat mir und auch der Bank mitgeteilt, dass wir bisher den stärksten Umsatz für einen Dezember im Vergleich zu den Vorjahren eingefahren haben. Meine Behandlungsstrategie aus leichten Medikamenten und Bewegung sowie bewussten Pausen scheint aufzugehen. Ich habe kaum Beschwerden. So kann Weihnachten kommen, das erste Mal für die Zwillinge. Die kleinen Mäuse sind jetzt fast ein Jahr alt und kriegen schon einiges mit.

Kaum habe ich mit meinen Mitarbeitenden mit einem Glas Champagner auf das hinter uns liegende Jahr angestoßen, ruft der Kundenberater meiner Bank an.

»Hallo Dr. Alfen, ich wollte Ihnen schöne Weihnachten wünschen! Die Zahlen für Dezember sehen wieder richtig gut aus! Weiter so! Die Zerrung ist wohl weg.«

»Ja, es geht mir deutlich besser.« Ich habe keine Lust, ihm zu erklären, welchen immensen Aufwand ich in den letzten sechs Monaten betrieben habe, um so weit zu kommen. Aber tatsächlich geht es mir viel besser.

»Immer dranbleiben, immer dranbleiben. Schöne Weihnachten!«

»Ja, mach ich.« Eigentlich würde ich am liebsten auflegen. Aber das tue ich nicht, sondern wünsche ihm stattdessen auch schöne Weihnachten. Er weiß ja nicht, wie oft ich nachts nicht einschlafen konnte, wenn die nackte Panik in mir aufstieg, weil ich nicht wusste, wie es weitergehen soll. Wie oft ich auch meiner Frau nicht die ganze Wahrheit erzählt habe, wie es gesundheitlich und finanziell um mich und die Praxis bestellt ist, um sie bloß nicht noch mehr zu beunruhigen. Wie ich jeden Morgen mit einem albernen »Thanks god, it's Monday, Tuesday etc.« versucht habe, gute Miene zum bösen Spiel zu machen. Wie schwer es war, annähernd gute Laune zu bewahren, wenn man alle Dinge, die einem Spaß machen, sein lassen muss. Wenn es dauernd Fango statt Tango heißt. Immer dranbleiben – das ist leicht gesagt. Für einen Angestellten mag es vielleicht kein Problem sein, auszufallen. Obwohl, das stimmt nicht, da kommt schnell die Angst auf, den Job zu verlieren. Anfangs tolerieren viele Arbeitgeber, dass sich die Rückenheilung in die Länge zieht. Aber dann kann die Loyalität schon mal schwinden, wie einige meiner Patienten berichtet haben. Von ihnen weiß ich, dass die meisten Angestellten arbeiten wollen, aber wegen der Beschwerden nicht wirklich in der Lage dazu sind. Sie haben genauso Familien, Kredite, Bedürfnisse. Werden sie dann offen operiert, verzögert sich alles noch weiter und sie fallen mit Krankschreibung und Reha mitunter vier bis sechs Monate oder länger aus. Das ist für viele, nicht nur für mich, eine schreckliche Zeit der Schmerzen und Verunsicherung, die sich wie der Anfang vom Ende anfühlt. Man gerät in eine Spirale von Versprechungen, Medikamenten, Therapien und nicht wenige, nach Studienlage über vierzig Prozent, haben nach klassischen offenen OPs immer noch Beschwerden. Was für ein Frust muss das sein. Deshalb bin ich nach wie vor überzeugt, dass eine offene OP für mich nicht infrage kommt. Man stelle sich vor, ich würde nach monatelangem Ausfall in meine auf Wirbelsäulenbehandlung spezialisierte Praxis zurückkehren. Hätte ich dann überhaupt noch Patienten? Patienten, die mich ernst nehmen? Nein, wahrscheinlich könnte ich den Laden schließen. Damit wäre meine Existenzgrundlage zerstört und das mit einem Schuldenberg und Kleinkindern. Das sind die Dinge, die mir während der Feier in der Praxis durch den Kopf gehen.

Um mich abzulenken, denke ich an das bevorstehende Weihnachtsfest. Meine Frau und ich sind richtige Weihnachtsfans, wir lieben es, alles genaustens vorzubereiten. Und jetzt strengen wir uns besonders an, da unsere Zwillinge dieses Fest das erste Mal bewusst erleben. Ich liebe es, wie sie mit großen Augen von ihren Kindersitzen aus beobachten, was wir alles so tun. Meine Mutter hat uns letztes Jahr die Krippe geschenkt, die wir schon seit drei Generationen in der Familie aufbauen. Beim Gedanken an die Figuren fällt mir mein Vater ein, wie er mir, als ich ein Kind war, an Weihnachten die Geschichte von den drei Weisen aus dem Morgenland erzählte. Mit seinen großen, warmen Händen strich er mir über den Kopf und schaute mich liebevoll an. Seine Stimme war tief, sonor, warm und berührte meine Seele. Er war ein Meister im Geschichten-Erzählen und konnte eine ganze Abendgesellschaft unterhalten. Meine Erinnerungen driften weiter ab. Das Größte waren die Feste, die mein Vater einmal im Jahr veranstaltete, Atelierfeiern oder mittelalterliche Feste. Er ließ eine vier Meter hohe Burg aus Pappe im Garten errichten. Der Aufbau des ganzen Szenarios dauerte manchmal zwei Tage: Armbrustschießstand, Zelte, Ritterrüstungen, ein ganzes Wildschwein am Spieß über einem riesigen Lagerfeuer, Bier aus Holzkrügen. Wenn man auf unserer Terrasse stand und in der Abenddämmerung in Richtung Wald blickte, umgeben von vielen Fackeln, fühlte man sich wie in eine andere Zeit versetzt. Mein Vater schaffte Atmosphäre, weil er die Gefühle der Menschen lesen konnte. Die über hundert geladenen Gäste bekamen mittelalterliche Kostüme, teils extra angefertigt oder vom Stadttheater gemietet. Beim Betreten des Grundstückes mussten sie sich umziehen. Als Begrüßungsritual hängten meine drei Brüder und ich den Ankömmlingen handtellergroße Tonplaketten an Eisenketten um den Hals, die das Relief unserer Stadt zeigten. Die hatten wir Söhne wochenlang vorher angefertigt. Mein Vater war Fotograf, Maler sowie Künstler mit literarischem Verständnis und Liebe zum Detail. Er brachte es fertig, das Leben aus einem ganz anderen Blickwinkel zu betrachten und fand deshalb oft völlig andere Herangehensweisen für Schwierigkeiten, Probleme oder Krisen. Während ich an die Krippenfiguren denke, fühle ich mich ihm sehr nah. Wie gerne hätte ich ihn gefragt, wie ich mit dem Rückenproblem am besten umgehen soll. Aber er ist seit 1993 nicht mehr am Leben.

Logbuch: Tag 186 bis 353 meiner Schmerzreise

Schmerzstärke: 2 bis 3, manchmal 4/10

Medikation: Ibuprofen 200 mg, bei Bedarf, zum Beispiel bei längerem Sitzen im Auto oder Flugzeug und an langen OP-Tagen. Zusätzlich ein Kombinationspräparat aus Vitamin B_1, B_3, B_6, B_{12} zur Unterstützung von Nervenzellen und Nervenbahnen.

Aktivität: Schwimmtraining zweimal die Woche.

Stufenlagerung lasse ich sein, da ich das Gefühl habe, es bringt nicht mehr viel.

Keine Physiotherapie mehr, dafür neu Osteopathie einmal die Woche.

Befindlichkeit: Das viele Schwimmen hat meinen Rücken stabilisiert. Meine Technik ist inzwischen sehr gut, und ich kenne fast jeden der Profischwimmer im Adami-Bad. Thomas Lurz, der Schwimmstar, grüßt mich manchmal sogar. Mein Kopfsprung wirkt fast elegant, irgendwie kann man alles lernen, wenn man muss. Ich bin mittlerweile eine Mischung aus Frosch und Tarzan. Ein Frazan?

Ich versuche, so gut es geht, Pausen einzubauen. Auch Urlaub, wie an Weihnachten, tut gut. Einfach mal über eine längere Zeitspanne ganz normale Dinge ganz langsam zu tun, mit maximaler Aufmerksamkeit und Gelassenheit. Mir bei allem Zeit zu lassen, das ist in meinem Leben der größte Luxus.

Die finanzielle Lage ist im ersten und zweiten Quartal viel besser geworden: Ich operiere wieder mehr und in den ersten beiden Quartalen habe ich Vorträge und Workshops in der Universität Tübingen, Graz, Heidelberg, Mannheim gehalten und einige OPs in der Schweiz, in Italien, in Spanien durchgeführt sowie mehrere einwöchige Aufenthalte im Oman absolviert. Ich kann zwar nicht sagen, dass ich komplett schmerzfrei bin, aber der »Rücken« ist gut aushaltbar. Das Perfide an der Sache ist, dass der Schmerz über Tage und Wochen völlig weg sein kann und dann plötzlich wieder da ist. Ein Teufelskreis, der einen zermürben kann. Denn die Angst, der Rücken könnte am nächsten Tag wieder mehr wehtun, ist immer präsent.

Bis jetzt habe ich es geschafft, einer Operation erfolgreich auszuweichen, aber der Preis ist hoch. Verflixt! Es muss doch zu schaffen sein, diesen Bandscheibenvorfall zu überwinden! Ich habe oft durch Hartnäckigkeit meine Ziele erreicht, auch wenn andere mir das nicht zutrauten. Während des Studiums wurde ich belächelt, weil ich das Physikum dreimal geschrieben habe. Mein Vater sagte damals: »Florian, das Medizinstudium ist nichts für dich. Du solltest Kaufmann werden. Bevor du das Physikum nicht bestehst, spreche ich kein Wort mit dir über Medizin.« Das hat mich damals sehr verletzt und den Druck, es unbedingt schaffen zu wollen, erhöht. In meinem Leben ging es oft darum, besondere Leistungen abzuliefern. Niederlagen im Sport oder Beruf wurden nicht akzeptiert. Aber Rückenschmerzen sind etwas anderes, eine Besserung ist nicht einfach allein mit Willenskraft und Einsatz zu erzwingen.

Erkenntnisse: Die Osteopathie tut mir gut, die Anregung der Stoffwechselvorgänge und die Stimulation der Selbstheilungskräfte scheint mir sinnvoll, auch wenn ich den Eindruck habe, dass nichts den Abbau des Vorfallgewebes, das auf den Nerv drückt, positiv beeinflusst. Vielleicht ist es an der Zeit, mit einer neuen MRT-Aufnahme den Ist-Zustand des Bandscheibenvorfalls zu überprüfen. Aber ehrlich gesagt scheue ich mich davor. Ich habe keine Ahnung, wofür das alles am Ende gut ist und was ich aus diesem elendigen Bandscheibenvorfall lernen soll. Ich will eigentlich nur, dass ich meinem Körper wieder vertrauen kann und es mir so gut geht wie früher.

Was mich umtreibt: Ist Kranksein eine Niederlage? Oder eher ein Zeichen, eine Reaktion des Körpers, dass er überlastet, falsch programmiert oder gefüttert wurde? Halte ich mich für unbesiegbar, für Gott? Oder ist das eine Zeit der Prüfung, wie demütig und vernünftig ich sein kann und ob ich an diesen Erfahrungen wachse? Was, wenn sich das Gewebe des Vorfalls nicht abgebaut hat? Geht dann alles wieder von vorn los?

354. TAG NACH DIAGNOSE

Gestern habe ich einen Workshop in Salzburg an der Paracelsus Medizinischen Privatuniversität zu Ende gebracht. Meine Familie ist mit nach Österreich gekommen, weil wir im Anschluss noch Urlaub in Italien machen wollen. Die letzte Zeit und auch während des Workshops hatte ich keine Beschwerden. Ein Wunder! Das fühlt sich wie ein Sieg über die ganzen Zweifel und Sorgen der letzten zwölf Monate an. Fast ein Jahr, nachdem ich angefangen habe, meine Schmerzreise in einer Art Logbuch festzuhalten, schreibe ich voller Stolz auf: *6. Juni 2009. Es ist geschafft! Keine Operation mehr erforderlich. MRT- Kontrolle in den nächsten vier Wochen vorgesehen.*

Am Abend nach der Veranstaltung war ich mit dem Gerätehersteller und den Kursteilnehmern, alles Ärzte, beim Essen. In Salzburg bildet die geschäftige Getreidegasse mit ihren Trachten- und Antiquitätengeschäften den Mittelpunkt der Altstadt und ist ein Sinnbild für das gemütliche kulturelle Erbe der Stadt. Hier befinden sich sowohl die Geburtsstätte Mozarts wie auch zahlreiche urige Restaurants. Solche Geschäftsessen haben für mich allerdings nichts mit gemütlichem Beisammensein zu tun, weil ich den ganzen Abend auf Englisch oder Französisch zahlreiche Fragen der Kollegen zur OP-Technik und zu den Instrumenten beantworten muss und kaum einen Bissen herunterbekomme. Trotzdem war es lustig. Wir haben gut gegessen und herrlichen Grünen Veltliner getrunken. Das alles fühlt sich beinahe an wie früher, vor dem Bandscheibenvorfall, innerlich könnte ich jubilieren. Ich habe nur wenig von dem köstlichen Wein probiert. Denn heute Morgen werde ich nach einem Jahr Abstinenz das erste Mal wieder joggen gehen. Leichtes Training, nicht zu anstrengend. Da will ich in Bestform sein. Ich habe mir das genau überlegt. Wie lange soll ich noch warten, wieder die Dinge zu tun, die ich liebe.

»Schatz, was macht du denn?«, fragt mich Alexandra, als ich um sechs Uhr dreißig ganz leise die Tür vom Hotelzimmer aufmache, die Joggingschuhe in der Hand.

»Ich gehe laufen an der Salzach.«

»Bist du dir sicher, dass das gut ist?«

»Ja, ich muss das jetzt ausprobieren.«

»Okay, wenn du meinst.« Und schon ist sie wieder eingeschlafen.

Zügig marschiere ich zunächst durch die Altstadt in Richtung Salzach, um mich erst mal aufzuwärmen. Es ist ein herrlicher Morgen. Die Silhouette der Salzburg taucht hinter den Bäumen auf, und ich fange an zu traben. Ganz langsam und vorsichtig, damit ich selbst das kleinste Anzeichen von Schmerz bemerke und sofort stehen bleiben kann. Ich atme tief durch, genieße die frische Luft und die Tatsache, dass die Landschaft durch meine eigene Bewegung langsam an mir vorbeizieht. Es funktioniert! Es funktioniert! Ich kann es kaum fassen. Ein tiefes Glücksgefühl durchströmt mich. Oh, wie habe ich das vermisst. Mit breitem Grinsen laufe ich ultralangsam an einem Spaziergänger mit Hund vorbei. Der fragt sich bestimmt, was ich für eine Droge konsumiert habe. Als ich ihm auch noch ein »Moin« zuschmettere, fällt ihm fast die Leine aus der Hand. Florian, jetzt nicht übertreiben! Nach zwanzig Minuten laufe ich ins Hotel zurück und freue mich schon auf ein köstliches Frühstück mit meiner Familie. Nach dem Duschen sitze ich mit ihnen im Freien, die Zwillinge sind vergnügt, und Alexandra bemerkt mein Strahlen.

»Ging wohl gut, dein Experiment?« Dabei lächelt sie ganz süß. Ich merke, wie erleichtert sie ist und dass sie sich aufrichtig mit mir freut.

»Ich hatte keinerlei Schmerzen«, antworte ich und greife nach ihrer Hand. »Das Schlimmste ist überstanden.«

In einer Woche habe ich zwei OPs in Verona, bis dahin machen wir Urlaub am Gardasee. Nach dem Frühstück brechen wir auf. Erste Zwischenstation ist Bozen, damit die inzwischen eineinhalb Jahre alten Mädchen nicht zu lange im Auto sitzen müssen. Dort befindet sich das Südtiroler Archäologiemuseum, wo man ins Leben von Ötzi, dem Mann aus dem Eis, der 1991 in den Tiroler Bergen entdeckt wurde, eintauchen kann. Das interessiert mich brennend.

Das Museum, in der die prähistorische Gletschermumie liegt, befindet sich in der Innenstadt. Schon von Weitem sehen wir die Warteschlange, die sich gute hundert Meter um das Gebäude herumschlängelt. Ich frage die Wartenden, ob das immer so sei oder wir bloß einen ungünstigen Zeitpunkt erwischt hätten. Weder noch, bekomme ich zur Antwort. Man versichert uns, dass es schnell ginge. Also stelle ich mich geduldig an, während die Mädels ein Eis essen gehen. Nach knapp einer Stunde sind wir am Eingang des Museums angelangt, das sich über mehrere Etagen erstreckt.

In der Ötzi-Ausstellung fühle ich mich sofort in die Welt dieses Menschen hineinversetzt. Er wurde vor über 5300 Jahren bei der Überquerung des Tisenjochs im Südtiroler Schnalstal ermordet und im Eis über die Jahrtausende konserviert.

In großen Vitrinen ist seine Ausrüstung zu begutachten: Schuhe aus Bärenleder und Gras, eine Art Hirtenstab, ein Köcher aus Rehfell und 14 Pfeile, zwei davon noch funktionsfähig, die anderen noch nicht fertig geschnitzt, ein Art Trinkbecher aus Birkenrinde, ein Kupferbeil, ein Messer aus Holz mit einer Klinge aus Stein, die mit einer Tiersehne am Griff befestigt ist.

Als ich um die Ecke biege, steht da auf einmal eine Nachbildung von Ötzi in Originalgröße vor mir, als wollte er sagen: »Schau her, du Neuzeitmensch, was ich vor Tausenden von Jahren schon alles erfunden habe.«

Das Highlight ist ohne Frage die speziell angefertigte Kühlkammer, in der Ötzis Mumie gelagert wird. Während ich durch das Fenster auf den Mann aus dem Eis blicke, gehen mir viele Gedanken durch den Kopf: Wow, über 5000 Jahre also, so lang her, und doch nur ein Körnchen am Strand der Zeitgeschichte. Was dieser Mann wohl alles erlebt hat? Und wie schnell das Leben vorbei ist. Auch ich werde über kurz oder lang das Zeitliche segnen.

Ötzi war ein Kämpfer, besser ausgestattet als seine Artgenossen. Metallrückstände in seinem Haar geben Hinweis darauf, dass er mit

Kupferhandel zu tun hatte. Eventuell kontrollierte er einen Handelsweg oder das Territorium seiner Dorfgemeinschaft. Der einen Meter sechzig große und 61 Kilogramm schwere Mann war etwa 45 Jahre alt, was heute einem Hundertjährigen entspricht. Als ich mir die medizinischen Daten von Ötzi anschaue, gibt es viele sehr interessante Aspekte. Unter anderem vertrug er mutmaßlich keine Milch, also Laktoseintoleranz. Die Lage der Tätowierungen am Körper des Gletschermanns stimmt zu achtzig Prozent mit modernen Akupunkturpunkten überein. War das eine Urform der Akupunktur? Als Rückenspezialist finde ich die Tatsache, dass Ötzi eine degenerativ veränderte Wirbelsäule mit Verschleiß der Bandscheiben hatte, besonders interessant. Vermutlich hatte er daraus resultierend auch einen oder mehrere Bandscheibenvorfälle. Damals gab es weder offene noch endoskopische OPs am Rücken, er musste sich also auch unter Schmerzen bewegen, denn Liegenbleiben hätte in der Wildnis unweigerlich den Tod bedeutet. In den letzten Tagen vor seiner Ermordung überwand er Hunderte von Höhenmetern, um vor seinem Mörder oder den Mördern zu fliehen. Er ist also, selbst als sehr alter Mensch, ziemlich viel gelaufen. Hm, vielleicht war Bewegung seine Medizin zur Vorbeugung oder auch zur Bewältigung von Rückenschmerzen? Wir wissen heute, dass mangelnde Bewegung, langes Sitzen und einseitige Belastung die Hauptfaktoren für die Zunahme von Problemen in der Hals- und Lendenwirbelsäule sind.

Als wir nachmittags ins Hotel in Bozen zurückkommen, meldet sich der bekannte Rückenschmerz wieder, kaum sitze ich auf dem Bett, um die Schuhe auszuziehen. Nur schwach, aber merklich. Zumindest zieht es nicht ins Bein. Vielleicht war die lange Autofahrt nicht gut für meinen Rücken? Oder das Joggen verbunden mit dem Museumsbesuch? Das darf doch nicht wahr sein! Schlagartig ist meine Euphorie verflogen. Ich behalte die Sache erst mal für mich, da ich keine Krise heraufbeschwören und meine Frau nicht beunruhigen will. Am Gardasee werde ich mir auf jeden Fall ein Radiologisches Institut suchen und ein MRT meiner Lendenwirbelsäule machen lassen. Erst jetzt wird mir bewusst, dass ich mich erneut wie manche meiner Patienten verhalten habe, die aus Angst vor negativen Ergebnissen wichtige Untersuchungen hinauszögern. Dabei bringt es gar nichts, den Kopf in den Sand zu stecken. Ich muss Klarheit haben.

355. TAG NACH DIAGNOSE

Während wir am Morgen die Sachen für die Weiterreise an den Gardasee packen, fühle ich mich nicht wohl bei dem Gedanken, wieder ein paar Stunden im Auto zu sitzen. Die Beschwerden des Vorabends haben sich nicht gebessert, aber auch nicht verschlimmert. Während ich dabei bin, unser Gepäck zum Wagen zu bringen, erreicht mich die Nachricht, dass die Operationen in Verona verschoben werden müssen. Ich bin erleichtert, denn das bedeutet erst mal, kein langes Stehen im OP und ein paar Tage mehr Urlaub am Gardasee. Vielleicht ist der Schmerz nur eine kurze Episode und dann wird es endgültig gut.

Mit einer Mischung aus Vorfreude auf die kommenden Tage und unterdrückter Sorge hieve ich auf dem Parkplatz des Hotels einen schweren Koffer nach dem anderen in den Kofferraum und wünsche mir dabei, dass die Zwanzig-Kilo-Grenze nicht nur bei Flugzeugen, sondern auch beim Gepäck in Auto eingehalten werden müssten. Als alles verstaut ist, bücke ich mich, um den bereits zusammengeklappten Buggy ins Auto zu heben. Da schießt mir plötzlich ein Schmerz in den Rücken, als würden mir Ötzis Feinde ein Messer dort hineinrammen. Mir stockt der Atem und ich knicke mit dem rechten Bein weg. Nicht nur der maßlose Schmerz, sondern die unmittelbar erfahrene Niederlage, es einfach nicht geschafft zu haben, streckt mich zu Boden. Dort bleibe ich neben dem Zwillingsbuggy sitzen, während mir die Tränen die Wangen hinabfließen. Als hätte dieser Vorfall die Schleusen geöffnet, hinter denen sich ein Jahr lang das Wasser angesammelt hat. Die letzten zwölf Monate ziehen wie ein düsterer Film an mir vorbei. In diesem Moment realisiere ich, dass alles umsonst war.

Ich konnte den Bandscheibenvorfall weder mit Physiotherapie noch mit Sport beheben. Das Kortison und die Schmerzmittel haben die Symptomatik nur kaschiert und die schmerzbedingte Entzündung zeitweise in Schach gehalten, aber an dem Vorfall haben sie nichts geändert. Auch mein positives Mindset hat nicht wirklich etwas bewirkt. Mein Plan ist nicht aufgegangen, das Logbuch mit der Dokumentation meiner Schmerzreise ist wertlos, für potenzielle Patienten fragwürdig. Nichts hat meine gesundheitliche Lage verbessert, gar nichts. Meine Frustration ist grenzenlos.

Zumindest habe ich jetzt die Gewissheit, dass eine Operation unumgänglich ist. Denn ich wüsste nicht mehr, was ich noch machen kann, um diese Option zu umgehen. Auf dem Boden neben dem Auto sitzend wird mir klar, dass wir nicht in den Urlaub fahren können, weil ich schnellstmöglich nach Hause muss, bevor es zu ernsthaften Schäden am Nerv oder an der Wirbelsäule kommt. Zu stark ist der Schmerz. Der Körper weiß eben instinktiv, wann Schluss ist.

Ich werde nie das Gesicht von Alexandra vergessen, als sie mich gekrümmt auf dem Boden sieht. Auch sie weiß sofort, was das bedeutet.

»Schatz, wir müssen nach Hause. Es geht nicht mehr«, sage ich ermattet.

Alexandra fängt an zu weinen, zu groß ist die Enttäuschung, dass unser Leben einfach nicht mehr zu der Leichtigkeit zurückkehrt, die unseren Erfolg ausgemacht hat. Mal wieder müssen wir unsere Pläne ändern, denn es macht keinen Sinn, zum Gardasee zu fahren.

Vorsichtig rolle ich mich zur Seite und ziehe mich an dem Zwillingsbuggy hoch, den Alexandra ausgeklappt hat. Ich komme mir zum wiederholten Male wie ein sehr alter Mann vor, als ich mich am

Heck des Wagens festhalte, um sicherer zu stehen. Der kalte Schweiß steht mir auf der Stirn, und ich bin total verunsichert. Ganz vorsichtig stelle ich mich im Einbeinstand erst links und dann rechts auf die Fußballen und auf die Fersen, während ich mich am Heck des Wagens festhalte, um mich zu stabilisieren. Das funktioniert unter starken Schmerzen, die heftig ins rechte Bein ziehen. Ich versuche, mit dem rechten Bein in die Hocke zu gehen. Das ist der ultimative motorische Test für den Nervus femoralis und Nervus obturatorius rechts. Auch das geht gerade noch so. Wäre ich dabei wieder eingeknickt, hätte das bedeutet, dass ich eine dauerhafte Kompression des Nervs habe, und die Wahrscheinlichkeit, dass es zu einer motorischen Lähmung kommt, steigt. Dann wäre ein OP möglichst schnell unumgänglich.

Meine psychische Verfassung bessert sich einen Hauch, da der Supergau scheinbar noch nicht eingetreten ist. Jedoch ist der Schmerz massiv. Alexandra schnallt die Zwillinge in ihren Kindersitzen fest, dann hilft sie mir, auf der Beifahrerseite einzusteigen. Ich drehe die Rückenlehne so weit wie möglich nach hinten. Aus dem Handschuhfach hole ich Schmerztabletten, die ich für den Notfall dort aufbewahrt habe, und nehme gleich zwei. Früher habe ich nie irgendwelche Medikamente genommen, geschweige denn irgendwo deponiert. Ich schäme mich.

»Es tut mir so schrecklich leid, Schatz, dass wir umkehren müssen und du die ganze Strecke allein fahren musst.« Nur mit Mühe kann ich die Tränen, die schon wieder fließen wollen, unterdrücken. Ich bin wirklich angeschlagen. So kann es nicht weitergehen. Ich muss abklären, ob ich doch operiert werden muss.

Mir ist bewusst, was ich meiner Frau zumute, aber ich habe keine Ruhe, um noch mal irgendwo zu übernachten.

»Wir schaffen das schon«, sagt Alexandra. »Und die Mäuse halten das aus, wenn wir zwischendurch ein paar kurze Pausen machen.«

Auch wenn ich weiß, dass sie mich beruhigen will, höre ich, wie traurig ihre Stimme klingt. Unser Urlaub ist geplatzt, der schmerzgeplagte Wirbelsäulenspezialist und Ehemann auf dem Beifahrersitz und über fünfhundert Kilometer im Auto mit Kleinkindern liegen vor uns. Die Enttäuschung ist auch deshalb so groß, weil augenscheinlich alle Maßnahmen eines erfolgreichen Rückenspezialisten null Erfolg hatten. Mein Leben fühlt sich gerade an wie eine Bankrotterklärung. Irgendwie möchte ich mich rechtfertigen, weiß aber nicht wie?

Die Kinder sind eingeschlafen, während wir schweigend durch die Alpen kurven. Wir kommen gut voran. Während der vier Pausen, die wir einstreuen, steige ich ganz vorsichtig aus und gehe einige Schritte neben dem Auto hin und her. Mein Humpeln ist wieder da, der Beinschmerz auch. Ich fühle mich, als wäre ich ein Jahr zurückgeworfen worden. Nur, dass ich in den letzten zwölf Monaten einen irrsinnigen Aufwand betrieben habe, um der Sache Herr zu werden. Was für ein Desaster!

Normalerweise kalkuliere ich bei jeder Herausforderung die größtmöglichen Fehler beziehungsweise das größtmögliche Unglück mit ein, das ist gerade bei den Operationen an der Wirbelsäule wichtig. Wie reagiere ich, wenn etwas Unvorhergesehenes passiert? Was mache ich, wenn etwas richtig schiefläuft? Auf der Fahrt nach Hause wird mir bewusst, dass ich das Worst-Case-Szenario, was meinen Rücken angeht, nicht wirklich vorausgeplant habe. Das lag zum einen daran, dass mein Maßnahmenkatalog mehr oder minder in eine gute Richtung lief. Und zum anderen, wie ich mir jetzt eingestehen muss, dass ich eine OP nie wirklich in Erwägung gezogen habe, weil ich sie ja nicht selbst durchführen kann.

Zu Hause angekommen, begebe ich mich im Wohnzimmer sofort in Stufenlagerung, während Alexandra das Auto auslädt und die Kinder versorgt – und das nach sieben Stunden Autofahrt. Ich fühle mich hundeelend wegen der Schmerzen, aber auch, weil ich unfähig bin, ihr zu helfen. Glücklicherweise habe ich noch acht Tage Urlaub.

356. TAG NACH DIAGNOSE

Am 8. Juni, fast ein Jahr nach meiner Diagnose Massenprolaps, bin ich wieder in der gleichen radiologischen Praxis, um herauszufinden, wie es um meinen Bandscheibenvorfall steht. Die Kollegen haben die Aufnahmen vom letzten Jahr vorliegen und werden sehen, was sich in einem Jahr »Rückenarbeit« getan hat. Ich habe kein gutes Gefühl, während ich in der Röhre liege. Ich komme mir wieder vor wie ein ägyptischer Pharao im Sarkophag lebendig begraben. Die Angst davor, dass mir der Radiologe gleich sagen wird, der Bandscheibenvorfall sei nicht besser, sondern größer geworden, lässt mich in der Röhre schwitzen. Ich spüre, dass meine emotionale und mentale Grenze erreicht ist.

Diesmal empfängt mich Dr. Heiko Braun in seinem Sprechzimmer, ich konnte ohne lange Wartezeit zu ihm. Wahrscheinlich bin ich als Rückenpatient schon mehr als bekannt. Grauenvoll! Der Kollege und ich verstehen uns gut und haben über die Jahre ein freundschaftliches Verhältnis aufgebaut. Ich mag seine ruhige, überlegte Art und schätze ihn als radiologischen Profi. Er begrüßt mich mit ernster Miene. Mir wird flau im Magen. Auf angenehme und empathische Art erklärt er mir, dass sich mein Vorfall nicht verändert habe, sondern eher größer geworden sei. Ich bin am Boden zerstört, versuche jedoch, mir das nicht anmerken zu lassen.

»Natürlich stellt sich die Frage, ob an diesem Punkt eine Operation notwendig ist. Denn schau mal«, er zeigt auf den Bandscheibenvorfall, »hier wird inzwischen auch das Rückenmark stark komprimiert.«

Ich weiß nicht, wie viel schmerzhafte Messerstiche die Feinde Ötzis mir noch hinzufügen wollen, aber der hier tut besonders weh. Ich bedanke mich und humple gedankenverloren zum Wagen. Meine Ahnungen haben sich aufs Schlimmste bewahrheitet. Wenn ich einer Operation nicht mehr ausweichen und jederzeit Lähmungserscheinungen oder Blasenstörungen bekommen kann, dann muss ich wissen, wo ich den Eingriff vornehmen lassen will. Es führt kein Weg mehr daran vorbei, dieses Szenario vorsorglich zu planen, denn ich weiß nicht, wie lange der Nerv durchhält. Nimmt er aufgrund des ständigen Drucks ernsthaften Schaden, kann man ihn auch durch eine Operation nicht mehr retten. Wir Wirbelsäulenspezialisten nennen das Nerventod. Gar nicht auszudenken, was das bedeuten würde.

Also Florian, rede ich mir ins Gewissen, denk jetzt genau nach. Die beste Möglichkeit wäre eine endoskopische Rücken-OP. Wer könnte die durchführen? Der Einzige, der mir einfällt, ist der Spezialist, bei dem ich die Technik gelernt habe, die er auf den Weg gebracht hat. Ich war sein erster Schüler. Im Gegensatz zu ihm ist es mir ein Anliegen, die Wirbelsäulen-Endoskopie zu verbreiten. Er war ein sehr strenger Lehrer, der extrem hohe Ansprüche hatte. Die Endoskopie am Rücken lernen zu dürfen, war ein Privileg, aber eine Achtzig-Stunden-Woche keine Ausnahme. Ich habe mich in dieser Zeit als operativer Oberarzt völlig verausgabt, sodass meine damalige Freundin dachte, ich hätte eine andere Frau, weil ich nicht selten um 23 Uhr noch immer nicht zu Hause war. Nach zwei Jahren entließ mein Lehrer mich mit der Aussage: »Alfen«, er nannte mich immer nur beim Nachnamen, »ich glaube, es ist wichtig, dass Sie die Skoliose-Chirurgie zum Beispiel in der Klinik in Bad Wildungen nochmals genau studieren.«

»Warum denn? Ich bin doch hier, um endoskopisch zu operieren.« Typisches Gewimmer, wenn man gerade seinen Job verliert.

Er schüttelte den Kopf und sagte: »Ende März sind Sie hier raus. Basta!«

Damals brach eine Welt für mich zusammen. Es fühlte sich wie eine Niederlage an, den Chef nicht von mir überzeugt zu haben, auch wenn es vielleicht andere Gründe für sein Verhalten gab. Zumindest hatte ich eine überragende Technik im Gepäck, die er eigentlich niemandem beibringen wollte.

Also ergriff ich die Chance und arbeitete mit dem Hersteller der Endoskopiegeräte zusammen, um die Technik weltweit voranzubringen. Das lag nun über sieben Jahre zurück und ich habe seitdem keinen Kontakt mehr zu meinem früheren Chef gehabt. Mich von ihm operieren zu lassen, war fachlich sicher die beste Lösung, aber schon die Vorstellung, das in die Tat umzusetzen, kostete mich große Überwindung.

Ein paar Stunden später rufe ich in der Klinik an, nur um zu erfahren, dass es mittlerweile einen anderen Betreiber gibt und mein damaliger Chef nicht mehr dort arbeitet. Niemand weiß genau, wie es dort weitergeht. Ich hatte gehört, dass die Klinik seit meinem Weggang von einigen Skandalen erschüttert worden war, aber wie sich das im Einzelnen auswirkte, wusste ich nicht. Die Türe zu einer endoskopischen OP, die ich eben aufgeschoben habe, verschließt sich. Hat sich das Schicksal gegen mich verschworen?

Bei den offenen Techniken fällt mir nur ein Professor ein, einer der bekanntesten europäischen Wirbelsäulenchirurgen und ein absoluter Profi. Ich kenne ihn persönlich. Als ich in der Klinik, in der er operiert, anrufe, stellt sich heraus, dass er gerade für einige Wochen in den Urlaub gefahren ist.

In diesem Moment tut sich ein schwarzes Loch auf und ich stürze in die Tiefe. Mit aller Kraft versuche ich mich gedanklich festzuhalten, aber die Verzweiflung zieht mich wie ein Strudel ins Dunkel. In ein paar Tagen, wenn mein Urlaub vorbei ist, den ich nicht am Gardasee verbracht habe, muss ich wieder am OP-Tisch und in der Praxis performen. Zu Hause kann ich nicht unterstützen, die Stimmung der ganzen Familie leidet zusehends. Wie soll es weitergehen? Noch nie in meinem Leben habe ich mich so schlecht gefühlt.

Logbuch: Tag 453 meiner Schmerzreise und letzter Eintrag

Schmerzstärke: 4 bis 5/10

Medikation: Kortisontherapie über 12 Tage, auf- und absteigend. Danach 2x/täglich Diclofenac 75 mg, morgens und abends.

Aktivität: Null! Kein Schwimmen, keine Physiotherapie, keine Osteopathie, nur Alltagsbewegungen.

Befindlichkeit: Ein Jahr nach meinem Massenprolaps heißt es: Zurück auf Los. Maximale Frustration! Da ich in Ermangelung eines Experten, dem ich vertraue, keine Möglichkeit sehe, mich operieren zu lassen, habe ich seit der Rückkehr von Bozen alle schmerzlindernden Maßnahmen wiederaufgenommen. Wie bitter! Wenigstens habe ich noch keine motorischen Lähmungserscheinungen.
Dank Kortison ging es mir schnell wieder besser, auch wenn die Nebenwirkungen mir erneut zusetzten, sodass ich das Medikament nach zwölf Tagen wieder absetzte. Seither überstehe ich die Tage in der Praxis und im OP mithilfe von Schmerzmitteln einigermaßen gut. Ich muss am Ball bleiben, aber das schlechte Gewissen meinem Nerv gegenüber bleibt.
Zu allem Überfluss ist eine neue Herausforderung am Horizont aufgetaucht. Der Bauherr, der vor Jahren auf mich zukam und mir in Bestlage der Stadt in einem Neubau eine Fläche von fünfhundert Quadratmetern für eine orthopädische Privatpraxis anbot, hat sich wieder gemeldet. Das Gebäude wird in fünf Monaten fertiggestellt sein, und ich kann die Flächen bekommen. Nach sieben Jahren als niedergelassener Orthopäde bin ich an einen Punkt gekommen, wo ich über die Zukunft nachdenken muss. Die gewisse Abhängigkeit vom Kieser-Training durch unser Kooperationsmodell lässt meine Praxis schwer wachsen, jedenfalls nicht so, wie ich mir das vorstelle. Bandscheibenvorfall hin oder her – im Business ist Stillstand Rückschritt. Ich muss also unbedingt arbeits- und denkfähig bleiben, damit ich aus dieser defensiven Position herauskomme und zu meiner früheren Stärke zurückfinde. Sonst kann ich die Gespräche mit dem Bauherrn und der Bank vergessen. Ein Plan hilft immer. Was jetzt zu tun ist:

- Optionen mit dem Bauherrn besprechen.
- Schnellstens einen Operateur aufsuchen und prophylaktisch ein Aufklärungsgespräch führen.
- Mit Alexandra reden, denn sie muss die Expansion der Praxis mittragen. Ich will ihr Verständnis angesichts meiner gesundheitlichen Lage nicht überstrapazieren.
- Einen Termin mit der Bank wegen einer möglichen Finanzierung machen, auch wenn ich mich dabei so fühle, als würde ich eine Liebesbeziehung aufrechterhalten, obwohl ich längst eine andere im Auge habe.
- Zeitnah Werner Kieser treffen und über die Zukunft unserer Kooperation sprechen.

Erkenntnisse: Unter Aufbietung all meines Wissens und meiner Erfahrung als Wirbelsäulenspezialist habe ich es nicht geschafft, mein Rückenproblem zu lösen. Nach 453 Tagen auf stürmischer See sind alle Bemühungen, das Schiff auf Kurs zu halten, gescheitert. Zu groß war der Einfluss nicht kalkulierbarer Mächte wie auch die Unfähigkeit des Kapitäns. Es ist keine Windflaute, die uns manövrierunfähig macht, es ist ein kapitaler Schaden, der gerade nicht reparabel ist.

Was mich umtreibt: Begleitet mich dieser brutale Schmerz jetzt ein Leben lang? Wie lange wird es wohl noch dauern, bis der Nerv Schaden nimmt? Wann und von wem soll ich mich operieren lassen? Und wenn ich keinen passenden Chirurgen finde, was mache ich dann? Bin ich verrückt, weil ich trotz des ganzen Rückenelends an eine Expansion der Praxis denke? Und gehe ich mit einem Umzug und der Beendigung der Kieser-Kooperation das Risiko ein, viele potenzielle Patienten zu verlieren? Welche Kosten kommen auf mich zu und würde die Bank das bei meinen derzeitigen Ups and Downs tolerieren? Kann ich meiner Familie diese berufliche Veränderung, nach allem, was war, überhaupt zumuten?

DAS SELBST-EXPERIMENT

484. TAG NACH DIAGNOSE

In den letzten Wochen ging es mir einigermaßen gut, sodass ich mein Arbeitspensum geschafft habe und sogar die Praxis-Expansion gedanklich planen konnte. Zu Hause läuft alles reibungslos, da meine Frau mir den Rücken freihält. Sie glaubt an mich und geht davon aus, dass ich alles in den Griff bekommen werde. Was für ein Vertrauensbeweis und was für eine Stärke!

Nach einem anstrengenden Tag in der Praxis sitzen wir beim Abendessen, als Alexandra auf einmal sagt:

»Ich hab noch mal nachgedacht und finde gut, dass du mit der Praxis wachsen möchtest. Aber wieso gerade jetzt? Können wir das nicht verschieben, bis du wieder gesund und fit bist?«

»Nein, so eine Gelegenheit wie diese Immobilie in bester Lage kommt so schnell nicht wieder.«

»Aber das ist doch Wahnsinn in deinem Zustand.«

Sie hat natürlich recht. Daher sehe ich erst mal davon ab, sie überzeugen zu wollen. Ich kann wegen der Schmerzen ohnehin nicht mehr sitzen. Also gebe ich meinem Rücken eine Pause, in Stufenlagerung auf dem Wohnzimmerteppich, die Beine auf dem Sofa. Das Ziehen im Bein lässt etwas nach. Während ich da so liege, kommt mir Ötzi in den Sinn. Was hat er wohl gemacht, als er mit seinen Rückenschmerzen nicht mehr weiterkonnte? Er musste sich trotzdem bewegen, um in der Wildnis nicht zur leichten Beute zu werden. Ist vielleicht Bewegung auch im Akutfall der Schlüssel zur Überwindung von Rückenschmerzen? Aber ich habe mich doch bewegt, mit Schwimmen und Physiotherapie. Hm, ist diese Art der Bewegung vielleicht zu wenig gezielt? Da kommt mir ein noch nebulöserer Gedanke. Ich brauche meinen Sobotta-Anatomieatlas. Umständlich schäle ich mich aus meiner Liegeposition, obwohl ich am liebsten in mein Arbeitszimmer gerast wäre. Aber abrupte Bewegungen lässt mein Rücken nicht zu. Im Arbeitszimmer angekommen, durchforste ich das Regal mit sämtlichen Lehrbüchern der Medizin, vor allem Spezialliteratur zur Wirbelsäule, OP-Atlanten und internationale Fachzeitschriften. Irgendwo dazwischen muss er doch stecken, ich weiß noch, dass er grün ist. Als ich den Sobotta gefunden habe, humpele ich, das schwere Buch unter den Arm geklemmt, zurück ins Wohnzimmer zum Sofa.

Während ich den Bildatlas auf der Suche nach der Rückenmuskulatur durchblättere, fällt mir der Präparierkurs, den ich während meines Studiums gemacht habe, ein. Im weißen Kittel, Handschuhen und mit Mundschutz sezierten meine Kommilitonen und ich im großen Anatomiesaal Leichen. Das grelle Licht der Neonröhren tauchte die Szenerie in eine kühle, sterile Atmosphäre, die den Eindruck erweckte, als befände man sich zwischen Himmel und Hölle. Die Leichen waren mit bodenlangen Tüchern abgedeckt und lagen auf rollbaren Eisengestellen aus grauem Metall. Es roch stark nach Formaldehyd. Meine Aufgabe bestand darin, die oberflächliche Muskelschicht des Rückens freizulegen. Mit Skalpell und anatomischen Pinzetten arbeitete ich mich von der oberflächlichen zur tieferen Schicht der Muskulatur, die übereinanderliegen und kaum miteinander verbunden sind. Die kleine Rückenmuskulatur, auch autochthone Muskulatur genannt, die in der Tiefe an den Wirbelkörpern ansetzt, unterschied sich deutlich in Struktur und Form von der oberflächlichen Muskulatur. Ich konnte mich nicht erinnern, dass ich bei der Präparation einer anderen Muskelgruppe von außen nach innen je zwei Schichten gesehen hätte, weder beim Oberschenkel noch an der Armmuskulatur oder sonst wo. Damals dachte ich, vielleicht haben diese tiefen Rückenmuskeln eine andere Funktion als die oberflächlichen.

Auf einmal lichten sich die Nebelschwaden in meinem Kopf, allerdings kann ich die Gedanken, die mir durch den Kopf rasen, noch nicht richtig fassen. Ich klappe den Atlas zu und stiere aus dem Fenster in die Dunkelheit. Ötzi hat vor 5300 Jahren weder Sport gemacht noch medizinische Kräftigungstherapie. Er hielt seine Rückenmuskulatur allein durch fortwährende Bewegung, mehrheitlich durch viel Gehen, fit. Ich habe zwar allgemeine Übungen und Stärkung für den Rücken gemacht und bin geschwommen, aber das nur zwei- bis dreimal pro Woche. Wie alle Menschen in unseren westlichen Industriegesellschaften sitze ich viel: in der Sprechstunde, im Auto, zu Hause. Wenn ich nicht sitze, stehe ich am OP-Tisch. Ich bewege mich eher moderat. Meine sportlichen Aktivitäten sind eher auf Leistung ausgerichtet. Das wiederum birgt die Gefahr einer plötzlichen Überlastung. Ötzi dagegen war Jäger und Sammler und kontinuierlich in Bewegung.

Eines steht fest: Rückenschmerz wird verursacht durch mangelnde Bewegung, viel Sitzen, angeborene Fehlstellung, also schlechte Statik, oder durch einen Unfall. Der Schmerz führt zu einer Schonung des Rückens, weshalb sich in der Folge die Rückenmuskulatur abbaut. Nur welche Schicht baut sich eigentlich ab: die oberflächliche, die tiefe oder beide gleichermaßen? Aus der medizinischen Kräftigungstherapie in der Praxis weiß ich, dass Patienten ohne Rückenschmerzen sehr gute Werte an den CE- und LE-Maschinen haben, die über die Isolierung der Bewegung genau diese tiefen Muskeln anspricht. Rückengesunde weisen also keine muskulären Defizite dieser Partie auf. Ich hatte in den letzten Jahren öfters einmal einen latenten Schmerz im Rücken – trotz Krafttraining und Laufen. An meiner oberflächlichen Rückenmuskulatur kann es daher nicht hapern. Sollte aufgrund von Rückenschmerzen also vor allem die autochthone Rückenmuskulatur geschont werden, müsste ich jetzt nach fast eineinhalb Jahren immer wiederkehrender Beschwerden ziemlich schlechte tiefe Rückenmuskeln haben.

Können die autochthonen Muskeln ihre Arbeit nicht mehr so gut machen, weil sie zu schwach sind, erhöht sich der Druck auf die Bandscheiben und die knöchernen Strukturen wie die Wirbelgelenke und Wirbelkörper. Eine Schmerzspirale nimmt ihren Anfang! Es sei denn, man ist wie Ötzi in ständiger Bewegung. Dann bleiben die tiefen Muskeln stark und können Beschwerden an der Wirbelsäule eher kompensieren.

Ich grübele weiter. Wenn ich meinen Patienten die CE- und LE-Maschinen empfehle, erkläre ich ihnen immer, wie wichtig die tiefe Rückenmuskulatur ist. Denn unser heutiges Bewegungsmaß reicht nicht mehr aus, um die gesamte Rückenmuskulatur – oberflächlich wie tief – trainiert zu halten. Allgemeines Training erreicht die oberflächliche Struktur, aber nicht die tiefe, weil sie willentlich nicht steuerbar ist. Fakt ist, dass ich die tiefe Muskulatur noch nie trainiert habe. Mein Puls erhöht sich und meine Hände sind feucht vor Aufregung, weil ich spüre, auf einer heißen Spur zu sein.

Die Frage ist jetzt, was mir diese Erkenntnisse für einen Massenprolaps bringen. Mein Kopf glüht wie das Brennelement in einem Atomreaktor, während ich den Gedanken weiterspinne. Würde ich mit der LE-Maschine meine tiefe Rückenmuskulatur trainieren und es würde sich eine Besserung einstellen, aus welchem Grund auch immer, dann wäre das der Beweis dafür, dass eine schwache tiefe Rückenmuskulatur für die Schmerzen verantwortlich ist. Aber in der Praxis haben wir bisher noch nie Patienten mit ernsthaften Krankheitsbildern am Rücken – schwere Bandscheibenvorfälle, Spinalstenosen, Osteochondrosen, Morbus Bechterew, Skoliosen, Spondylarthrosen oder Rheuma – in die Maschinen gesetzt. Das Risiko, sich dabei ernsthaft an der Wirbelsäule zu verletzen, schien uns viel zu groß.

Aber ist das Risiko wirklich so groß? Wir haben es doch noch nie ausprobiert. Vielleicht sollte ich ein Selbstexperiment starten: eine medizinische Kräftigungstherapie an der Maschine mit einem Massenprolaps. Halt, Florian, nicht so hastig. Was könnte im schlimmsten Fall passieren: Rückenmarksverletzungen und Nervenschäden mit Spätfolgen. Dann müsste ich sofort in die nahe gelegene Uniklinik in die Neurochirurgie und eine Notoperation durchführen lassen. Auch wenn mein Bauchgefühl eher positiv ist, liegt diese Klinik im Ernstfall ganz in der Nähe und ich kenne den Chef und die Oberärzte.

Aber natürlich könnte ich meine Gesundheit und damit auch meine junge Familie gefährden. Einerseits ist das ziemlich viel zu verlieren! Aber andererseits spüre ich, dass an der Idee etwas dran ist, dass ich diese Hypothese verifizieren muss. An das Risiko mag ich gerade nicht denken. Wird mein Zustand weder besser noch schlechter, habe ich zumindest alles versucht. Dann gebe ich mich geschlagen und lasse mich operieren. Denn mittlerweile ist meine OP-Indikation auf mindestens fünfzig Prozent angestiegen: Ich habe wesentlich länger als drei Monate mehr oder weniger starke Schmerzen, zwar keine Blasen- und Darmstörungen, aber immer wieder Missempfindungsstörungen im Bereich des rechten Oberschenkels und, gerade morgens, Taubheitsgefühle in diesem Bereich. Was ich aber definitiv noch nicht habe, ist eine motorische Lähmung des Oberschenkels. Ist das Risiko zu hoch oder nicht? Soll ich oder soll ich nicht mit der Maschine trainieren?

Das fieberhafte Nachdenken hat mich erschöpft. Ich lege den Anatomieatlas zur Seite. Eigentlich hätte ich morgen das OP-Aufklärungsgespräch mit einem Chirurgen. Das werde ich absagen, denn dieser Hoffnungsschimmer gibt mir neuen Auftrieb. Im Grunde genommen habe ich meine Entscheidung bereits getroffen: Die medizinische Kräftigungstherapie ist meine allerletzte schonende Maßnahme vor der OP, auch wenn es risikoreich sein mag. Selbst wenn die Chance, die Schmerzen in den Griff zu bekommen, nur bei einem Prozent läge, diesen einen Versuch muss ich machen. Ich nehme mein blaues Notizbuch zur Hand und schreibe auf:

Medizinische Kräftigungstherapie mit Massenprolaps. Übermorgen, am 15. Oktober, startet mein Selbstexperiment.

1. TAG MEINES SELBSTEXPERIMENTS

486. Tag nach Diagnose

Um elf Uhr dreißig warte ich in meinem Sprechzimmer etwas angeschlagen, weil ich die letzte Nacht schlecht geschlafen habe und immer wieder von unangenehmen Träumen geplagt aufwachte, auf den Bauherrn, der mir die mögliche Praxis-Immobilie vermieten will.

Die Art, wie er den Raum betritt und mich begrüßt, zeigt, dass er solche Gespräche schon sehr oft geführt hat. Er wirkt überzeugt, aber nicht überheblich.

»Es ist so weit«, kommt er nach der Begrüßung sofort zur Sache. »Der Center ist fast fertig. Beste Lage, zehn Minuten vom Bahnhof, und wir haben nur hochwertige Materialien verbaut. Die fünfhundert Quadratmeter sind seit Jahren für Sie reserviert. Sie können jetzt mit unserem Architekten noch die Aufteilung der Räume, besonders die elektrischen Leitungen, die Anordnung der Türen und so weiter besprechen. Die Etage ist die letzte freie Fläche. Also, wie sieht es aus?«

»Kann ich mir das Objekt noch mal ansehen, damit ich eine Vorstellung von den Räumen und der Atmosphäre bekomme?«, frage ich, nachdem wir einige Details zum Objekt besprochen haben.

»Sicher, wenn Sie wollen, treffen wir uns heute um 14 Uhr direkt dort vor Ort.« Er steht auf und macht sich bereit zu gehen.

Als sich die Tür hinter ihm schließt, beschleicht mich die Angst. Bisher war ich der Überzeugung: Wenn man keinerlei Respekt beziehungsweise keine Angst vor dem nächsten Schritt hat, dann ist das damit einhergehende Wachstum zu klein. So ging es mir vor meiner ersten Operation, bevor ich die Praxis gegründet habe, vor meinem ersten Endoskopie-Workshop und als ich diese OP-Technik im Ausland eingeführt habe. Aber gilt diese Überzeugung auch, wenn man seit über einem Jahr unter einem großen Bandscheibenvorfall leidet?

Zwei Stunden später fahre ich mit dem Aufzug in den vierten Stock der Immobilie, wo der Bauherr schon auf mich wartet. Die

Fläche mit den Fenstern, die vom Boden bis zur Decke reichen, wirkt noch größer, als ich es auf den Bauplänen in Erinnerung habe. Spontan entgleitet mir ein »Wow«.

»Das ist schon beeindruckend«, sagt der Bauherr mit freundlichem Lächeln. »Blick über die Stadt bis hin zu den Weinbergen. Richtig großes Kino. Schauen Sie, Dr. Alfen«, er deutet nach draußen, »direkt nebendran wird ein Parkhaus gebaut, das ist doch für Patienten ideal. Wenn Sie eine größere Klimaanlage möchten, müssen Sie allerdings noch etwas drauflegen. Aber das sollte kein Problem sein, das können wir in den ersten Jahren über die Miete abbilden.« Er schaut mich erwartungsvoll an. »Was sagen Sie dazu?«

Ich überschlage im Kopf, dass ich hier doppelt so viel Miete zahlen würde, wie für meinen jetzigen Standort. Deshalb sage ich: »Sie haben mit allen Punkten recht, es ist nur sehr groß und teuer.«

»Ich bitte Sie, in dieser Lage ist das der normale Quadratmeterpreis. Sie haben wahrscheinlich noch nie so vernünftig Geld investiert. Schauen Sie sich doch die Räumlichkeiten an, die Bäder, der Boden, die gigantischen Fensterfronten, alles hochwertig. Und dann der Ausblick, die Nähe zum Bahnhof. Ich wäre Ihnen dankbar, wenn Sie mir in den nächsten Tagen Bescheid geben, denn ich habe noch andere Interessenten.«

Typischer Vertriebstrick, denke ich, verknappen und vorgaukeln, dass sofort jemand anderes einspringt. Aber ich muss zugeben, dass dieser Ort wirklich außergewöhnlich schön ist. Ich ertappe mich dabei, wie ich im Geiste schon die Raumaufteilung plane.

»Wollen Sie wirklich Aufzug fahren, Herr Dr. Alfen, es geht doch abwärts?«, fragt der Bauherr, als wir auf dem Weg nach draußen sind.

Das längere Stehen macht sich trotz Schmerzmitteln im Rücken bemerkbar und Treppenlaufen würde meinen Zustand definitiv verschlimmern.

»Ich möchte noch mal die Aufzüge inspizieren«, erkläre ich fadenscheinig. Und verabschiede mich schnell.

Im Auto bin ich hin und her gerissen zwischen Euphorie und Zweifel. In einer Privatpraxis kommen die Patienten nicht einfach so vorbeigeschlendert, da muss alles passen: Leistung, Therapie, Ambiente und nachhaltige Erfolge. Aber wird das hier auch so sein? Um den Umzug und die neuen Räumlichkeiten zu finanzieren und die größere Fläche zu nutzen, müsste ich mehr arbeiten: die Sprechstunde ausbauen, mehr operieren, mehr Workshops geben. Denkbar und machbar, allerdings – schon ohne Bandscheibenvorfall – ein kleiner Quantensprung ins Ungewisse. Wie soll das funktionieren in meinem momentanen Zustand? Ich brauche unbedingt Zeit, um alles durchzurechnen, die Eventualitäten zu durchdenken und zumindest schon mal das Selbstexperiment gestartet zu haben, damit ich mich nicht vorschnell ins Unglück stürze.

Ich greife nach meinem Handy und rufe den Bauherrn an.

»Wir wollen ja ein langfristiges Engagement eingehen, ist das korrekt?«, frage ich nach einer kurzen Begrüßung.

»Ja, natürlich.«

»Also, ich würde mich für zehn Jahre festlegen, wenn Sie mir bis Weihnachten Zeit geben, um mich endgültig zu entscheiden. Was meinen Sie?«

»Oh, das kommt überraschend, bis Weihnachten sind ja noch zweieinhalb Monate hin.«

»Ich bin mir zu neunzig Prozent sicher, muss aber noch ein paar Dinge klären und mit der Bank sprechen. Bei einer Verpflichtung von zehn Jahren kommt es doch nicht auf einen Monat nicht an, oder?«

»Nun gut, bis Weihnachten. Aber ich rechne fest mit Ihnen.«

Also doch keine anderen Interessenten.

Am Abend starte ich mit meiner ersten Einheit an der LE-Maschine, um mit der Diagnose »Massenprolaps, L2/ L3, nach oben geschlagen, mit Kompression des Nervus femoralis und des Rückenmarks« zu trainieren. Mein aktueller Schmerzzustand: 5 bis 6/10. Ab nächster Woche werde ich dreimal pro Woche an der Maschine trainieren, denn zwischen den Einheiten muss immer eine Erholungsphase von 48 Stunden liegen. Katrin, unsere Praxismanagerin, wird als Therapeutin an meiner Seite sein, wenn ich gegen alle Vernunft herausfinde, ob das isolierte Training der tiefen Rückenmuskulatur an der Maschine eine Option ist, um eine OP zu vermeiden. Vielleicht endet dieses Experiment als Desaster. Dieser Gedanke lässt wieder kurz Zweifel aufkommen. Ich muss eben vorsichtig anfangen. Katrin ist eine hervorragende Therapeutin, mit ihrem Fingerspitzengefühl wird das klappen. Damit schiebe ich die Zweifel weg, sonst drehe ich durch.

Ich habe das Training auf die Abendstunden verlegt, da ich mich nicht irgendwelchen Kommentaren der Patienten aussetzen möchte. Auch wenn sie es sicher nett meinen, sie können ja nicht wissen, was für mich alles davon abhängt. Unsere Patienten nennen die LE-Maschine gern den Eisenstuhl, vermutlich, weil sie leichte Ähnlichkeit zu Foltergeräten aus dem Mittelalter aufweist. Immerhin wiegt die Maschine eine Tonne und besteht überwiegend aus Metallteilen. Als Katrin mich da erst mal festschnallt, kann ich das auf einmal sehr gut nachvollziehen. In leicht nach hinten gebeugter Sitzposition wird das Becken über einen quer verlaufenden Gurt befestigt und eine T-förmige Haltevorrichtung zwischen den Beinen eingestellt. Dann wird das Fußraster nach oben gekurbelt, sodass auch die Beine komplett fixiert sind. Jetzt ist es nicht mehr möglich, eine Streckbewegung am Rücken nach hinten mit Unterstützung der Beine zu machen. Bei herkömmlichen Trainingsmaschinen für den Rücken helfen die Gesäß- und Beinmuskulatur automatisch bei der Streckbewegung mit. Durch die Fixierung von Becken und Beinen erfolgt die Bewegung isoliert über die tiefe Rückenmuskulatur.

Normalerweise führen die Therapeuten vor der ersten Einheit eine Kraftmessung durch, um zu testen, wie stark die autochthonen Muskeln des Patienten sind. Das mache ich nicht, da ich nicht weiß, ob das Maximalgewicht meinen Bandscheibenvorfall beziehungsweise meine gesamte Bandscheibe aus dem Zwischenwirbelraum herauskatapultieren würde.

»Sind Sie sich ganz sicher, Chef«, fragt Katrin, »dass wir das jetzt mit Ihrem Massenvorfall machen wollen?«

Ich nicke und versuche, dabei so sicher wie möglich zu wirken, obwohl gerade das Gegenteil der Fall ist.

»Sie wissen, dass das komplett gegen alle Forschung und Vernunft geht?«

Ich nicke erneut, wohl wissend, dass man mit einem großen Bandscheibenvorfall wie dem meinen keine medizinische Kräftigungstherapie mit ansteigendem Gewicht machen sollte.

»Wenn was passiert, dann haben Sie es gewusst. Okay?«

»Es wird schon gut gehen«, versuche ich Katrin zu beschwichtigen, damit wir endlich anfangen, sonst werde ich zu skeptisch und ängstlich. Denn natürlich ist mir klar, dass mein Selbstexperiment Risiken birgt. Wir hatten noch nie so eine große Diagnose in der Maschine. Der Arzt in mir sagt, dass es schlichtweg unsinnig ist, in diesem Zustand bis an die Schmerzgrenze zu gehen. Denn es tut ja schon im Ruhezustand weh. Aber der Forscher in mir ist der Überzeugung, dass ich genau das jetzt tun muss, obwohl sich das Vorhaben gleichzeitig wie Harakiri anfühlt. Es ist ohnehin schon alles ungünstig, dann bin ich eben selbst schuld, wenn sich der Bandscheibenvorfall verschlimmert und ich am Ende schnellstens operiert werden muss.

Katrin hat seit 2002 mehrere hundert Patienten mit der medizinischen Kräftigungstherapie behandelt. Sie weiß, was sie tut. Auch wenn sie bisher keine krassen Diagnosen in der Maschine hatte, fühle ich mich bei ihr sicher. Denn über die Jahre hat sie ein tiefes Grundverständnis der Materie entwickelt. Ich vertraue ihr bei der Entscheidung, die Widerstandsgewichte zu erhöhen oder den Bewegungsradius zu vergrößern.

»Für den Anfang nehmen wir erst mal ein kleines Gewicht und ein sehr kleines Bewegungsausmaß.«

»Bestimmt besser, denn es zieht jetzt schon im Oberschenkel.«

»Sag ich doch, Chef, das ist hier ein Himmelfahrtskommando mit Hinkebein!«

Ich muss lachen. Galgenhumor? Oder ist die Situation einfach zu grotesk?

Katrin stellt ein Minigewicht mit Minibewegungsausmaß ein.

»Da kann sich ja nicht einmal ein Hundertjähriger verletzen«, sage ich nach einem Testlauf und halte inne.

»Wir haben doch Zeit«, entgegnet Katrin.

Sie ahnt ja nicht, dass ich in zwei Monaten wieder fit sein will, um meine Expansionspläne in Angriff zu nehmen. Ich muss schnellstmöglich wissen, wo die Reise hingeht.

»Sie wissen doch«, erklärt mir Katrin, was ich als Arzt eigentlich weiß, »dass ich bei der ersten Einheit erst mal alle Parameter einstellen muss. Da geht es noch nicht um Gewicht.«

Wie recht sie hat und wie ungeduldig ich schon wieder bin. Ganz vorsichtig und langsam drücke ich dreißig Kilo nach hinten. Minigewicht, Miniradius, maximaler Puls. Ich spüre meinen Rücken, da ist ein starkes Spannungsgefühl, aber ich bin überrascht, wie gut das auszuhalten ist. Puh, mit der Angst im Nacken wird jede Bewegung trotzdem zur Herausforderung. Nur nicht denken, dass jetzt etwas passieren könnte, Florian. Irgendwann muss es das Karma wieder gut mit dir meinen.

Zwölf Wiederholungen geschafft! Als ich nach rund zwei Minuten vom Eisenstuhl absteige, muss ich laut aufschreien. Nicht wegen dem Rücken, sondern weil ich meinen Knöchel an der Fußraste angeschlagen habe. Allmählich wird es albern! Schon beim kleinsten unerwarteten Schmerz werde ich zum Jammerlappen. Das geht so nicht. Ich atme einmal tief durch und spüre in meinen Körper hinein. Da ist nicht mehr Rückenschmerz als vorher, es geht mir so weit gut. Nach einer Stunde ist der Schmerz immer noch nicht schlimmer geworden. Ein kleiner Erfolg.

Bevor ich die Praxis verlasse, rufe ich den Banker meines Vertrauens an. Es muss vorwärts gehen. Ich habe immer noch seine Worte im Ohr, »Bei Ihnen ist nicht genug Fleisch am Knochen«, auch wenn trotz Rückenschmerzen mit OPs und Workshops wieder ordentlich Fleisch an den Knochen gekommen ist. Mit der Expansion der Praxis stünden große Investitionen ins Haus: eine komplett neue Einrichtung, die Anschaffung von Trainingsmaschinen, höhere Miete, vielleicht mehr Personal etc. Die Patienten und Mitarbeitenden sollen sich in den neuen Räumen wohlfühlen. Den Kredit für die erste Praxis habe ich ohne Verzug oder Streckung komplett zurückgezahlt. Ich bin also trotz der rückenbedingten Durststrecke kreditwürdig. Das Telefonat verläuft überraschenderweise sehr gut. Mein Kundenberater sichert mir die finanzielle Unterstützung zu, wenn ich sie denn möchte. Check!

14. TAG DES SELBSTEXPERIMENTS

499. Tag nach Diagnose
Sechs Einheiten in der Maschine liegen hinter mir. Unmittelbar nach dem Training und auch am nächsten Tag geht es mir immer gut. Die Schmerzen im Rücken und im Bein sind sogar einen Hauch besser geworden. Während den Trainingseinheiten spüre ich nur ein leichtes Ziehen im rechten Bein, am nächsten Tag manchmal etwas verstärkt, das klingt aber bis zur nächsten Einheit wieder ab. Ich habe den Eindruck, dass diese Nachwirkungen mittlerweile etwas schwächer ausfallen. Aber das liegt vielleicht auch daran, dass ich momentan morgens und abends eine Diclofenac 75 mg nehme. Mein aktuelles Schmerzlevel liegt bei 5 bis 6/10. Die Medikamente helfen mir, meinen anstrengenden Alltag zu überstehen. Einen permanenten Schmerzpegel bekommt man nicht einfach weggebügelt, er beeinflusst alles. Nach vorn gebeugt am OP-Tisch stehen, die Zwillinge hochheben, in der Sprechstunde sitzen – das alles sind die Heraus-

forderungen, die mich schmerzlich daran erinnern, dass ich noch ein großes Problem habe, dessen Lösung in den Sternen steht. Auch wenn ich noch nicht wirklich einen Fortschritt sehe, bewerte ich es als positiv, dass mein Rücken das Training an den Maschinen toleriert.

Dennoch ist der Druck enorm: Bis Weihnachten muss ich alle Entscheidungen treffen und, wenn nötig, die Operation in den Weihnachtsferien machen lassen, damit ich nicht zu lange ausfalle. Müsste ich operiert werden, würde das bedeuten, den Traum der größeren und schöneren Praxis an einem neuen Standort zu begraben. Es wäre dann auch nicht mehr möglich, den Bandscheibenvorfall im Verborgenen zu behandeln. Gelingt das Selbstexperiment nicht, würde das sehr viele negative Konsequenzen nach sich ziehen, die ich mir gar nicht vorstellen möchte. Das Gute ist, dass ich noch über sechs Wochen Zeit habe, bis ich mich für oder gegen die neuen Räumlichkeiten entscheiden muss. Bis dahin werde ich rund 30 Trainingseinheiten hinter mir haben. Dann muss sich eine klare Tendenz zeigen, in die eine oder die andere Richtung.

23. TAG DES SELBSTEXPERIMENTS

508. Tag nach der Diagnose

Am 6. November kann ich nach zehn Einheiten an der LE-Maschine zwei Beobachtungen festhalten. Erstens: Die Beschwerden sind tatsächlich besser geworden. Aktueller Schmerzzustand: 4/10. Dabei nehme ich mittlerweile keine Schmerzmittel mehr. Unglaublich, aber wahr! Das hätte ich nicht zu träumen gewagt. Zweitens fühlt sich mein Rücken kompakter, fester und stabiler an. Als positiv bewerte ich auch die Tatsache, dass sowohl das Bewegungsausmaß als auch der Gewichtswiderstand, gegen den ich drücke, um fünfzig Prozent angestiegen ist.

Es gibt sogar noch einen weiteren positiven Aspekt: Die Therapie in der Maschine verändert gerade das Gefühl zu mir selbst. Als Arzt gibt mir das Wissen und die Überzeugung, Menschen heilen zu können, sehr viel Kraft, die Teil meiner zuversichtlichen Ausstrahlung ist, was sich wiederum positiv auf den Genesungsprozess der Patienten auswirkt. Im letzten Jahr ging diese Kraft und damit die zuversichtliche Ausstrahlung immer mehr verloren. Die Flamme, die in mir brennt, nämlich der unbedingte Wille, Menschen mit Rückenschmerzen zu helfen, wurde immer kleiner und schwächer. In meinem beruflichen Alltag gebe ich alles, um die Kontrolle zu behalten, im OP, in der Sprechstunde und bei Verhandlungen, etwa mit der Bank. Gleichzeitig bin ich während der Schmerzodyssee ein Mensch geworden, der voller Ängste und Zweifel darüber nachdenkt, ob die Beschwerden jemals wieder besser werden. Jemand, der sich hoffnungsvoll an jeden Strohhalm klammert. Der auf einmal andere, wie meine Therapeutin Katrin oder eventuell einen Operateur, entscheiden lassen muss, wie es gesundheitlich für mich weitergeht. Immer wieder holt mich das Gefühl der Macht- und Hilflosigkeit ein. Es irritiert mich, dass ich meine Rückengesundheit nicht mehr selbst in der Hand habe. Seit dieser Erfahrung kann ich erahnen, wie es sich anfühlt, ausgeliefert zu sein.

Gleichzeitig bin ich ständig versucht, beim Maschinentraining mitzureden und mitzubestimmen. Ich würde zum Beispiel schneller die Gewichte steigern und das Bewegungsausmaß erhöhen, werde dabei aber von meiner Therapeutin eingebremst oder belehrt. Vollkommen zu Recht, denn Katrin ist die Spezialistin. Bei einer Operation läge mein Mitspracherecht bei null.

Meine Patienten erzählen immer wieder mal, dass sie, wenn sie wegen einer OP beim Chirurgen vorstellig werden, den Satz hören: »Sie haben jetzt monatelang versucht, der Operation auszuweichen und sind nun doch bei mir. Das hätten wir schon früher haben können.« Da wird für einen Rückenpatienten die Machtlosigkeit greifbar, ganz zu schweigen davon, dass man eingeredet bekommt, falsche Dinge getan zu haben. Diesen Satz möchte ich nicht hören, deshalb muss das Selbstexperiment funktionieren!

Zumal mir nach knapp vier Wochen Therapie in der Maschine immer klarer wird, warum die Operation am Rücken die letzte und nicht die erste Option sein muss. Wenn die autochthone Muskulatur an der Wirbelsäule ursächlich relevant ist für die Stabilität und damit für die Schmerzfreiheit am Rücken, dann braucht es Zeit, um diese wieder aufzubauen. Eine OP macht dann nur Sinn, wenn es zu Blasen-/ Darmstörungen oder zu Lähmungserscheinungen kommt, weil der Nerv zu sehr belastet wird.

Ein neuer Gedanke schiebt sich in mein Bewusstsein: Bisher dachte ich, dass die Spezialisierung zu einer minimal-invasiven endoskopischen Operation an der Wirbelsäule die derzeit optimale Lösung für schmerzgeplagte Rückenpatienten sei, und habe in den letzten Jahren alles darangesetzt, diese Technik zu perfektionieren.

Sollte ich trotz meines großen Befundes einer OP am Rücken ausweichen können, was im Moment nicht unmöglich erscheint, dann muss ich als Operateur komplett umdenken.

42. TAG DES SELBSTEXPERIMENTS

527. Tag nach der Diagnose

Zwischen zwei Patienten klingelt mein Handy. Das Display zeigt den Namen des Bauherrn. Was will er denn? Ich habe doch noch fast vier Wochen.

»Dr. Alfen, ich melde mich früher bei Ihnen, weil ich einen anderen Interessenten habe. Dem könnte ich gewissermaßen ein frühes Weihnachtsgeschenk mit der Immobilie machen. Er findet nämlich keine Immobilie für seine Praxis, und Ihre Fläche ist ja noch vakant. Wie sieht es aus: Nehmen Sie die Räumlichkeiten oder nicht? Ich müsste das jetzt wissen.«

»Ich habe gleich einen längeren Termin und sage Ihnen morgen Bescheid, okay?«, versuche ich ihn wenigstens 24 Stunden hinzuhalten.

»Alles klar.«

In der Nacht finde ich keinen Schlaf, weil ich immer wieder versuche, in mich hineinzuhören, irgendwie Kontakt mit meinem Körper aufzunehmen.

Hallo Rücken, wie geht es dir? frage ich in Gedanken. Stille.

Was willst du eigentlich von mir? Ich habe doch so viel unternommen, um dich zufriedenzustellen.

Schweigen.

Jetzt ist es an dir: Bist du wieder bereit, dass wir gemeinsam meine Ziele verfolgen?

Immer noch keine Antwort.

In meiner Ratlosigkeit versuche ich, ein Resümee der letzten sechs Wochen zu ziehen: Ich nehme keine Schmerzmittel mehr. Nach der siebzehnten Trainingseinheit haben wir das Bewegungsausmaß und das Gewicht an der Maschine mehr als verdreifacht. Der Rückenschmerz ist deutlich gemindert und der Oberschenkelschmerz viel schwächer. Schmerzzustand: 3/10.

Das hattest du alles schon einmal, Florian, bevor es wieder schlimmer wurde. Aber diesmal ist es anders! Der große Unterschied ist, dass mein Rücken einer Gewichtsbelastung ausgesetzt ist, der er standhält. Es wachsen in mir also spezielle Muskeln heran, die positiv Einfluss nehmen auf meinen Bandscheibenvorfall, was keine nichtoperative therapeutische Maßnahme in den letzten siebzehn Monaten geschafft hat.

Ich muss an Arnold Schwarzenegger denken. Für ihn gab es nie einen Plan B. Denn einen Plan B zu haben, heißt, A aufzugeben oder zumindest in Erwägung zu ziehen. Mein Plan A ist die große Praxis in traumhafter Lage, mit der Möglichkeit zu wachsen. Plan B ist die Operation. Um Plan A zu realisieren, war die Vorgehensweise von Anfang an klar: Sollten die Schmerzen durch die medizinische Kräftigungstherapie weggehen, dann schlage ich zu und nehme die Immobilie, egal was kommt. Fakt ist: Es geht mir besser, der Hoffnungsschimmer ist größer und die Angst vor der Zukunft etwas kleiner geworden. Auch wenn mein Rücken auf keine meiner Fragen geantwortet hat, habe ich seine Botschaft verstanden.

43. TAG DES SELBSTEXPERIMENTS

528. Tag nach Diagnose
Nach der letzten OP an diesem Tag stehe ich im Umkleideraum der Klinik. Der Gedanke, den Bauherrn gleich anzurufen, macht mich nervös.

»Wir haben den Deal«, komme ich, als er sich nach mehrmaligem Klingeln meldet, ohne Umschweife zur Sache. »Ich unterschreibe für zehn Jahre. Machen Sie doch gleich die Verträge fertig.«

Ein kurzer Satz und Plan B existiert nicht mehr. Ich hoffe, ich habe meinem Rücken, der kaum noch wehtut, richtig zugehört.

58. TAG DES SELBSTEXPERIMENTS

543. Tag nach Diagnose
Zwei Wochen nach der Vertragsunterzeichnung überschreite ich im Training an der Maschine erstmals 140 Kilo Widerstandsgewicht und bin fast bei vollem Bewegungsausmaß. Was für ein Wahnsinn! Dieses Ergebnis pulverisiert die Melancholie, die sich seit dem Tag der Diagnose immer wieder verstohlen an mich herangeschlichen hat. Manchmal habe ich noch leichte Schmerzen am Tag nach der Therapie. Die werden aber von dem wunderbaren Gefühl, meinen Körper endlich wiederaufrichten und tief Luft holen zu können, in den Hintergrund gedrängt. Dr. Alfen kommt langsam zurück, wie Phönix aus der Asche. Aber jetzt nicht gleich übertreiben, Florian, versuche ich mein Glücksgefühl zu bändigen, sonst könnte dir das Universum eine weitere Lektion erteilen. Die Schmerzodyssee der letzten eineinhalb Jahre hat sich tief eingeprägt. Dennoch muss ich sagen: Die Er-

fahrung, durch eigene Anstrengung etwas zum Guten hin bewirken zu können, erweckt in mir unendlich neuen Lebensmut.

70. TAG DES SELBSTEXPERIMENTS

555. Tag nach Diagnose

Heute habe ich 150 Kilo geschafft! Eine magische Grenze und das schönste Geschenk einen Tag vor Weihnachten. Mit dreißig Kilo habe ich vor zweieinhalb Monaten angefangen. Wochenlang haben Katrin und ich vermieden, Gewichte zu schnell zu steigern, um Schaden zu vermeiden. Die Geduld hat sich ausgezahlt. Im Alltag habe ich keine Schmerzen mehr. Manchmal spüre ich morgens ein leichtes Ziehen im Rücken, aber der Beinschmerz ist komplett weg. Wie zum Teufel ist das passiert?

84. TAG DES SELBSTEXPERIMENTS

568. Tag nach Diagnose

Wie immer, seit fast neunzehn Monaten, frage ich mich morgens vor dem Aufstehen, wie ich wohl heute aus dem Bett komme. Auch wenn dreißig Trainingseinheiten hinter mir liegen und ich keine Schmerzen mehr habe, bin ich vorsichtig. Gewohnheitsdenken!?

Als ich mich aufsetze, ist da nichts. Null Schmerzen, weder im Rücken, noch im rechten Bein. Auch kein leichtes Ziehen mehr. Nichts, niente, nada. Die Beschwerden sind einfach weg. Ich hatte ganz vergessen, wie fantastisch es sich anfühlt, wenn man keinen Schmerz spürt. Ich springe aus dem Bett, laufe lauthals »Null, niente, nada« singend die Treppe unseres Penthouses mehrmals hoch unter runter, bis die Zwillinge von dem Lärm aufwachen. »Null, niente, nada.« Ich renne zurück ins Schlafzimmer.

»Was machst du schon wieder, du Verrückter?«, sagt meine Frau, während sie sich den Schlaf aus den Augen reibt.

»Ich kann ohne Schmerzen gehen und sogar Treppen steigen. Verstehst du: Treppen ohne Schmerzen!«

»Was?«

»Die verdammten Treppen, ohne Schmerzen! Es ist wie ein Wunder!« Ich gehe zu meinem Nachttisch, wo mein Notizbuch liegt und notiere: *6. Januar 2010, Schmerzzustand: 0/10, 568 lange Tage nach der Diagnosestellung*

Massenprolaps erfolgreiches Ende des Selbstexperiments.

Diesen letzten Satz singe, ja flöte ich. Dann lasse ich mich aufs Bett fallen. Die Morgensonne scheint durch die Jalousie. Ich beginne zu frösteln, jedes kleine Härchen auf meinen Armen ragt kerzengerade aus einer Gänsehautzelle heraus. Adrenalinraketenschub. Tränen laufen über mein Gesicht.

»Das ist ja fantastisch!« Alexandra umarmt mich.

Ich weiß nicht, wie lange wir so dasitzen. Eine Minute, zehn oder dreißig. Ich habe kein Zeitgefühl mehr, denn die Neuronen in meinem Gehirn glühen und feuern.

Immer klarer formt sich die Erkenntnis: Es sind die tiefen, autochthonen Rückenmuskeln, die für die Stabilität der Wirbelsäule hauptverantwortlich sind. Sind sie zu schwach, wird der Druck auf die Bandscheiben, die Wirbelgelenke und Wirbelkörper so hoch, dass es zu Schädigungen und in der Folge zu Schmerzen kommt. Das ist die Ursache für degenerative Veränderungen an der Wirbelsäule. Auch wenn es das noch wissenschaftlich zu beweisen gilt, ist das die logische Konsequenz aus meinem Selbstexperiment.

Ich hatte immer sehr gute oberflächliche Rückenmuskeln, aber wohl eine schlechte tiefe Muskelpartie, die ich auch nie speziell trainiert habe, weil man sie ja nur mit isoliertem Training in der Maschine aufbauen kann. Diese Schwäche war die Ursache, dass ich einen Massenprolaps bekommen habe. Es waren schon immer die tiefen Rückenmuskeln: bei Herkules, bei Ötzi, bei James Bond und auch bei mir. Wahrscheinlich werden bei Rückenschmerzen vor allem diese autochthonen Muskeln geschont und bauen sich daraufhin schnell ab. Warum das passiert, weiß ich noch nicht! Aber ich werde es herausfinden! Was seit zweieinhalb Monaten den entscheidenden Unterschied macht und mich gerade so sicher sein lässt, ist die Tatsache, dass ich jetzt ein spezielles Training gemacht habe – und zwar bis zur vollen Auslastung der tiefen Rückenmuskulatur. Warum das überhaupt möglich ist, keine Ahnung! Ist erst einmal egal! Aber dass es möglich ist, steht ab heute fest. Das alles ist wie ein Aha-Erlebnis, das möglicherweise die bisherige Wirbelsäulentherapie vollkommen verändern wird. Wenn ein so großer Bandscheibenvorfall ohne Operation behandelt werden kann, sodass man wieder vollkommen schmerzfrei und belastbar wird, dann muss ich genauer erforschen, warum das so ist. Das wirft einmal mehr ein völlig neues Licht auf meine Arbeit als endoskopischer Rücken-Operateur. Vielleicht ersetzt die medizinische Kräftigungstherapie in der CE- und LE-Maschine eines Tages die Operation am Rücken. Vielleicht wird das Training sogar eine Prophylaxe gegen Rückenschmerzen. Wenn ich mich trotz gravierendem Befund vor einer OP bewahren konnte, muss das auch bei meinen Patientinnen und Patienten funktionieren.

13. JANUAR 2010

Ich bin auf dem Weg nach Zürich, wo sich die Kieser-Zentrale befindet. Es geht mir blendend, nach wie vor bin ich vollkommen schmerzfrei und habe beschlossen, das Rückentraining in der Maschine ab jetzt noch einmal die Woche zu machen. Bestens gelaunt habe ich das Auto genommen, da ich mir sicher bin, dass ich durch das lange Sitzen kein Problem bekommen werde. Heute möchte ich Werner Kieser einen Vorschlag machen, der sich in der letzten Woche in meinem Kopf geformt hat. Auf der knapp vierstündigen Fahrt reflektiere ich meinen beruflichen Werdegang, der mit den neuen Erkenntnissen nach dem Selbstexperiment auf dem Prüfstand steht. Welche Dinge haben mich maßgeblich in meinen Entscheidungen, wie ich Patienten behandele, beeinflusst? Werner Kieser spielte dabei definitiv eine wesentliche Rolle. Allein seine Erfolgsgeschichte vom Boxer zum Franchisepapst mit einer Fitnesskette, zu der heute mehr als hundert Studios zählen, verdient größten Respekt. Er ist für mich ein Vorbild, denn er steht dafür, was man alles erreichen kann, wenn man nur hartnäckig genug ist. Ich fühle eine stille Verbindung mit ihm, da mir die nationale und internationale Verbreitung der Endoskopie auch sehr viel abverlangt hat.

Am Opernhaus parke ich und gehe ein paar Schritte Richtung See. Die Sonne spiegelt sich im tiefblauen Wasser, umgeben von den schneebedeckten Alpen. In dem Gebiet um den See wird auch Wein angebaut, außer den kargen Reben an diesem frostigen Januartag ist nicht viel zu sehen. Das Ufer des Sees ist gesäumt von locker angeordneten Baumgruppen aus mächtigen Weiden, Pappeln und Buchen. Es ist magisch! Nach Monaco und Genf weist Zürich die drittgrößte Millionärsdichte auf und landet bei der Beurteilung der Lebensqualität weltweit regelmäßig auf den vorderen Plätzen. Kein Wunder, dass so viele Stars wie Roger Federer oder Tina Turner hier in der Nähe wohnen. Der Mix aus ungezwungener Lässigkeit und erfolgreichem Business fasziniert mich an Zürich.

Die prachtvolle Bahnhofsstraße mit ihren teuren und exklusiven Designergeschäften beamt mich wieder in die Realität zurück. In der Menge der Passanten erkenne ich Werner Kieser. Er ist eine Erscheinung: mittelgroß, kräftig, schwarz angezogen, die für ihn typische runde schwarze Designerbrille, Vollbart und Haare glänzen silberfarben. Er begrüßt mich freundlich mit Schweizer Jargon. Dabei strahlt er die Selbstsicherheit aus, etwas auf dieser Welt bewegt zu haben. Wie immer spricht er ganz ruhig und gelassen.

»Grüezi, Florian. Lass uns ein paar Schritte laufen, da können wir entspannt reden. Geht es dir gut?«

»Ja, jetzt geht es mir wieder gut, Werner.« Dann berichte ich ihm von meiner Schmerzodyssee.

»Was, du, der Wirbelsäulenspezialist?«

Da ist sie wieder, die Frage.

»Und, lässt du dich operieren?«

»Nein. Ich habe zehn Wochen konsequent die LE-Maschine gemacht. Und was soll ich sagen: Es geht mir wieder gut.«

»Was?« Kieser wirkt ehrlich überrascht, als er fragt: »Und das geht mit einem Massenbandscheibenvorfall?«

»Ja! Ich weiß noch nicht warum, aber es geht!« Ich mache eine kurze Pause, damit sich die Info bei Kieser setzen kann. Dann fahre ich fort: »Das ist spektakulär, Werner. Mehr als das. Deswegen wollte ich ja mit dir sprechen. Ich habe eine Vermutung, womit meine erfolgreiche Behandlung zusammenhängt, aber es ist nur eine Idee, die noch jeder wissenschaftlichen Grundlage entbehrt.«

»Spannend«, antwortet Kieser. »Wahrscheinlich hat Arthur Jones schon Ende der 1980er-Jahre diese besondere Bedeutung der tiefen Muskelregion am Rücken erahnt, als er die Maschine entwickelt hat. Deswegen habe ich die für Hals- und Lendenwirbelsäule in meine Studios gestellt. Du arbeitest ja auch deshalb damit.«

»Ja, allerdings therapieren wir damit bisher nur leichte Rückenschmerzen oder stabilisieren den Rücken nach Operationen. Mir geht es aber um was anderes.« Ich mache wieder eine kurze Pause. »Werner, ich glaube, dass in diesen Maschinen viel mehr steckt als Rückentraining bei einfachen Diagnosen. Aber das müssen wir erforschen. Dazu braucht es neue Trainingskonzepte und noch bessere Maschinen!«

Kieser schweigt, während er konzentriert über den See schaut. Nach einer Weile sagt er: »Weißt du, was das kostet? Wie viel Aufwand das ist? Und am Ende sind wir vielleicht nicht schlauer als vorher.«

»Deswegen müssen wir auch Ärzte, Orthopäden und die Wissenschaft an Bord holen. Wir könnten zum Beispiel eine Ärzteakademie hier bei dir in Zürich aufbauen. Wir forschen und entwickeln gemeinsam Therapiekonzepte und belegen alles wissenschaftlich. Ich könnte ausbilden. Und mit den Erkenntnissen, die wir gewinnen, lassen wir dann neue Maschinen bauen.«

Just in diesem Moment, während ich versuche, Werner Kieser für diese Idee zu gewinnen, lösen sich auf einmal die letzten Nebelschwaden in meinem Gehirn auf und geben den Blick frei auf eine glasklare Vision. Zum ersten Mal habe ich halb bewusst, halb spontan eine Zukunft beschrieben, die nichts mit Rückenoperationen zu tun hat. Das erste Mal in meinem Leben! Ich muss schlucken, als mir klar wird, dass die Erfahrungen der letzten eineinhalb Jahre womöglich einen entscheidenden Transformationsprozess eingeleitet haben.

Wir gehen eine Weile schweigend am Ufer des Sees entlang.

»Du weißt, wie schwer es ist, Ärzte zu überzeugen«, sagt Kieser schließlich mit ernstem Gesicht. »Mit der Gründung der Gesellschaft für medizinischen Kräftigungstherapie haben meine Frau und ich versucht, dieses Wissen in die Köpfe der Ärzte zu bekommen. Das ist fast unmöglich. Als Vorstand bei uns weißt du das selbst. Alle wollen nur operieren, gerade am Rücken.«

»Ja, das ist mir klar. Aber bis jetzt gibt es fast keine Wissenschaft und keine Langzeitstudien über nicht-operative Therapien. Ich weiß auch noch nicht, ob sich meine Vermutungen verifizieren lassen. Aber wenn wir es nicht versuchen, werden wir es nie herausfinden, und alles bleibt beim Alten: viele Operationen, fast die Hälfte davon nicht wirklich erfolgreich, Medikamente ohne Ende und unglückliche Patienten.« Ich bleibe stehen und schaue Kieser an. Jetzt oder nie, denke ich. Ich muss ihn für das Vorhaben gewinnen. »Werner, ich glaube, wir können das verändern. Dazu brauche ich aber Manpower und Geld. Gerade die Forschung wird riesige Summen verschlingen, an den Bau neuer Maschinen will ich noch gar nicht denken.«

Kieser wiegt den Kopf hin und her, irgendwie scheinen ihn meine Worte nicht kaltzulassen. Das ist schon mal gut. Schließlich sagt er:

»Mit der Gesellschaft für medizinische Kräftigungstherapie wurde das Training in Deutschland als Privatleistung im Kassensystem anerkannt. Aber als gesetzliche Leistung scheitern wir an den Kostenträgern – und an den Ärzten. Warum also noch mehr Geld investieren, wenn es auch so geht?«

Ich bleibe hartnäckig: »Weil die Therapie, wenn wir wissenschaftliche Erfolge belegen können, nicht nur für Privatversicherte, sondern auch für die gesetzlich Versicherten bezahlt wird. Es sollten alle Patientinnen und Patienten profitieren. Das geht aber nur, wenn die Ärzte die Therapie auch empfehlen und die Kassen sie bezahlen. Das ist aber noch nicht so! Stell dir doch mal vor, wie viele Bandscheibenoperationen man im besten Fall vermeiden könnte. Das wäre ein echter Gamechanger.«

Wir sind wieder vor der Oper angekommen. Werner bleibt stehen. Ich kann förmlich hören, wie er nachdenkt.

»Okay«, sagt er, »ich werde mir das bis morgen überlegen und dir dann Bescheid geben, ob ich diesen Weg gehen will.«

Nachdem wir uns freundlich voneinander verabschiedet haben, schaue ich ihm noch eine Weile nach. Gerade fühle ich mich eher wie ein Bittsteller: Der kleine Wirbelsäulen-Operateur mit Privatpraxis unterbreitet dem großen Werner Kieser, der einen Konzern im Rücken hat, eine Idee. Er entscheidet über diese Idee mit Daumen hoch oder runter, wie die Kaiser im alten Rom über das Leben Gladiatoren in der Arena.

Als ich in den Wagen steige, um nach Würzburg zurückzufahren, fällt mir sofort das gelbe Post-it am Lenkrad ins Auge, auf dem »Geschwindigkeit!« steht. Ich habe den Zettel vorsorglich angebracht, weil ich bei meinem letzten Schweiz-Trip eine empfindliche Geldstrafe wegen einer Geschwindigkeitsübertretung von gerade mal dreizehn Stundenkilometern bezahlen musste. Also Vorsicht! Ich stelle den Tempomat ein und fahre gemütlich, also quasi schweizerisch, los. Auf der Autobahn ist kaum Verkehr und in gedrosseltem

Tempo habe ich stundenlang Zeit, über die Zukunftsvision, die heute geboren wurde, nachzudenken.

Was habe ich eigentlich über die nicht-operativen Verfahren im Studium gelernt? Und was hat mich schon als Kind so sehr fasziniert, dass ich Arzt werden wollte? Waren das nicht die Operationen? Als Junge hatte ich eine Blinddarmoperation, eine Mandeloperation und eine operative Versorgung meines linken Ringfingers, dessen Kuppe ein Pferd abgebissen hatte. Aber ein Erlebnis in meiner Kindheit hat mich besonders nachhaltig beeindruckt und den Wunsch, Operateur zu werden, gestärkt.

Als ich zwölf Jahre alt war, legte sich ein sehr kräftiger Klassenkamerad auf der Wiese des Freibads auf den Rücken, zog die Beine an und sagte: »Los, Florian, ich schleudere dich weg!«

Ich fand den Vorschlag spaßig, damals war mir nicht bewusst, dass ich, weil ich so ein Leichtgewicht war, regelrecht durch die Luft fliegen würde. Ich landete mit dem linken Ellenbogen auf einem Frisbee und kugelte mir dabei nicht nur das Ellenbogengelenk komplett aus, sondern brach auch meinen Unterarmknochen. Beim Anblick meines total verdrehten Arms verlor ich das Bewusstsein. Das Letzte, woran ich mich auf dieser Wiese im Freibad erinnern konnte, war die Ansammlung von Menschen um mich herum. Als ich wieder aufwachte, wurde ich gerade von zwei Sanitätern auf eine Station im Krankenhaus geschoben. An der Tür, die sie aufdrückten, stand: Prof. Dr. Dr. med. Fridolin Maria Almstetter, Facharzt für Unfallchirurgie und Orthopädie, Chefarzt der chirurgischen Abteilung und Ärztlicher Direktor des Klinikums. Wow, was für ein cooler langer Name, dachte ich damals in meiner Verwirrung. Professor, das wäre auch was für mich. Denn ich heiße ja auch mit zweitem Vornamen Maria. Da liegt das doch nahe. Dann wurde es wieder Nacht um mich. In einem Siebziger-Jahre-Krankenzimmer mit Dachschräge und fünf anderen Kindern kam ich wieder zu mir. Mein linker Arm war bis zum Oberarm eingegipst und Prof. Almstetter saß auf meiner Bettkante. Rundherum standen mehrere Herren und Damen in Weiß. Chefvisite mit vier Oberärzten, acht Assistenzärzten und ebenso vielen Krankenschwestern. Der Raum war so voll, dass die Tür zum Gang offen stehen bleiben musste. Der Professor sagte mit angenehm tiefer Stimme: »So, mein lieber Florian, die Oberärzte haben unter meiner Aufsicht deine Ellenbogenfraktur operativ versorgt. Diese OP hat fast zwei Stunden gedauert, denn es war ein sehr komplizierter Bruch. Aber dafür, dass du gerade aus der Narkose aufgewacht bist, siehst du schon ganz munter aus. Wie geht es dir denn?«

Leicht benommen und auch weil die Situation mir ziemlichen Respekt einflößte, antwortete ich mit piepsiger Stimme: »Danke, gut.«

»Na siehst du, wir haben das sehr gut gemacht.« In diesem Moment drehte er sich zu seinem Auditorium um, das mucksmäuschenstill, in Ehrfurcht erstarrt, wartete.

»Herr Assistenzarzt, erklären Sie mir die verschiedenen Stadien der Heilung bei einer Ellenbogenfraktur.«

Der Arzt, sichtlich überrascht und deutlich verunsichert, stammelte mehr schlecht als recht: »Stadium I, äh …« Sein Vortrag wirkte korrekt, die Vortragsweise jedoch erinnerte an ein Häschen, das mit weit aufgerissenen Augen in den Rachen eines Fuchses blickt, mit der Gewissheit, dass es gleich vorbei sein wird. Zwischendurch versagte sogar kurz seine Stimme. Ein Bild des Jammers. Damals spürte ich das erste Mal ein Gefühl des Fremdschämens.

»Herr Kollege«, resümierte der Chefarzt, »das hätte jetzt deutlich flüssiger und detaillierter kommen können. Ich denke, Sie schauen sich das noch einmal genauer an und heute Abend bei der Stationsvisite um 19 Uhr machen Sie das noch einmal richtig!«

Man hätte eine Stecknadel fallen hören können, so still war es.

»So, nun zu Ihnen.« Er drehte sich zu einem anderen Arzt um. »Gestern ging es ja um die Frakturen des Sprunggelenks, können Sie mir die genaue Einteilung der verschiedenen Frakturformen nennen?«

Diese kleine Prüfungssituation hielt noch einige Minuten an, und das Alpha-Männchen wies eben mal im Vorbeigehen das Rudel in die Schranken. Für mich als zwölfjährigen Patienten war das damals ein Schauspiel. Die nächste Akteurin war eine sehr hübsche, schlanke Krankenschwester, die Prof. Almstetter mit sehr angenehmer Stimme um Folgendes bat: »Können Sie bei unserem kleinen Patienten die Gipslagerung verbessern?«

Worauf sie entgegnete: »Selbstverständlich, Herr Professor, es ist mir eine Freude.« Der Assistenzarzt, der nicht in Sichtweite seines Chefs stand, rollte mit den Augen. Die Unruhe bei den Schwestern erweckte bei mir den Eindruck, dass auch alle anderen Schwestern diesen Job gerne gemacht hätten. Mit einem Lächeln veränderte die angesprochene Schwester die Kissenpolsterung meines linken Armes und prompt folgte das Lob des Chefarztes: »Das haben Sie sehr fein hinbekommen, Schwester.«

Sie strahlte.

»So, lieber Florian, du siehst, du bist bestens aufgehoben. Die Operation ist top verlaufen und außer der Tatsache, dass unsere Assistenzärzte schlecht gelernt haben, bin ich sehr zufrieden. Übrigens, du darfst heute nach der Visite das erste Mal aufstehen.« Der Professor drückte meine rechte Hand und erhob sich voller Würde. Sogleich bildete sich eine Gasse. Schnellen Schrittes setzte er sich an die Spitze des Pulks, der sich langsam in das nächste Patientenzimmer schob. Gegen vierzehn Uhr stand ich vorsichtig von meinem Bett auf, legte meinen Arm in die Schlinge und spazierte zum Fenster. Als ich so hinausblickte, an diesem wunderschönen Julitag, sah ich gerade noch, wie Prof. Almstetter in einen wunderschönen offenen Sportwagen einstieg und mit quietschenden Reifen davonfuhr. Just in diesem Moment wusste ich: Ich werde auf jeden Fall Arzt, und zwar Chirurg. Dieser Tag bediente alle Klischees, die es in diesem Berufstand gibt. Und auch wenn es so aussehen mag, als hätte ich mich aufgrund des schönen Wagens entschieden, Chirurg zu werden, war dieses Erlebnis doch weit mehr als dieser letzte Blick. Aufgrund des Schauspiels an meinem Krankenbett habe ich als Junge sehr viel gelernt: Ein Chefarzt kann sehr empathisch und lieb, sehr streng und fordernd, aber auch sehr charmant sein. Vorteilhaft ist auf jeden Fall ein gewisses Charisma. Oberärzte machen offensichtlich mehr Operationen als Chefärzte. Assistenzärzte stehen in der Hierarchie sehr weit unten und müssen wohl einen langen Weg beschreiten, um irgendwann Chefarzt zu sein. Wenn man mit Personal, zum Beispiel Krankenschwestern, respektvoll umgeht, kann man eine Atmosphäre schaffen, die es allen ermöglicht, mit Freude andere Menschen zu heilen. Sowohl die Patienten als auch das medizinische Personal haben großen Respekt vor einer OP und den Operateuren. Genau dieser Respekt vor der harten Arbeit der Chirurgen, der damit einhergehenden Verantwortung und der langen harten Ausbildung, die mit viel Entbehrungen verbunden ist, haben mich fasziniert.

Nach meiner Ellenbogenfraktur war mir klar, dass mit der Operation mein System Mensch wieder repariert worden war. Also Handwerk auf hohem Niveau. Ein Arzt war für mich damals eine Art Mechaniker, der das Menschenauto repariert, sodass es danach wieder läuft.

Heute sehe ich das natürlich differenzierter. In der Unfallchirurgie ist diese Art der Reparatur notwendig, aber ist das auch bei einem komplexen System wie der Wirbelsäule so? Ich habe nie, auch in der Ausbildung nicht, über Alternativen zu diesen Eingriffen nachgedacht, geschweige denn als Student und Assistenzarzt etwas dazu vermittelt bekommen. Ich repariere Menschen wie ein Auto. Danach laufen sie wieder. Noch ein wenig die Felgen poliert, also Reha, und alles ist wieder gut. Aber ist dann wirklich alles wieder gut?

Auf Wirbelsäulenkongressen drehen sich 99 Prozent der Vorträge um OP-Verfahren. Obwohl 99 Prozent der Patienten, mich zähle ich dazu, am liebsten einer Operation ausweichen möchten. Wenn aber Alternativen nicht bekannt oder nicht erforscht sind, dann wird viel zu oft operiert, und genau das ist in Deutschland der Fall, denn wir sind weltweit Spitzenreiter bei Rücken-OPs.

Als ich schließlich zu Hause ankomme, ist es fast Mitternacht, und meine Familie schläft schon. Heute habe ich insgesamt über acht Stunden im Auto gesessen, eine starke Rückenbelastung. Aber ich spüre keinerlei Schmerzen. Unfassbar! Das wäre vor drei Monaten nicht ansatzweise möglich gewesen! Auf leisen Sohlen schleiche ich mich ins Schlafzimmer, lege mich im Bett auf den Rücken und atme nach diesem anstrengenden Tag erst einmal tief ein und aus. Dabei male ich mir in bunten Farben aus, wie ich mithilfe von Werner Kieser den weißen Fleck der Unwissenheit in Bezug auf die nicht-operative Wirbelsäulentherapie auslösche. Die Erforschung der medizinischen Kräftigungstherapie bei gravierenden Diagnosen wird ein gigantischer Aufwand, aber ich bin überzeugt davon, dass dies der einzige Weg ist, um neue Erkenntnisse zur nicht-operativen Behandlung von Rückenschmerzen zu gewinnen und diese in der medizinischen Praxis zu etablieren. Was das am Ende bedeuten könnte, möchte ich gar nicht weiterdenken, sonst hält mich die Aufregung wach. Langsam übermannt mich die Müdigkeit und ich schlafe bei dem Gedanken, dass die Durststrecke endlich vorbei ist, ein. Vor mir liegt ein neues Ziel, das vielleicht noch viel größer ist, als eine innovative OP-Technik weltweit zu etablieren.

DIE ZWEI-MINUTEN-WIRBELSÄULEN-REVOLUTION

14. JANUAR 2010

Bereits frühmorgens sitze ich am Schreibtisch meines Sprechzimmers, immer noch beflügelt vom gestrigen Tag in Zürich, von dem Gespräch mit Kieser und der Vision, die sich in meinem Kopf geformt hat. Ich habe immer noch keine Schmerzen. Wenn das so bleibt, kann ich zuversichtlich in die Zukunft blicken und die Ängste der vergangenen achtzehn Monate langsam abbauen. Die sensationellen Erkenntnisse und Erfahrungen, die ich beim Training der autochthonen Rückenmuskulatur gewonnen habe, brauchen auf jeden Fall Forschung. Dass das Training zum Erfolg geführt hat, ist an sich schon ein großer Meilenstein. Aber wenn ich nicht herausfinde, warum das so ist und es nicht wissenschaftlich belegen kann, wird sich bei der Behandlung von Wirbelsäulenerkrankungen nichts ändern. Ich hätte nie gedacht, dass Forschung auf einmal eine so große Faszination auf mich ausübt. Ich werde nicht umhinkommen, dieses für mich neue Feld neben meiner Arbeit in der Praxis und den OPs im In- und Ausland zu etablieren. Allerdings habe ich außer während meiner Doktorarbeit, die schon zwanzig Jahre zurückliegt, nie wissenschaftlich gearbeitet. Das ist ein Bereich, in dem ich mehr als ahnungslos bin. Mit sicherem Auftreten, aber ohne wissenschaftliches Fundament, lässt sich bei der erfolgreichen Etablierung einer nicht-operativen Rückentherapie aber kein Blumentopf gewinnen. Moment mal, Florian, das stimmt doch nicht, protestiere ich gegen meinen Gedanken. Du hast doch schon bei der wissenschaftlichen Aufarbeitung der endoskopischen OP-Technik mitgewirkt. Als Erstanwender sowie als Lehrer der Wirbelsäulenendoskopie habe ich zahlreiche Daten zusammengetragen, um mit den Ergebnissen wissenschaftliche Studien zu untermauern. Mit jeder Studie wuchs die Akzeptanz der Endoskopie am Rücken. Aus der Hypothese, man könnte minimal-invasiv an der Wirbelsäule operieren, wurde Realität. Es entwickelten sich standardisierte Verfahren und Vorgehensweisen in der OP-Technik, die abhängig von der Diagnose immer gleich durchgeführt werden, und dadurch vergleichbare und voraussehbare Ergebnisse erzielen. Das könnte man auf die genaue Erforschung der tiefen Muskulatur übertragen.

Das ist es! Ich muss nur ähnlich vorgehen wie damals. Wie immer mache ich mir einen Plan: Ich brauche gute Therapeuten an der CE- und LE- Maschine sowie wissenschaftliches Personal, das die Daten bei der Behandlung erhebt und evaluiert. Ich brauche Forschungszeiten an der Maschine, um Daten zu sammeln und eine Anbindung an Universitäten. Was käme da an Kosten auf mich zu? Will man es richtig machen, sind das locker Hunderttausende von Euros. Pfff, ich werfe den Kugelschreiber, mit dem ich gerade eine grobe Rechnung auf einem Blatt Papier angestellt habe, auf den Schreibtisch. Wissenschaft schön und gut, aber ohne staatliche Unterstützung oder anderweitigen finanziellen Support ist das aus eigener Tasche nicht zu stemmen. Genau das ist der Haken: die Finanzierung, die ein solches Mammutvorhaben erfordert. Dafür brauche ich einen starken Partner. Werner Kieser ist genau der Richtige dafür. Gabi Kieser, seine Ehefrau und ebenfalls Ärztin, war maßgeblich an der Gründung der Gesellschaft für medizinische Kräftigungstherapie, wo ich inzwischen auch im Vorstand bin, und an der Einführung von Forschung bei Kieser beteiligt. Dabei ging es vor allem um die Etablierung von Muskeltraining als präventive und kurative Maßnahme im deutschen und internationalen Gesundheitswesen. Hier wurde schon viel Pionierarbeit geleistet. Auf Basis seiner Forschungserkenntnisse bildet Kieser intern Therapeuten aus. Diese Forschungen genügen aber nicht internationalen Standards und sind deshalb für meine Zwecke, also die medizinische Kräftigungstherapie bei so viele Rückendiagnosen wie möglich einzusetzen, kaum verwendbar.

Während der Sprechstunde habe ich das Handy in Reichweite und gehe, was ich sonst nicht tue, bei jedem Klingeln dran. Es könnte ja Werner Kieser sein. Er wird heute anrufen, das weiß ich, denn man kann sich auf ihn verlassen. Gegen 17 Uhr taucht sein Name endlich auf dem Display meines Handys auf.

»Hallo Werner, schön, dass du dich meldest«, begrüße ich ihn so cool wie möglich, während ich vor Aufregung von einem Bein auf das andere tripple.

»Grüezi, Florian!«

Ich muss mich zurückhalten, um ihn nicht gleich mit allen Gedanken, die ich mir in den letzten 24 Stunden zur Forschung gemacht habe, zu überfallen.

In seinem Schweizer Dialekt fängt er langsam an: »Also … Ich habe mir alles genau überlegt und bin zu dem Schluss gekommen, dass ich die Dinge, die du vorgeschlagen hast, nicht machen möchte.«

Ich setze mich auf meinen Schreibtischstuhl, ganz langsam.

»Warum nicht?« Meine Stimme überschlägt sich fast bei der Frage.

»Weil eine Zusammenarbeit mit den Ärzten sehr schwierig ist. Das zeigen alle meine Erfahrungen.«

Er hat recht. Ärzte lassen sich nicht so gern reinreden und viele tun sich schwer, neue Therapien anzunehmen, selbst wenn sie revolutionär wären. Vielleicht dann erst recht nicht. Daher sage ich: »Aber ich könnte sie doch überzeugen.«

»Florian, du bist vor allem Operateur. Das wird zu kompliziert.«

»Also definitiv ein Nein?« Nur mit Mühe kann ich meine Enttäuschung verbergen. Denn damit hatte ich nicht gerechnet oder wollte damit nicht rechnen.

»Definitiv ein Nein.«

Ich gebe noch nicht auf, vielleicht hilft ja leichter Druck. Ich starte einen letzten Versuch: »Du weißt, ich mache eine neue Praxis auf.«

Er bejaht.

»Ich werde in den neuen Räumlichkeiten keine Beratung mehr für eure Kunden machen können. Vielleicht kann ich aber meine weitreichenden Erfahrungen in eine Ausbildungsakademie für Ärzte einbringen. Man könnte so etwas über die Kieser-Zentrale in Zürich starten und das Wissen standardisieren. Das würde dem Training und der Therapie zugutekommen.«

»Nein, das möchte ich nicht.«

Okay, das ist klar und deutlich. Frustration steigt in mir auf. Ich sage: »Dann werde ich auf eigene Faust Forschung und die Weiterentwicklung der Maschinen vorantreiben. Das ist schade, aber es bleibt mir nichts anderes übrig.«

»Ich wünsche dir dafür alles Gute, Florian.«

»Danke. Ich werde Kieser-Training und vor allem dich immer in Ehren halten, denn ich habe viel von dir gelernt!«

Nachdem ich aufgelegt habe, fühle ich mich nicht gut. Zu groß war die Wunschvorstellung, vielleicht schneller mit der Forschung voranzukommen. Außerdem, das wird mir schmerzlich bewusst, ist gerade eine sehr erfolgreiche Ära zu Ende gegangen. Werner Kieser und ich waren ein großartiges Team, auch bei unseren gemeinsamen Vorträgen. Mit dieser Enttäuschung werde ich wohl ein paar Tage zu kämpfen haben.

15. MAI 2010

Eröffnung der neuen Praxis im Würzburger Ringparkcenter. In den letzten vier Monaten hatte ich kaum Zeit, um irgendwelchen Tatsachen nachzutrauern. Denn es gab viel zu tun: eine eigene LE- und CE-Maschine von einem Hersteller anfertigen lassen – und zwar schnell. Das geht, weil es keine Patentrechte mehr auf die Maschinen gibt, da die ursprünglichen 1989 entwickelt wurden und der Schutz nach zehn Jahren verfällt. Trotzdem ist das ein immenser Aufwand, denn die Maschinen müssen komplett neu entworfen werden, sie bestehen insgesamt aus 2000 Einzelteilen und wiegen jeweils rund eine Tonne. Außerdem benötigen sie eine 3-D-Vermessung und eine Zertifizierung. Jeden Tag habe ich mit dem Hersteller telefoniert, um auf Basis unserer Erfahrungen in der täglichen Praxis kleine Verbesserungen vorzunehmen, und bereits sehr viel Geld und Nerven investiert. Der Zeitdruck war enorm. Da wir eine enge Kooperation mit dem Hersteller eingegangen sind, haben wir es drei Tage vor Eröffnung geschafft, die Maschinen in der Praxis aufzustellen. Die optimierte medizinische Kräftigungstherapie muss ein Erfolg werden, damit ich meine Zukunftspläne auch ohne starken Partner finanzieren kann. Inzwischen bin ich fast erleichtert, dass Kieser abgesagt hat, denn zumindest kann ich ohne Fremdbestimmung meinen Plan verwirklichen, ein Wissenschaftsboard zu gründen, das sich mit der Erforschung der tiefen Rückenmuskulatur beschäftigt. Auch wenn das ein enormer Kraftaufwand wird!

Da es mich schon immer störte, dass es bei fast allen konservativen Verfahren am Rücken, wie zum Beispiel Physiotherapie, Osteopathie, Massagen, manuelle Therapie, an Wissenschaftlichkeit mangelt, habe ich mit dem Start meiner Praxistätigkeit 2002 angefangen, wissenschaftliche Daten zu sammeln. Mein Team und ich stellten nach ihrer Zustimmung allen Patienten anonymisiert zahlreiche Fragen den Rücken betreffend. Im Abstand von drei, sechs, zwölf Monaten und bis zu fünf Jahren sendeten wir ihnen postoperativ und auch nach konservativen Therapien Fragebögen zu und werteten im Anschluss ihre Antworten aus. Das war viel Arbeit, aber dafür kennen wir heute die gesundheitliche Entwicklung all unserer Patienten genau. Diese Analyse hat uns erstens geholfen, den Rücken besser zu verstehen. Und zweitens hatte ich immer das Gefühl, das Material, das die Akzeptanz der Endoskopie am Rücken betrifft, eines Tages brauchen zu können, zum Beispiel, wenn es zu einer wissenschaftlichen Zusammenarbeit mit universitären Einrichtungen käme. Nach meinem Selbstexperiment sehe ich diese Datensammlung unter einem neuen Aspekt: OP-Vermeidung. Vielleicht kristallisieren sich erhellende Fakten heraus, die wir bisher nicht beachtet haben.

Aber erst einmal heißt es Geld verdienen, sonst kann ich mir alle Zukunftspläne und Visionen von einer schonenden Rückenheilung abschminken. Zumal die neue Praxis bereits ein großes Investment ist: Mit einem Architekten habe ich die Räumlichkeiten in drei

Arztzimmer, mehrere Therapiezonen und Behandlungszimmer sowie Verwaltungsräume umbauen lassen. Mein Ziel war es, über die Glastüren und hohen Fensterfronten Luftigkeit und Transparenz zu schaffen. Unsere schmerzgeplagten Patienten sollen sich wohlfühlen, wenn sie auf die Weinberge und in der Ferne auf die Marienbergfestung blicken. Die helle und freundliche Atmosphäre, eine leistungsstarke Klimaanlage und ein hochwertiges Ambiente mit mattweißen Holzmöbeln machen die Praxis hoffentlich zu einem Ort der Gesundheit und Zuversicht, an dem sie gerne verweilen werden.

Zur Eröffnungsfeier erscheinen über den Tag verteilt Hunderte von Menschen: Patientinnen und Patienten, Personen des öffentlichen Lebens und natürlich Familie, Freunde und Bekannte. Es gibt ein Flying Buffet und Champagner, die Praxis ist krachend voll. In der Menge entdecke ich Katrin, die mich freudig anlächelt. Ich proste ihr zu, denn ich bin auch dank ihrer Unterstützung als Therapeutin für medizinische Kräftigungstherapie schmerzfrei geworden. Sie zwinkert mir zu. Viele Stunden haben wir nach und nach einen Therapieplan für mich entwickelt, sodass ich heute hier ohne Beschwerden und ohne Operation vor Hunderten von Menschen stehen kann. Sie ahnen, Gott sei Dank, nicht einmal, was für eine Schmerzodyssee hinter mir liegt.

Alexandra, die mit dem Zwillingsbuggy neben mir steht, drückt sanft meine rechte Hand. Sie weiß genau, was sich alles in den letzten 23 Monaten abgespielt hat. Ohne sie wäre ich sicherlich nicht bis hierhergekommen. Ich bin ihr so dankbar, denn sie hat meinen riskanten Plan akzeptiert und mir zu Hause den Rücken freigehalten. Einen Rücken, der sehr schmerzte. Ich bin auch stolz auf mein Team, das die letzten Monate alles gegeben hat, und natürlich auf mich, weil sich meine Willenskraft, meine Hartnäckigkeit und mein Engagement gelohnt haben.

Einen kurzen Moment wird es still um mich und ich nehme das Stimmengewirr nur noch als leises Gemurmel wahr. Heute stehe ich an einem Wendepunkt in meinem Leben und am Beginn einer neuen spannenden beruflichen Reise, deren Ende nicht absehbar ist. Mehr OPs am Rücken zu vermeiden und Patienten trotzdem schmerzfrei zu bekommen – das ist mein Ziel, nicht nur bei Bandscheibenvorfällen. Jetzt beginnt ein neuer Lebensabschnitt, und zwar ohne Schmerzen. Vor einigen Monaten war ich am Boden zerstört und dachte, dass ich nie mehr beschwerdefrei werde. Nun stehe ich hier, aufrecht und energiegeladen. Irgendwie kann ich mein Glück noch gar nicht fassen. Mit meinem Ehering klopfe ich ans Champagnerglas und beginne mit meiner Rede:

»Herzlich willkommen in der neuen Praxis. Ich freue mich, dass so viele von Ihnen sich heute Zeit genommen haben, um mit mir und dem Team diesen Neubeginn zu feiern. Diese Praxis ist nicht nur ein größerer und schönerer Ort für meine bisherige Arbeit als Wirbelsäulenexperte und endoskopischer Operateur. Sie ist ein Raum für Neues – für neue, innovative Behandlungsmethoden am Rücken, deren Potenziale für Ihre Rückengesundheit noch gar nicht wirklich ausgeschöpft sind.«

Ich strecke meinen Rücken durch und gebe in dieser feierlichen Stunde nicht nur meinen Patienten, sondern auch mir ein Versprechen: »Ich werde alles, alles dafür tun, dass die Menschen, die mit Rückenbeschwerden zu mir kommen, schmerzfrei werden, schmerzfrei bleiben oder am besten nie Schmerzen bekommen. Und das so schonend wie möglich, idealerweise ohne Operation.« In Gedanken setzte ich hinzu: So, wie es bei mir funktioniert hat.

25. NOVEMBER 2010

Das erste halbe Jahr in der neuen Praxis ist wie im Flug vergangen. Das Wartezimmer ist jeden Tag voll und ich bin damit beschäftigt, dem Andrang Herr zu werden. Meine Befürchtung, dass sich durch die Abkoppelung von Kieser-Training ein Verlust an Patienten einstellen würde, hat sich Gott sei Dank nicht bestätigt. Ich bin nach wie vor schmerzfrei und trainiere mittlerweile nur noch einmal im Monat 120 Sekunden in der LE-Maschine. Das Erstaunliche dabei ist, dass ich trotzdem immer wieder das gleiche Gewicht nach hinten drücken kann. Die tiefen Muskeln bleiben anscheinend stark. Wenn das so ist, wäre das ein riesiger Vorteil für die Therapie. Das müssen wir herausfinden, auch wenn die Forschungsreise langsamer startet, als es mir lieb ist, weil wir erst mal Arbeitsabläufe etablieren und optimieren sowie die Fragebögen erweitern müssen.

Heute steht wieder ein Meeting mit Katrin, der Leiterin unserer Kräftigungstherapie, sowie mit Sebastian Färber und Frieder Schuster an. Die beiden Jungs haben 2006, während ihres Studiums der Sportwissenschaften, in meiner Praxis ein Praktikum gemacht. Es gibt keine Zufälle, dachte ich, als sie vor ein paar Wochen an mich herantraten mit der Bitte, ihre Diplomarbeiten bei mir zu schreiben. Die beiden sind klug, sympathisch, sportlich, haben viel Empathie und Humor. Also beschließe ich, sie in meine persönliche Rückengeschichte einzuweihen und für die bevorstehende Forschungsreise zu begeistern. Im Gespräch entsteht die Idee für zwei Diplomarbeiten, die sich mit der Weiterentwicklung der LE-Maschine befassen:

- »Trainingssteuerung im gesundheitsorientierten Krafttraining.« (Färber)
- »Zylinder versus Gewichtsstock im Krafttraining – Evaluation der Wirkungsweise und Effektivität von elektrisch erzeugtem Widerstand und Gewichtsstock.« (Schuster)

Für mich haben die beiden Arbeiten deshalb eine große Relevanz, weil die Trainingssteuerung, also wie man das Training an den Maschinen genau auf Krankheitsbilder einstellt, eine überragende Rolle spielt. Da die herkömmliche Maschine mit mechanischem Widerstand durch Gewichtsplatten funktioniert, ist es darüber hinaus wichtig herauszufinden, ob das auch mit Elektromotoren funktioniert.

Aufgrund ihrer Ausbildung kann ich Sebastian und Frieder als Therapeuten und Forschende einsetzen. Da die Forschungszeit nur teilweise als Arbeitszeit gerechnet wird, generieren sie überwiegend Umsatz und die beiden können ihre Diplomarbeit verfassen. Also ein vernünftiges Sponsoring, was allen hilft. Zumindest habe ich jetzt ein kleines Team, das die Forschung in einem winzigen Büro ohne Trennwand zum Trainingsraum, jeweils zwanzig Stunden in der Woche, durchführt. Ich hoffe, das wird sich in Zukunft auszahlen. Ein Anfang ist jedenfalls gemacht.

Es klopft an der Tür. Katrin, Sebastian und Frieder kommen rein. Die beiden Jungs lassen sich auf die Stühle fallen, in denen normalerweise meine Patienten sitzen. Katrin zieht sich einen Stuhl, der an der Wand steht, heran.

»Und, wie geht es voran?«, frage ich, weil sie irgendwie nicht zufrieden wirken.

»Gut und nicht so gut«, antwortet Sebastian. »Die medizinische Kräftigungstherapie, die wir hier anbieten, ist richtig, aber einfach noch zu wenig individualisiert als Trainingssystem.«

Ich weiß, worauf er anspielt, denn wir hatten bereits beim letzten Mal darüber gesprochen, dass wir eigentlich eine Trainingssoftware bräuchten, die auf Diagnosen aufgebaut ist. Ohne Software gibt es keine klaren Vorgaben und Aussagen, wie man bei welchem Befund idealerweise therapiert. Die Entwicklungskosten, die ich aus eigener Tasche finanzieren muss, sind allerdings enorm. Das kann ich nur schaffen, wenn ich die Operationen im Ausland, wo es noch keine Alternative wie die medizinische Kräftigungstherapie gibt, steigere. Die Workshops könnte man auch hochfahren. Das ist beinahe ironisch: Die OPs, die Rückentherapie Nr.1 der Vergangenheit, finanzieren die Forschung für die Rückentherapie Nr.1 der Zukunft, das Maschinentraining. Old school unterstützt New school! Vielleicht geht es nicht anders, wenn ich einen Evolutionssprung hin zu einer schonenden und effektiven Rückenbehandlung schaffen will.

Frieder ergreift das Wort: »Wir sind uns nicht sicher, ob hydraulischer Widerstand mit Elektromotoren oder der klassische Gewichtsstock effizierter im Training ist.«

»Versucht mal, nicht zu sehr in Detail zu gehen. Manchmal muss man aus den Tiefen der Problemlösung rausgehen, um sich wieder auf das große Ganze fokussieren zu können.« Das weiß ich aus der Erfahrung mit der Weiterentwicklung der Endoskopie-Technik.

»Bis jetzt ist uns auch noch völlig unklar«, meldet sich Katrin zu Wort, »warum Sie mit diesem großen Bandscheibenvorfall über den Aufbau der tiefen Rückenmuskulatur schmerzfrei geworden sind. Wie sind die kausalen Zusammenhänge? Und welche Krankheitsbilder der Wirbelsäule kann man damit noch behandeln? Das müssen wir doch erst herausfinden, bevor wir uns an eine diagnosegesteuerte Trainingssoftware machen.«

Mit einem Stöhnen fährt sich Frieder durch die Haare: »Boh, da liegt echt eine Mammutaufgabe vor uns.«

»Das heißt doch«, ergänzt Sebastian, »wir müssen erst mal die Behandlungsregimes für jede spezielle Erkrankung entwickeln, die dann in eine Software einfließen. Daraus können wir danach Vorgaben für Testungen machen.«

»Gut«, antworte ich, während ich in meinem Computer eine Datei mit dem Titel »Diagnoseregister« anlege. »Dann machen wir einen Anfang, indem wir eine Liste der relevanten Krankheitsbilder an der Hals- und Lendenwirbelsäule zusammenstellen.« Nach knapp zwei Stunden sind wir bei sage und schreibe hundert Diagnosen gelandet: alle Arten von Bandscheibenvorfällen, degenerative Erkrankungen aller Art wie Spondylarthrose, Osteochondrose, Spinalstenose, Bandscheibenprothesen, Verschraubungen, Einengungen und Bandscheibenvorfälle. Der helle Wahnsinn!

»Was ist mit Migräne, Kopfschmerzen oder Tinnitus? Kann man die auch mit isoliertem Krafttraining behandeln?«, fragt Frieder und fährt sich wieder durch die Haare.

Allgemeines Schweigen.

Wir entscheiden, erst einmal eine Gruppe von Diagnosen konsequent ohne OP zu behandeln, nämlich die Bandscheibenvorfälle ohne Lähmungserscheinungen, egal wie groß der Befund im MRT ist. Der Plan: Erst mal beginnen wir vorsichtig mit minimalem Gewicht und dokumentieren das alles genau.

Das wird nicht einfach, denke ich, sage es aber nicht, um die drei nicht zu frustrieren. Die meisten Patienten kommen ja, weil sie von mir endoskopisch operiert werden wollen. Wie soll ich sie überzeugen, dass sie erst mal mindestens vier Wochen in die Maschine müssen? Da besteht Erklärungsbedarf. Dieser Ansatz ist bei gravierenden Bandscheibenfällen so neu, dass wir ihn klug kommunizieren müssen. Und genau da liegt das Problem: Bisher gibt es weder Studien noch umfangreiche empirische Ergebnisse. Im orthopädischen Bereich ist der Gradmesser für den Erfolg einer Therapie, dass der Schmerz weg ist. Das gilt für alle sanften Therapien, die wir Patienten außer Haus verschreiben, von Physiotherapie bis Osteopathie: Die Wirksamkeit ist nicht über Studien wissenschaftlich belegt, das Ergebnis immer subjektiv, weil nur der Patient sagen kann, dass es ihm wieder besser geht. Es wäre einfach, wenn das Bandscheibengewebe plötzlich absorbiert wäre. Aber wie soll das funktionieren? Kann der Körper Gewebe selbst abbauen? Das habe ich jedenfalls noch nie gehört.

Auch wenn jede therapeutische Fachrichtung verständlicherweise davon ausgeht, dass ihre Behandlungsmethode besonders erfolgsversprechend ist, lässt sich nicht faktisch belegen, wie effektiv sie tatsächlich ist. Lassen die Rückenschmerzen temporär nach, gibt es keine Garantie, dass der Patient schmerzfrei bleibt. Das ist bei mir während der Schmerzodyssee der Fall gewesen: Die Physiotherapie linderte meine Beschwerden, beseitigte sie aber nicht. Genau aus diesem Grund war die endoskopische OP-Technik beispielsweise bei Bandscheibenvorfällen für mich immer eine sehr gute Alternative, wenn sanfte Methoden auf Dauer keine Besserung erzielten.

Wie soll man den Erfolg einer physiotherapeutischen oder manualtherapeutischen Behandlung eigentlich messen, jenseits der subjektiven Einschätzung des Therapeuten und des Patienten? Und auf welcher Skala kann man diese Verbesserung ansiedeln? Welche Art der Physiotherapie garantiert bei einem Bandscheibenvorfall eine Linderung? Es gibt in dem Bereich verschiedene nicht standardisierte Ansätze. An diesem Punkt beißt sich die Katze in den Schwanz: Wenn mein Forschungsteam und ich Hypothesen aufstellen, sie aber nicht mit soliden wissenschaftlichen Studien untermauern können, sind sie zwar nicht wertlos, aber zumindest fraglich.

Sebastian durchbricht schließlich das Schweigen: »Für den Patienten ist es unterm Strich doch egal, warum er schmerzfrei geworden ist. Hauptsache, es geht ihm besser.«

»Ja«, entgegne ich. »Aber als Arzt muss ich beurteilen können, ob die Heilung ein Zufall war oder sich vielleicht viele verschiedene Faktoren günstig ausgewirkt haben, auf die der Patient gar keinen Einfluss hatte. Wie kann ich sicher sein, dass meine empfohlene Therapie, sei es operativ oder nicht operativ, letztendlich erfolgreich war?«

»Wenn der Patient sagt, dass es ihm wieder gut geht«, wirft Katrin ein.

»Das ist subjektiv«, gebe ich zurück.

»Empirische Forschung ist doch auch Wissenschaft«, sagt Frieder, sichtlich entnervt, »nur dass sie eben auf Beobachtungen und Erfahrung beruht.«

»Genau aus dem Grund müssen wir als Erstes die Grundlagen schaffen, um Daten für eine Entwicklung einer diagnosegesteuerten Trainingssoftware zu nutzen«, fasse ich das Gespräch zusammen. »Aber Datenerhebung allein ist noch keine Wissenschaft. Wir brauchen konkrete Fragestellungen.«

Drei Augenpaare schauen mich ratlos an.

Also erkläre ich: »Vermutlich war meine tiefe Rückenmuskulatur schwach, weil ich mehr gesessen habe und mich weit weniger regelmäßig bewegt habe, als die Menschen vor ein paar tausend Jahren. Also ist Bewegung ein Schlüsselelement.«

»Aber du bewegst dich doch viel mehr als viele andere, die keine Rückenprobleme haben«, sagt Katrin.

Ich atme schwer aus, weil ich das Gefühl habe, dass wir uns im Kreis drehen. Ich weiß, dass die tiefe Rückenmuskulatur eine entscheidende Rolle bei der Rückengesundheit spielt, aber wissenschaftlich belegbar weiß ich weder, wieso das so ist, noch warum sie sich abbaut. Mit unseren Maschinen machen wir zunächst Krafttests, bei denen der Patient mit dem Rücken erst mal gegen einen statischen Widerstand an mehreren Messpositionen drückt. Daraus entsteht eine Messkurve, die man mit Normdaten vergleichen kann, die noch aus der Zeit von Arthur Jones stammen, der die ursprüngliche Maschine 1989 in Gainesville/Florida entwickelte. Auf diesem Konzept hat Werner Kieser nach erworbener Lizenz die medizinische Kräftigungstherapie mit LE- und CE-Maschinen aufgebaut. Diese Normdaten zeigen die normale Rückenkraft bei schmerzfreien Patienten. Aber sie sind zig Jahre alt. Es gibt zwar Tests, aber keine Therapiesteuerung. Da ist überall noch viel Luft nach oben.

An den Gesichtern des Teams kann ich ablesen, dass alle etwas frustriert auseinandergehen. Denn wir wissen nicht, wie wir die offenen Fragen mit der begrenzten Zeit und den begrenzten finanziellen Mitteln beantworten sollen. Die zu erforschende Datenmenge in unserem Archiv ist enorm. Wir haben seit 2002 Daten von fast 10 000 Patienten. Wir müssen neue Standards festlegen, bei welchen Diagnosen wir unsere Maschinen einsetzen und bei welchen nicht. Wir müssen festlegen, wann wir Tests an Patienten verantworten können und wann sie zu gefährlich sind. Aber wie können wir die Forschung ohne Tests vorantreiben?

Als die drei gegangen sind, zermartere ich mir das Gehirn, woran ich das Team forschen lassen soll. Zu viele Fragen sind offen. Um wenigstens etwas zu tun, sichte ich noch einige MRT-Bilder meiner Patienten. Zwischen 2002 und 2007 habe ich in Erlangen bei Siemens eine mehrere Wochen dauernde ärztliche Fortbildung in Zusammenarbeit mit der Bayrischen Landesärztekammer besucht, um größeres Wissen in der MRT-Diagnostik aufzubauen und zu optimieren. Mit dem Abschlusszertifikat »MRT Curriculum Kernspintomographie in der Orthopädie« könnte ich theoretisch auch in meiner Praxis ein MRT-Gerät betreiben. Gerade wenn es darum geht, ob operiert werden muss, ist es mir wichtig, die Bilder meiner Patienten selbst beurteilen zu können, um mich nicht nur auf die Aussage eines Radiologen verlassen zu müssen. Deshalb lege ich jeden Abend zehn bis zwanzig MRTs ins Laufwerk und schreibe Befunde. Über die Jahre habe ich Hunderte Bilder analysiert, immer auch auf der Suche nach einer Ursache für die Veränderungen an der Wirbelsäule. Denn die Radiologie beschreibt zwar die Krankheitsbilder wie zum Beispiel einen Bandscheibenvorfall oder eine Spinalkanalstenose, aber den Grund für diese Veränderungen, die meistens verschleißbedingt sind, beschreibt sie nicht.

28. JANUAR 2011

In den letzten Wochen sammelte meine kleine Forschungsgruppe die Ergebnisse der medizinischen Kräftigungstherapie bei Patienten mit Bandscheibenvorfällen an der Lendenwirbelsäule, die keine Krankengymnastik oder Alternativtherapien bekamen, um zu belegen, dass andere Betroffene den gleichen durchschlagenden Erfolg haben und meine eigene Rückengenesung nicht das Ergebnis eines Zufalls war. Nach den ersten hundert behandelten Fällen verfügen wir über eine ausreichende Datenlage für eine wissenschaftliche Analyse der Ergebnisse.

Wieder sitzen wir zu viert zusammen, diesmal im Besprechungsraum meiner Praxis. Ich bin nervös, als Sebastian und Frieder die Laptops aufklappen und die ersten Bilder und Übersichtstabellen mit dem Beamer an die Wand werfen.

»So Chef, dann wollen wir mal«, sagt Sebastian und zeigt auf die Übersicht, auf der die Patienten nach Alter, Geschlecht und Bandscheibendiagnosen eingeteilt sind. »Zehn Patienten weisen ähnliche Befunde wie Sie oder sogar noch krassere auf. Siebzig Prozent unserer Analysegruppe haben mittelgroße und große Bandscheibenvorfälle der Lendenwirbelsäule. Zwanzig Prozent eher kleinere Vorfälle oder Vorfälle, die in das Nervenloch ragen. Auf der anderen Seite der Tabelle sehen wir die Trainingsgewichte, die Steigerungen und das Bewegungsausmaß, jeweils den Diagnosen zugeordnet. Die Patienten haben alle mindestens achtzehn Einheiten an der LE-Maschine absolviert.«

»Bestand bei allen eine OP-Indikation?«, frage ich.

»Ja, wir haben nur Patienten in unsere Studie aufgenommen, die wegen OP zu uns kamen, aufgrund des MRT als OP-Fall galten oder nach Durchführung aller anderen Therapien, wie Physio, manuelle Therapie etc., keine Besserung spürten und deshalb endoskopisch operiert werden wollten.«

»Okay, Leute«, sage ich, weil alle drei so grinsen, »spannt mich nicht so auf die Folter. Was kam dabei raus?«

»Wir sind alles ein paarmal durchgegangen, weil wir es selbst nicht glauben konnten!«

»Was nicht glauben konntet?« Wieso halten die mich hin?

Schließlich erbarmt sich Katrin: »Wir haben bei über achtzig Patienten die OP vermieden. Das heißt im Klartext: Achtzig Prozent sind schmerzfrei oder überwiegend schmerzfrei, obwohl eine OP unausweichlich erschien.«

Ich springe auf. »Was? Achtzig?«

Ich hatte die Patienten zwar während ihrer Therapie begleitet und wusste, dass es vielen ohne OP besser ging, aber dass die Erfolgsquote so hoch lag, hatte ich nicht zu hoffen gewagt.

»Ja, achtzig«, antworten die drei fast unisono, mit einem noch größeren Grinsen im Gesicht.

»Aber das hatten Sie doch angenommen«, sagt Sebastian.

»Nein, Leute, ich hatte es einfach nur gehofft.« Ich setze mich wieder an den Tisch, in heller Aufregung, weil ich es gar nicht fassen kann, was mir mein Team hier präsentiert. »Das ist ja der Hammer!« Ich schaue die drei an: »Wisst ihr, was das bedeutet?«

»Dass wir die OPs einstampfen können«, beantwortet Katrin meine Frage und setzt, offenbar selbst irritiert über ihre Aussage hinzu, »jedenfalls die meisten.«

Immer wieder schaue ich auf die Übersichtstabelle, weil ich nicht fassen kann, was ich da sehe. Doch die Daten belegen eindeutig: Fast alle Patienten können einer OP ausweichen, obwohl sie diese sogar vorher proaktiv wollten.

»Leute, das ist erst der Anfang.« Während ich das ausspreche, formt sich eine Frage in meinem Kopf: Habe ich in den vergangenen Berufsjahren den Menschen zwar mit einer Operation geholfen, ihnen Schmerzfreiheit oder Linderung verschafft, aber dennoch an der Ursache der Beschwerden, nämlich einer schwachen tiefen Rückenmuskulatur, vorbeioperiert?

24. FEBRUAR 2011

Weitere Forschungswochen sind ins Land gegangen. Das Trainingskonzept wird komplexer, zusätzlich modifizieren wir es nach Erfahrungswerten. Bei unserer Therapie kommt dem Therapeuten also eine Schlüsselrolle zu. Denn sie oder er entscheidet auf Grundlage der gelieferten Daten, wie genau sich das Training gestaltet. Vor jeder Einheit werden die Patienten auf Grundlage bestimmter Schemata nach ihrem Befinden und der Verträglichkeit der letzten Einheit befragt. Diese Informationen sind für die Trainingssteuerung und die Belastungsentwicklung sehr wichtig, um die Therapie exakter zu machen. Es ist wissenschaftlich unumstritten, dass das Gefühl der Wertschätzung einen wesentlichen Anteil am Heilungsprozess hat. Diese psychische Komponente verbinden wir mit den technischen Daten, die wir in unserem Diagnoseregister sammeln, das mittlerweile immer mehr relevante Befunde der Hals- und Lendenwirbelsäule sowie ein ausgeklügeltes Therapieschema für jede Altersgruppe enthält.

Eine kontrollierte und vorsichtige Herangehensweise ist beim Maschinentraining unerlässlich. Je nach Diagnose müssen Einstellungsparameter beachtet und standardisiert werden: Wie hoch muss der Patient sitzen? Mit welchen Gewichtswiderständen startet er? Wie wird er fixiert? Wie groß muss oder darf das Bewegungsausmaß sein? Alter, Geschlecht, Größe und Gewicht des Patienten werden in Gruppen eingeteilt und kategorisiert.

Unter unseren Patienten sind auch einige Spitzensportler, die natürlich die Operation vermeiden wollen, da sie sonst zu lange ausfallen würden. Sie haben auch oft Angst, keinen Leistungssport mehr ausüben zu können. Da unser Team sportbegeistert ist, freuen wir uns, mit den Athleten trainieren zu dürfen, und malen uns schon aus, bei welchen Leistungszentren die Maschinen eines Tages stehen werden.

Über diese Beziehungen wird der Alpindirektor der Skinationalmannschaft auf uns aufmerksam und lädt uns nach Garmisch-Partenkirchen ein, um uns die Möglichkeit zu geben, unsere bisherigen Ergebnisse zur Bedeutung der tiefen Rückenmuskulatur vor den Leistungssportlern und ihren therapeutischen Betreuern zu präsentieren. Denn auch die Skiprofis, obwohl sie durchtrainiert sind, haben Rückenschmerzen. Sie machen fast täglich Rückenübungen, Physiotherapie und Krafttraining, aber einige sind oder werden nicht nachhaltig schmerzfrei. Für mich als Wirbelsäulenspezialist ein bekanntes Phänomen, das sich bisher nicht befriedigend erklären ließ.

Nach der Präsentation unserer bisherigen Ergebnisse spüre ich das Misstrauen des Publikums. Man glaubt uns nicht. Die Physiotherapeuten der Nationalmannschaft bezweifeln, dass die tiefe Muskelpartie nur durch die Isolierung an den Maschinen erreicht werden kann.

Verständlich, denn unsere Erkenntnisse stellen ihre Arbeit zumindest teilweise als nicht zielführend infrage. Es bleibt harte Überzeugungsarbeit! Daher biete ich an, bei den Athleten einen Krafttest an den Maschinen in unserer Praxis zu machen, um schwarz auf weiß die Defizite in der tiefen Rückenmuskulatur aufzuzeigen.

24. MÄRZ 2011

Zwei Monate später ist der Skialpindirektor mit einem Teil seiner Mannschaft in unserer Praxis. Sollten wir heute überzeugen, könnte es zu einer Zusammenarbeit kommen, vielleicht bestünde dann sogar die Möglichkeit, zu einem späteren Zeitpunkt Maschinen im Leistungszentrum in Garmisch-Partenkirchen aufzustellen. Das Forschungsteam und ich sind hoch motiviert und bestens vorbereitet, damit alles wie am Schnürchen funktioniert. Ein Test folgt dem anderen. Nach der Auswertung, die uns selbst erstaunte, präsentieren wir die Ergebnisse vor den Athleten in unserem Besprechungsraum.

»Es hat sich herausgestellt«, sage ich und schaue dabei in die Runde, »dass die Athleten, die Rückenschmerzen haben, keine Normalwerte im Vergleich zur Durchschnittsbevölkerung aufweisen. Das heißt, ihre tiefe Rückenmuskulatur ist schwächer als die des Durchschnitts ihres Alters.«

Ein ungläubiges Raunen geht durch den Raum.

»Wie erklären Sie sich, dass meine Mädels und Jungs so schlecht abschneiden?«, fragt der Alpindirektor.

»Tja, vereinfacht gesagt bedeutet ein schlechter Test eine schlechte tiefe Rückenmuskulatur.«

Der Direktor schüttelt den Kopf. »Ich verstehe das nicht. Das sind doch alles Profis, die jeden Tag Rückentraining machen.«

»Ja schon, aber eben Profis mit schlechten tiefen Rückenmuskeln, sonst hätten sie keine Schmerzen. Durch unsere Forschung und die Erfahrungen mit Rückenpatienten wissen wir, dass chronische Rückenschmerzen meist die Folge des Abbaus der tiefliegenden, autochthonen Rückenmuskulatur sind. Der Begriff »autochthon« stammt aus dem Griechischen und bedeutet so viel wie »alteingesessen« oder »an Ort und Stelle«. Wir haben es hier also mit einer ursprünglichen Muskulatur zu tun, die primär für die aufrechte Haltung und die Stabilität der Wirbelsäule verantwortlich ist und bereits beim Embryo an Ort und Stelle ist. Diese Muskulatur kann man nicht bewusst steuern, man muss sie isolieren, also mit speziellen Maschinen trainieren.«

»Aber sind Ihre Tests wirklich vergleichbar?«, hakt der Alpindirektor nach, »oder eventuell nur dazu da, die Leute zu motivieren, in Ihre Maschinen zu gehen?«

Ich übergehe seine letzte Bemerkung und erkläre: »Wir haben Normdaten.«

»Und von wann stammen die?«

Mist, denke ich, jetzt hat er mich. »Das sind Daten aus den USA, die bereits einige Jahre alt sind«, versuche ich die Frage herunterzuspielen. Aber mein Gesprächspartner ist ein kluger Kopf.

»Sehen Sie«, antwortet er, »und da liegt der Fehler. Wer weiß denn, ob diese Daten vergleichbar sind? Mag sein, dass an Ihrer Theorie etwas dran ist, aber ohne ordentliche Wissenschaft wird eine Zusammenarbeit sehr schwierig. Natürlich werde ich es den Athleten freistellen, zu Ihnen zu kommen.«

Immerhin schließt sich die Tür nicht vollständig. Trotzdem kann ich die Grenze, an die mein Team und ich gerade stoßen, körperlich spüren, und fühle mich wie ein Kind, dem das Eis heruntergefallen ist. Selber schuld, denke ich, und der kleine Lorenz kommt mir in den Sinn. Gute oder schlechte Tests reichen eben nicht aus, um die Menschen von einer innovativen Therapie zu überzeugen, auch wenn sie noch so schonend sein mag.

Wir müssen viel tiefer in die Materie eintauchen. Wir brauchen Studien, die internationale Standards erfüllen. Auch wenn man den heutigen Tag als Rückschlag sehen kann, motivieren mich die Ergebnisse der Krafttests und irgendwie auch der Widerstand des Skichefs. Jetzt erst recht! Denn eines hat sich heute klar und deutlich gezeigt: Sport und hartes Training verhindern Rückenschmerzen weder, noch beseitigen sie diese. Ich will, nein, ich muss der Welt und mir wissenschaftlich fundiert und nicht nur empirisch beweisen, dass es einen kausalen Zusammenhang zwischen der tiefen Rückenmuskulatur und einem starken schmerzfreien Rücken gibt. Den kennen wir derzeit nur noch nicht. Aber ich bin mir sicher, es gibt ein wesentliches Puzzleteil, das wir bloß noch nicht gefunden haben. Mein Forscherherz pocht ungeduldig, aber zu allem bereit. Das ganze Team ist enttäuscht. Wir waren so nah dran – aber vielleicht wäre das auch zu einfach gewesen.

25. JUNI 2011

Seit Wochen drücke ich mich davor, eine MRT-Kontrolle von meinem Bandscheibenvorfall zu machen. Eigentlich hätte ich das längst tun müssen, aber bisher war die Angst davor, dass sich, auch wenn ich keine Schmerzen mehr habe, etwas Schlimmes zeigt, zu groß.

Heute bin ich in der radiologischen Praxis und liege erneut im Sarkophag, wo ich die gleiche Prozedur über mich ergehen lasse. Leider setzt kein Gewöhnungseffekt ein, ich finde es immer noch sehr unangenehm. Gefühlt liege ich schon wieder eine Ewigkeit in der Röhre und denke nur: Bitte nicht noch einmal! Mit dem Gedanken, dass ich seit über einem halben Jahr keine Schmerzen mehr habe, versuche ich mich zu beruhigen.

Zur Besprechung der Ergebnisse empfängt mich glücklicherweise wieder Dr. Heiko Braun, der mir ein Jahr nach der ersten Diagnose erklärte, dass sich der Bandscheibenvorfall trotz all meiner Anstrengungen nicht verändert hatte, sondern eher größer geworden war.

Ich kann meine Nervosität kaum verbergen, als er mich begrüßt und an seinen Schreibtisch bittet. Die Vergleichsaufnahmen und das aktuelle MRT sind in derselben Schnittebene auf dem Computerbildschirm gegenübergestellt.

»Hallo, Florian, wie geht es dir? Gibt es Probleme?«

»Nein, wieso?«, frage ich und bin auf einmal richtig aufgeregt.

»Also, das hier ist dein Riesenvorfall von Juni 2008.« Er zeigt auf den linken Bildschirm. »Und das hier rechts ist der Zustand heute.«

Ich starre auf den Bildschirm, weil da kein Bandscheibenvorfall mehr zu erkennen ist.

»Wie du siehst, siehst du nichts, außer einer ganz normalen Wirbelsäule.« Heiko Braun grinst.

Ich muss schlucken, dann frage ich: »Und wo ist er hin, der Vorfall?«

»Weg, wahrscheinlich resorbiert!«

»Das Riesending? Resorbiert?«, wiederhole ich ganz langsam, während mein Gehirn Kapriolen schlägt. Wie soll das gehen, dass der Körper einen Vorfall von dreizehn Millimetern einfach so abbaut? Mir ist das bekannt bei kleinen Vorfällen, aber doch nicht bei einem Massenprolaps. Am liebsten würde ich Heiko Braun abknutschen. Ich muss sofort in die Praxis, um das Ergebnis dem Team mitzuteilen.

Als ich aufstehen will, hält Heiko mich zurück. »Moment, da ist noch eine Kleinigkeit.«

»Okay?«, sage ich und bin, hin und hergerissen zwischen Fassungslosigkeit und Euphorie, auf alles gefasst.

»Schau einmal hier auf den rechten Screen, auf die alten Aufnahmen. Siehst du die weißen Streifen parallel zur Wirbelsäule?« Ich nicke und frage mich, worauf er hinauswill.

»Das ist die tiefe Rückenmuskulatur, müsste eigentlich alles schwarz sein. Aber da ist es weiß. In einem T2-gewichteten MRT wie diesem erscheint Flüssigkeit oder Fettgewebe als weiße Fläche.«

»Was willst du damit sagen? Dass meine tiefe Rückenmuskulatur degenerativ verfettet ist? Im Ernst, Heiko?«

»Ja, wenn sie nicht angesteuert wird, degeneriert sie und verfettet.

Das ist aber reversibel. Sieht man auf dem MRT häufig bei Wirbelsäulenpatienten.«

Mein Gehirn prozessiert diesen Gedanken, während Heiko weiterspricht. Ich habe mich sehr viel bewegt, fast jeden Tag Sport gemacht und die tiefe Muskulatur trotzdem dabei geschont, sodass sie sich abgebaut hat. Das würde auch die schlechten Tests der Skinationalmannschaft erklären.

»Und auf dem Bildschirm rechts die Vergleichsaufnahme heute«, erklärt Heiko, »kein Vorfall und viel weniger Fett in der tiefen Muskulatur. Das wollte ich dir nur mal zeigen, falls es von Interesse ist.«

»Das bedeutet: Ich habe nicht bloß keinen Vorfall mehr, sondern sichtbar mehr tiefe Muskeln am Rücken.«

»Genau.«

Ich springe auf, umarme Heiko stürmisch und schreie: »Yes, Yes, Yes!!! Das ist es, das ist das fehlende Puzzleteil. Ich werde verrückt!«

Kaum sitze ich wieder, kommen die MFAs ins Sprechzimmer gestürmt, da mein Aufschrei scheinbar überall zu hören gewesen war. Ich springe wieder auf und umarme eine nach der anderen. Erst sind die Mitarbeiterinnen verwundert, dann lachen sie mit. Ein magischer Moment, auch wenn die Anwesenden vermutlich nicht verstehen, was gerade passiert ist. Als wir wieder allein sind, sage ich: »Mann, die Kleinigkeit, wie du es eben lapidar gesagt hast, wird die Welt verändern.«

»Ich verstehe kein Wort.«

»Diese Aufnahmen belegen den Abbau der tiefen Muskeln bei Bandscheibenvorfällen. Wir haben mit dem MRT den Beweis dafür, dass es einen Zusammenhang zwischen dem Aufbau der tiefen Rückenmuskulatur, dem Nachlassen der Schmerzen und dem Abbau von Bandscheibengewebe gibt. Verstehst du?«

»Du hast recht. Darüber habe ich noch nie nachgedacht. In der Radiologie sehen wir das häufig, beschreiben das Phänomen aber praktisch nie.«

Ich stehe auf und reiche Heiko die Hand: »Danke, danke, danke.«

Bevor ich in die Praxis zurückkehre, um das Team einzuweihen, muss ich meine Gedanken ordnen. Laufen hilft mir dabei immer. Also fahre ich nach Hause, ziehe meine Trainingsklamotten an und renne in ordentlichem Tempo los, weil ich so euphorisiert davon bin, auf etwas Wegweisendes gestoßen zu sein. Ich werde schneller und springe über einen Ast, der auf dem Weg liegt. Tausende von Hochleistungssportlern trainieren mit muskulärem Defizit in der Tiefe des Rückens. Das heißt doch neben den Schmerzen auch, dass sie nicht die volle Leistung bringen können. Ein Radfahrer überholt mich nur mit Mühe, ich mache mir einen Spaß daraus, ihm auf den Fersen zu bleiben. Das MRT ist der Beweis dafür, und Heiko Braun hat noch mehr Bilder von anderen Patienten. Wie viele Menschen müssen ihre Träume oder das, was ihnen Freude bereitet, wegen der dauernden Rückenschmerzen aufgeben. Die Motorradfahrerin, die keinen Helm mehr tragen kann, weil sie so starke Nackenschmerzen hat. Der durchtrainierte Triathlet, der keine langen Läufe mehr schafft, weil die Schmerzen bis ins Bein ziehen. Die ältere Dame, die sich seit Monaten auf die Wagnerfestspiele in Bayreuth freut, dann aber während Vorstellung kaum sitzen kann, sodass ihr die Rückenschmerzen den Genuss vergällen. Der junge Mann, der schon zweimal an der Bandscheibe operiert wurde und schlechter dran ist als vorher. Das ältere Ehepaar, das jahrelang alpine Touren zusammen unternommen hat und jetzt nur noch zu Hause sitzt, weil der Ehemann gerade noch zweihundert Meter ohne Schmerzen im rechten Bein laufen kann. Mit ihnen allen würde ich diesen Augenblick der Erkenntnis und Erleichterung gern teilen.

DURCH-
BRÜCHE
UND
RÜCKSCHLÄGE

26. JUNI 2012

Am nächsten Morgen bin ich bereits zwei Stunden vor Beginn der Sprechstunde in der Praxis, weil ich es kaum erwarten kann, die MRTs, die wir seit Beginn meiner Praxistätigkeit 2002 gesammelt haben, auszuwerten. Ich muss überprüfen, ob nur bei Bandscheibenvorfällen oder auch bei anderen Krankheitsbildern an der Wirbelsäule ein Abbau der tiefen Muskulatur sowie eine Verfettung zu erkennen ist. Gibt es ein bestimmtes Muster, das sich überall wiederholt? Nicht nur an der Lenden- sondern auch an der Halswirbelsäule? Teilweise haben wir die MRTs auf CDs, teilweise ausgedruckt, entweder in Papierform oder auf Röntgenspeicherfolien.

Nach über zwei Stunden Sichtung von insgesamt sechzig Bildern sehe ich die menschliche Wirbelsäule mit völlig neuen Augen. Mein Gesicht glüht, weil mir tausend Gedanken durch den Kopf schießen. »Das gibt's doch nicht!«, murmle ich immer wieder vor mich hin, während ich ein letztes Mal die Bilder vergleiche. »Die haben das ja alle!«

Bei sämtlichen Krankheitsbildern ist die tiefe Rückenmuskulatur über die gesamte Wirbelsäule stark oder sogar sehr stark abgebaut. Alle Veränderungen, seien sie akut oder chronisch degenerativ, weisen diese Gemeinsamkeit auf. Wahnsinn – und niemand kennt diesen Zusammenhang! Denn im Umkehrschluss bedeutet das, dass eine Optimierung dieser tiefen Muskulatur zwangsläufig zu einer Verbesserung des Beschwerdebildes führt. Ich muss für heute unbedingt noch ein Meeting mit dem Team einberufen.

Es klopft. Katrin steckt ihren Kopf zur Tür rein. »Chef, die Patienten warten schon zwanzig Minuten.«

»Ich komme gleich«, sage ich peinlich berührt, weil ich die Zeit völlig aus den Augen verloren habe und hier eingerahmt von CDs, Bildern und Folien in einem heillosen Durcheinander sitze, was eigentlich nicht meine Art ist. Am liebsten würde ich hier sitzen bleiben, um weitere Bilder zu analysieren. Der Gedanke, ob Einstein bei der Entwicklung der Relativitätstheorie auch so unter Zeitdruck stand, streift mich. Mal halblang, ermahne ich mich, das ist jetzt ganz schön überheblich. Aber ich bin einfach zu aufgeregt, da ich spüre, nein, ich weiß, dass ich auf etwas Bahnbrechendes gestoßen bin.

Die gesamte Sprechstunde über sitze ich wie auf Kohlen, kann es kaum erwarten, dem Team von den neuen Erkenntnissen zu erzählen. Nachdem der letzte Patient weg ist, erscheint meine kleine, aber schlagkräftige Forschungsgruppe.

»Wir müssen den Diagnosepool erweitern und Schritt für Schritt für jedes Erkrankungsbild am Rücken ein spezifisches Behandlungsschema entwickeln«, beende ich meinen Bericht. »Bandscheibenvorfälle in der Hals- oder Lendenwirbelsäule ohne motorische Lähmungen haben wir in den letzten zwei Jahren abgedeckt. Aber was ist mit allen degenerativen Veränderungen wie Spinalstenosen oder Wirbelgelenkverschleiß? Mit Migräne, Kopfschmerzen, Tinnitus?« Denn auch in solchen Fällen habe ich die mangelnde Stabilität der Halswirbelsäule als Beschwerdeursache in Verdacht.

»Das ist ganz schön großes Kino«, sagt Sebastian. »Dann würde ich vorschlagen, wir nehmen erst mal die gängigen Krankheitsbilder, auch wenn das eine fast nicht überschaubare Aufgabe ist.«

»Wir können ja die verschiedenen Bereiche strukturieren«, entgegnet Frieder. »Datenerhebung und praktische Trainingssteuerung arbeiten Sebastian und Katrin aus und ich setze die Trainingssteuerung an den Patienten mit den Maschinen um. Wenn noch Zeit ist, unterstützen Katrin und Sebastian mich an der praktischen Umsetzung mit den Patienten, okay?«

Einstimmiges Nicken. Als wir kurz darauf dabei sind, gemeinsame Forschungszeiten festzulegen, in denen das Team nicht therapiert, sondern an den verschiedenen Aufgabenbereichen arbeitet, unterbricht uns das Telefon.

»Chef«, sagt die Mitarbeiterin vom Empfang, »da ist jemand vom Handball-Bundesligaverein TBV Lemgo am Apparat.«

Ich nehme das Gespräch. »Ja, Alfen hier.«

»Guten Abend, Herr Kollege«, antwortet eine freundliche Männerstimme. Ich bin unter anderem der Mannschaftsarzt von TBV Lemgo. Wir haben ein Problem mit unserem Keeper Carsten Lichtlein. Er hat Rückenschmerzen und kann sich kaum bewegen. Das MRT zeigt einen großen Bandscheibenvorfall L5/S1 rechts und einen Prolaps L4/L5 in der Mitte. In vier Wochen startet das Trainingslager in Peking als Vorbereitung auf die Saison. Er muss da fit sein und zwischen den Pfosten stehen. Kriegen Sie das endoskopisch hin? Sie sind ja weltweit der Spezialist.«

»Das kann ich nicht sagen. Dazu müsste ich mit ihm sprechen und ihn untersuchen.«

»Sehr gut. Carsten ist nämlich schon auf dem Weg nach Würzburg. Wir dürfen keine Zeit verlieren.«

»Ich brauche seine Bilder, Herr Kollege.«

»Alles klar.«

Carsten Lichtlein, Top-Handballtorwart, kenne ich bisher nur aus dem Fernsehen. Ob Europameisterschaft 2004 oder Weltmeisterschaft 2007 – als glühender Handballfan habe ich die Titelgewinne live im Fernsehen mitverfolgt. Als er auf Krücken vor mir steht, realisiere ich erst einmal, dass er zwei Meter zwei groß ist.

»Hey Doc, wie läuft's?«, fragt er mich und lächelt mich dabei sympathisch an.

Ich spüre sofort eine super Verbindung. Aber das scheint Carsten, was die Berichterstattung angeht, auszuzeichnen. Es gibt wohl keinen, der den Torhüter nicht mag.

»Ich habe starke Schmerzen, kann kaum laufen und die Vorbereitung auf die Saison rückt näher, und dann noch im Januar die WM.«

Bei der Untersuchung stellt sich zu meiner Erleichterung heraus, dass er noch keine Lähmung hat. Aber als ich mir das MRT anschaue, erschrecke ich. Das ganze Rückenmark ist durch einen Massenbandscheibenvorfall vollkommen gequetscht. Da sind zwei Vorfälle und dadurch eine totale Einengung des Rückenmarks, eine Spinalstenose. Außerdem erkenne ich eine Verfettung, was auf einen Abbau der tiefen Rückenmuskulatur schließen lässt. Wahrscheinlich könnte man Parallelen zu den Skiathleten ziehen, wenn ich damals schon die Verfettung im Auge gehabt hätte.

»Es wundert mich nicht, dass du so starke Schmerzen hast und kaum laufen kannst.«

Auch wenn ich Mitgefühl für Carsten empfinde, denn ich weiß ja, unter welchem Druck man steht, wenn man mit Rückenschmerzen performen soll, macht sich Aufregung in mir breit, weil ich sehe, dass für den Heilungsprozess mit OP zu wenig Zeit bleibt.

»Ja, die Schmerzen sind schon heftig«, sagt Carsten. »Kriegen wir das mit einer OP hin, Doc?«

»Grundsätzlich schon. Aber auch wenn ich das endoskopisch mache, brauchst du danach mindestens vier Wochen, bis du wieder einigermaßen fit bist. Denn du musst dich ja muskulär erst wieder aufbauen. Für die Vorbereitung sehe ich also schwarz.«

»Oh nein, das kann doch nicht wahr sein.«

»Es sei denn«, setze ich an und stocke kurz, weil das, was ich gleich vorschlage, sehr riskant ist. »Es sei denn, wir versuchen es mit der Maschine.«

»Mit der Maschine?«

Ich erkläre Carsten, was ich vorhabe, und erzähle davon, wie ich über das gezielte Training der tiefen Rückenmuskulatur den Massenprolaps überwunden habe. Mittlerweile fällt es mir leicht, über meine Schmerzodyssee zu sprechen. Nicht nur, weil diese schwierige Zeit hinter mir liegt, sondern auch, weil ich mir sicher bin, dass daraus gerade etwas Bahnbrechendes entsteht.

»Krass, Doc, Rückenarzt hat Rückenschmerzen.« Er grinst und sagt: »Also ohne OP – in vier Wochen?«

»Ja, das ist zeitlich sehr eng, aber wir haben eine Chance.« Das Herz klopft mir bis zum Hals, während ich weiterspreche, da ich in der Maschine viel länger Zeit hatte. »Bei mir und bei vielen anderen hat es funktioniert. Ein Versuch ist es also wert. Erfahrungsgemäß wird es nicht schlimmer, sondern schnell besser. Was hast du zu verlieren?«

Wir beschließen, alle Therapieschritte akribisch zu dokumentieren und jeden Abend die Therapie für den nächsten Tag zu besprechen. Der Weltmeister-Torhüter muss eng mit uns zusammenarbeiten, damit wir das hochgesteckte Ziel erreichen. Carsten, der ursprünglich aus Würzburg stammt, kann in der Stadt bleiben und die Zeit auch nutzen, bei seinen Eltern zu sein.

Fünfzehn Minuten später spannt Sebastian den Torhüter in die LE-Maschine ein. Bevor es losgeht, blickt er fragend zu mir. Ich nicke kaum merklich, auch wenn ich nicht leugnen kann, nervös zu sein. Bei dem Handballweltmeister mit Massenprolaps und Spinalstenose machen wir jetzt eine Maschinentherapie, damit er in vier Wochen bei Bundesligavorbereitung in China im Tor stehen kann. Langer Flug, langes Sitzen, denke ich noch. Jeder Wirbelsäulenkollege würde mich für verrückt erklären und dringend abraten.

Es hilft mir und dem gesamten Team, dass Carsten cool bleibt. Aber so ist er halt, denke ich. Als Assistenzarzt habe ich mal bei einem Bundesligaspiel des TV Großwallstadt zugeschaut und konnte nicht glauben, was der Mann alles für Bälle hält.

»Bis zur Abreise nach Peking sind es noch 27 Tage«, sage ich, bevor das Training in der Maschine losgeht. »Wir können also insgesamt vierzehn Einheiten machen, wenn wir auch am Wochenende trainieren. Denn es müssen immer 48 Stunden dazwischenliegen. Dann sehen wir, ob du spielen kannst.«

Gelingt uns dieses Vorhaben, ist das der Ritterschlag für die Maschinentherapie, allerdings spricht gerade alles gegen uns: Handball ist eine High-Impact-Sportart, bei der die Athleten hohen Belastungen ausgesetzt sind. Dynamik, Tempo, Körperkontakt, Stoppbewegungen, Drehungen, schnelle Wechsel der Bewegung, gerade im Tor –

das alles mag ein Bandscheibenvorfall gar nicht. Wir haben knapp vier Wochen Zeit und einen Patienten, einen Zwei-Meter-Mann mit großen Hebelverhältnissen und einem gravierenden Vorfall.

Wir beginnen vorsichtig. Carsten stellt beide Krücken an die Maschine und quält sich langsam in die Fixierungsposition. Ich bleibe die ganze Zeit dabei, um zur Stelle zu sein, falls irgendetwas passiert.

»Doc, ich vertraue Ihnen.« Carstens Grinsen wirkt etwas gequält, als er das sagt.

Ich lächle zuversichtlich und denke: Wenn das jetzt nicht gut geht, schiebe ich ihn sofort in den OP. Aufgrund seiner Größe kommt er bei der Maschine an sein Limit, aber er passt gerade noch rein. Ich wähle ein kleines Bewegungsausmaß und ein niedriges Gewicht. Nur nicht überpacen, das habe ich bei meiner eigenen Therapie gelernt.

Beim Nach-hinten-Drücken verzieht Carsten plötzlich das Gesicht.

»Alles in Ordnung?«, frage ich und gehe einen Schritt auf ihn zu.

»Ja, ja, Doc. Ist nur ungewohnt. Aber vom Schmerz im Bein her geht's.«

Carsten macht zwölf Wiederholungen. Währenddessen schicke ich Gebete ins Universum, dass alles glatt läuft. Als wir die Fixierung lösen, ist das gesamte Team sichtlich erleichtert, auch wenn alle ganz locker tun, als sei das hier gerade das Normalste der Welt.

»Das ist schon mal gut gelaufen, so kann es weitergehen«, sage ich, während Sebastian und Carsten sich an der Maschine abklatschen.

Es hat den Anschein, als käme Carsten etwas leichter aus der Maschine raus, als er reingekommen ist. Er läuft sogar ein paar Schritte.

»Mensch, Doc, das fühlt sich gut an, irgendwie durchblutet, warm.« Er scheint gar nicht zu bemerken, dass er gerade das erste Mal ohne Krücken geht.

Ich lächle.

»Vertraue uns. Wir kriegen das hin. Das war heute schon mal ein super Anfang. Morgen starten wir zusätzlich mit der manuellen Therapie.« Weil wir so wenig Zeit haben, um Carsten gesundheitlich wiederherzustellen, muss ich alle therapeutischen Register ziehen, die den Genesungsprozess unterstützen. Ich kombiniere die medizinische Kräftigungstherapie mit manueller Therapie, um die Faszien, also die Bindegewebshülle, die Muskeln, Nervenfasern und Knochen schützt, zu mobilisieren, denn sie verklebt oft durch mangelnde Bewegung, Schonhaltung oder Reizungen des Nervensystems. Auch das kann die Schmerzen verstärken. Diesen Job übernimmt Stefan Mannel, der seit Kurzem zu unserem Team gestoßen ist. Ich bin überzeugt, dass Carsten mit der Kombination aus medizinischer Kräftigungstherapie und manueller Therapie schneller aus dem hinkenden Beschwerdebild und der Einsteifung des Rückens herauskommt.

27. JUNI 2012

Am Tag nach der ersten Trainingseinheit berichtet Carsten, dass er mittelstarke Schmerzen habe. Ich verbuche das als Erfolg, weil es nicht schlimmer geworden ist, und verschreibe ihm Diclofenac 75 mg, zweimal am Tag, morgens und abends, zur Abschwellung der Nervenwurzel. Heute hat er sechzig Minuten manuelle Therapie mit Faszien-Mobilisierung und leichten Massagen zur Durchblutungsförderung. Zu Hause macht er überwiegend Stufenlagerung, ansonsten keine Aktivität.

28. BIS 30. JUNI

Am dritten und fünften Tag der medizinischen Kräftigungstherapie trainiert Carsten zwei Minuten pro Einheit in der LE-Maschine, zwölf Wiederholungen mit leichtem Gewicht und geringem Bewegungsradius. Dazwischen, am vierten Tag, macht er wieder manuelle Therapie. Ich reduziere das Schmerzmittel auf einmal am Tag, um die Symptomatik möglichst wenig zu verdecken und so besser abschätzen zu können, wie hoch sich der Trainingsreiz setzen lässt. Die ärztliche Untersuchung ergibt: weder motorische Lähmungen noch Missempfindungen im rechten Bein noch Blasen-/Darmstörungen. Nach eigenen Aussagen ist Carstens Befinden besser als zu Beginn der Therapie vor nicht mal einer Woche. Leichtes Gehen ohne Krücken ist möglich. Ich bin erleichtert, auch weil die Compliance, also die Zusammenarbeit mit dem Patienten, vorbildlich läuft.

1. BIS 7. JULI

Weitere drei Trainingseinheiten liegen hinter Carsten. Wir haben die Widerstandsgewichte kontinuierlich gesteigert. Dabei ist absolutes Fingerspitzengefühl gefragt, um die tiefe Muskulatur so stark wie möglich zu reizen, ohne dabei mehr Schmerzen auszulösen. Eine diagnosegesteuerte Trainingssoftware würde helfen, denke ich ein paarmal mit Bedauern, aber unsere Dokumentation zu den Trainingserfahrungen mit unseren bisherigen Patienten ist gut und muss im Moment als Grundlage ausreichen. Dazwischen bekommt Carsten manuelle Therapie. Mein ärztliches Resümee bisher: Der Patient spürt noch ein leichtes Ziehen im rechten Bein. Es geht aufwärts, sagt er im Gespräch. Er kann, ohne zu hinken, gehen und nimmt seit dem zehnten Therapietag keine Schmerzmittel mehr. Wir sind alle optimistisch. Die große Frage bleibt allerdings: Wird die Zeit bis zum Trainingslager nach Peking reichen?

8. BIS 14. JULI

Bisher hat Carsten zehn Einheiten in der Maschine absolviert. Mit viel Feingefühl steigert Sebastian das Bewegungsausmaß als auch die Gewichte deutlich. Carsten toleriert diese Herausforderung für seinen Rücken mit einem Lächeln und immer guter Laune. Die manuelle Therapie ist ein Segen, denn sie löst die Verklebungen der Faszien im Bein. Die ärztliche Untersuchung ergibt, dass der Patient keine neurologischen Symptome mehr aufweist und seine Bewegungsfähigkeit deutlich verbessert ist. Carsten hat kaum noch Schmerzen, kann längere Spaziergänge mit langsamem Joggen abwechseln. Mein Fazit: Es sieht gut aus, selbst diesen riesigen Befund scheinen wir in den Griff zu bekommen. Wenn man den dramatisch verbesserten Zustand mit dem MRT vergleicht, das Carsten mir am ersten Tag unserer Therapie zeigte, ist es unfassbar, wie weit wir gekommen sind.

15. BIS 22. JULI

In der letzten Therapiewoche gehen wir aufs Ganze. Wir müssen Volllast ausprobieren. Das heißt: Die verbleibenden vier Einheiten bis zu seiner Abreise nach Peking trainiert Carsten mit sehr hohen Gewichten und vollem Bewegungsausmaß an der Maschine, 120 Sekunden pro Einheit. Dazu bekommt er noch eine letzte manuelle Therapie. Bei der finalen ärztlichen Untersuchung am 22. Juli zeigt der Patient keinerlei Symptome, seine Wirbelsäule ist voll belastbar und beweglich. Ich kann es nicht anders sagen: Es ist ein Wunder! Carsten ist überglücklich und erleichtert, die OP vermieden zu haben. Dem Trainingslager steht nichts mehr im Wege. Das gemeinsame Fazit: Unsere Zusammenarbeit war geprägt von dem unbedingten Willen, einen Erfolg zu erzielen. Ich bin mir sicher, dass dies ein wichtiger Faktor für alle Patienten auf dem Weg zur Schmerzfreiheit ist. Es braucht von beiden Seiten, Arzt wie Patient, Vertrauen in die Therapie und die Entschlossenheit, es zu schaffen.

»Doc, ich weiß gar nicht, wie ich dir und dem Team danken soll«, sagt Carsten, als er sich verabschiedet. »Es war eine tolle Zeit hier und ich glaube, ich kann wirklich spielen.« Typisch Carsten, sehr nett und empathisch.

Das ganze Team steht Spalier, und wir klatschen ihn, wie bei einem richtigen Handballspiel, ab, als er die Praxis – aufrecht, festen Schrittes und völlig beschwerdefrei – verlässt. Jetzt kann er in die kommende Handballbundesligasaison starten. Zur Erhaltung einer starken tiefen Rückenmuskulatur kommt er ab jetzt einmal im Monat für 120 Sekunden zu uns, um in der LE-Maschine zu trainieren. Bis zur WM in Spanien sind das noch fünf weitere Trainingseinheiten, damit der Rücken nachhaltig hält.

Meilensteine 2012

- Seit 2002 haben wir insgesamt 10 500 Wirbelsäulenpatienten erfolgreich mit der medizinischen Kräftigungstherapie behandelt. Damit können wir 250 000 durchgeführte und wissenschaftlich dokumentierte Therapiesitzungen vorweisen, der Datensatz wächst unaufhörlich. Wir dokumentieren in Behandlungsbögen so genau wie möglich, mit welchen Gewichten, welcher Sitzhöhe und Fixierung wir die Patientinnen und Patienten behandeln.
- Mein Team und ich wagen uns inzwischen an alle Bandscheibenvorfälle der Hals- und Lendenwirbelsäule. Unsere Erfahrung: Fast alle Patienten mit Bandscheibenvorfall werden beschwerdefrei mit der Maschine – ohne OP. In der Regel machen sie 18 bis 25 Einheiten zweimal die Woche. Bei jeder Sitzung steigern wir die Gewichte bis zur Auslastung. Dass ich die Patienten, die mit der Maschine trainieren, im Zweifelsfall operieren könnte, macht uns Mut, selbst gravierende Fälle als Erstes nicht-operativ zu behandeln. Anfangs spüre ich eine gewisse Verunsicherung unter den Patienten, die sich aber legt, sobald sie merken, wie sich ihr Rücken bessert.
- Ideal wäre ein diagnosegesteuerte Trainingssoftware, die je nach Befund die Belastungsgrenze genau errechnet. Denn im Moment nehmen wir die Sitzhöhe, Anfangsgewichte, Steigerungspotentiale und das Bewegungsausmaß nach Einschätzung der Therapeuten vor, die zwar auf viel Erfahrung beruht, aber dennoch subjektiv ist.

- Unsere Forschungen intensivieren sich: Wir katalogisieren Krankheitsbilder der Hals- und Lendenwirbelsäule nach Schweregrad und Alter, dabei nehmen wir angeborene Veränderungen wie Skoliosen, Kyphosen, Wirbelgleiten genauso ins Diagnoseregister auf wie Migräne, Tinnitus und Kopfschmerzen.
- Trotz Stress und Herausforderungen – Praxis, OPs, Workshops und Forschung – habe ich keine Rückenschmerzen mehr. Ich mache alle vier Wochen eine Trainingseinheit von zwei Minuten in der Maschine mit einem Widerstandsgewicht von 175 Kilo. In den dazwischenliegenden vier Wochen kommt es nicht zu einem Kraftverlust, ich kann immer wieder die gleichen Gewichte in der Extension drücken. Das ist wunderbar, macht mich aber auch stutzig. Offenbar hat die tiefe Muskelschicht eine andere Wirkungsweise als die oberflächliche. Bei allen anderen Muskeln, das wissen wir, würde ein einmaliges Training im Monat von 120 Sekunden niemals zum Erhalt ausreichen. Warum das so ist, können wir noch nicht sagen. Unklar ist uns auch, warum die tiefe Muskulatur gerade bei Hochleistungssportlern große Defizite aufweist.
- Aufgrund des Trainingserfolges mit Carsten Lichtlein ist die Basketball-Bundesligamannschaft aus Würzburg auf uns aufmerksam geworden. Bei einer Testung und in den MRT-Bildern der Spieler stellen wir fest, dass alle Profiathleten, die Rückenschmerzen haben, stärkere Defizite in der tiefen Rückenmuskulatur sowie eine Verfettung aufweisen. Ein Leistungsträger der Mannschaft, ein ausgeliehener Star der nordamerikanischen Profiliga, hat einen großen Bandscheibenvorfall L5/S1 und kann nicht mehr spielen. Eine Operation würde für ihn das Ende der Saison bedeuten. Wir haben auch hier nicht viel Zeit und gehen ähnlich vor wie bei Carsten: Der Athlet trainiert dreimal die Woche an der LE-Maschine, und wir versuchen, möglichst schnell an das Belastungsmaximum seines Rückens zu kommen. Nach sieben Wochen fängt er wieder mit leichtem Training an und kann noch in der gleichen Saison im Profibasketball schmerzfrei eingesetzt werden.
- Highlight-Patient des Jahres: definitiv Carsten Lichtlein, auch wenn noch nicht 100-prozentig sicher ist, ob er im Januar bei der WM spielen wird.

7. JANUAR 2013

Bundesligaspiel zwischen den Brose Baskets Bamberg und den S. Oliver Baskets Würzburg in der Bamberger Arena. Über einen Freund aus dem Regionalfernsehen habe ich Zugang zur VIP-Lounge bekommen und so auch einmal die Möglichkeit, die Spieler, die wir betreuen, live zu sehen. Vielleicht bekomme ich sogar Kontakt zur Führungsspitze von Brose, dem Sponsor der Bamberger Baskets. Die VIP-Lounge befindet sich direkt unter dem Dach, wo man den besten Blick aufs Spielfeld hat. Das Catering bietet regionale Köstlichkeiten, Schlenkerla, das Rauchbier der historischen Bamberger Brauerei, und fränkischen Silvaner an. Kaum sitze ich mit meinem Teller und einem Glas Silvaner in der ersten Reihe, nimmt ein sehr gut gekleideter Herr neben mir Platz. Am Revers seines Jacketts entdecke ich einen klitzekleinen Sticker der Firma Brose, einem großer Autozulieferer der Region.

»Ist hier noch frei?«, fragt er mich höflich.

»Ja, sehr gerne.«

»Jürgen Otto«, stellt sich mein Sitznachbar vor.

Ich reiche ihm die Hand und sage, wer ich bin. Dann verfolgen wir erst mal schweigend das Spiel. Die Bamberg Baskets dominieren seit Jahren die Liga, die Würzburger haben also nur eine Außenseiterchance. Schnell ist klar, welches das bessere Team ist. Aufgrund des einseitigen Spielverlaufs kommen wir ins Gespräch.

»Läuft gut bei Ihnen«, sage ich.

»Ja, wir wollen unser Sportengagement genauso professionell betreiben wie unser eigentliches Business als Autozulieferer.«

Es entwickelt sich ein munteres, abwechslungsreiches Gespräch. Nach zehn Minuten duzen wir uns bereits. Jürgen Otto ist, wie ich erst nach einer Weile realisiere, der CEO der Brose-Unternehmensgruppe mit 68 Standorten in 24 Ländern und 26 000 Mitarbeitern. Das Unternehmen macht rund sechs Milliarden Umsatz. Okay, denke ich, das ist mal eine Hausnummer. Da ist die Einführung von endoskopischen Operationen in über zehn Ländern eher eine kleine Performance. Die Atmosphäre zwischen uns ist angenehm und vertraut. Daher fasse ich mir ein Herz und stelle die Frage aller Fragen.

»Gibt es denn viele Mitarbeiter mit Rückenschmerzen in eurem Konzern?«

»Oh ja, selbstverständlich. Anteilig am Gesamtkrankenstand sind die Rückenleiden der größte Posten. Ehrlich gesagt haben wir da ein großes Problem.«

Das kann ich mir vorstellen, denn kürzlich habe ich in einer Studie der Bertelsmann Stiftung gelesen, dass die volkswirtschaftlichen Produktivitätsverluste durch chronische Rückenschmerzen bei rund 75 Milliarden Euro liegen.

»Ich habe da die Lösung für euch«, sage ich und erzähle von unseren Forschungen zur tiefen Rückenmuskulatur.

»Ich dachte, du operierst vorwiegend?«

»Früher ja, mittlerweile können wir 80 Prozent der OPs am Rücken vermeiden.

Aber wir müssen etwas tun, damit die Zahl der Rückenpatienten nicht weiter steigt.« Ich mache eine kurze Pause, dann füge ich hinzu: »Wie wäre es, wenn wir die Maschinen bei Brose aufstellen? Rückenschmerzen tun ja nicht nur den Betroffenen weh, sondern auch dem Unternehmen. Mit Sicherheit könnte man einige Ausfallkosten einsparen.«

»Das hört sich interessant an.« Jürgen Otto denkt kurz nach, dann sagt er: »Oh, da fällt mir ein, einer unserer leitenden Angestellten hat Tinnitus, starke Kopf- und Rückenprobleme. Du kannst dir vorstellen, wie ihn die ständigen Schmerzen und die Ohrgeräusche beeinträchtigen. Ich werde ihn mal zu dir schicken.«

»Den kriegen wir hin!«, antworte ich selbstbewusst. »Das wird besser laufen als bei den Basket heute.« Denn die großen Jungs, die zum überwiegenden Teil an unseren Maschinen trainieren, verlieren am

Ende 95:73. Starke tiefe Rückenmuskulatur ist zwar wichtig, aber leider nicht alles, wenn es darum geht, ein Spiel zu gewinnen.

Es gibt keine Zufälle, denke ich auf dem Weg nach Hause, noch ganz beseelt von dieser zukunftsweisenden Begegnung aus dem Nichts. Ich male mir aus, wie die Maschinen in der deutschen Industrie Einzug finden und wir den Rückenschmerzen von unzähligen Arbeitnehmenden ein Ende setzen. Voraussetzung dafür ist aber, den Brose-Manager schmerzfrei zu bekommen, sonst stehen die Chancen schlecht.

12. JANUAR 2013

Das gesamte Praxisteam hat sich im Besprechungsraum versammelt, um Carsten Lichtleins WM-Auftaktspiel gegen Brasilien anzuschauen. Die Spannung ist im Raum spürbar. Alle starren auf den Fernseher und brechen in Jubel aus, als der Handballtorhüter aufs Spielfeld läuft. Ich kann es kaum fassen: Er ist wirklich bei der WM dabei. Das ist ein Quantensprung in der Wirbelsäulentherapie ebenso wie für Carsten Lichtlein, der eines seiner besten Turniere spielt. Vor sechs Monaten konnte er wegen zwei großen Bandscheibenvorfällen und starker Rückenmarkseinengung kaum laufen und litt unter starken Schmerzen. Jetzt hält er einen Ball nach dem anderen – ohne OP und als sei nichts gewesen.[1] Ich bin sicher: Die erfolgreiche nicht-operative Rückenheilung des Profisportlers wird eines der wichtigsten Testimonials für die Maschinentherapie sein. Natürlich ist davon auszugehen, dass junge Leistungssportler schneller regenerieren, da das Gewebe elastischer ist und vor allem der Stoffwechsel besser funktioniert. Aber die Daten aus unserem Diagnoseregister zeigen, dass das auch bei älteren bis sehr alten Patienten

---

1 Bis heute wurde Carsten Lichtlein nicht am Rücken operiert. Er ist Rekordspieler der Handball-Bundesliga geworden.

mit einem hohen Trainingsreiz möglich ist. Jeder Muskel des Körpers ist in jedem Alter trainierbar. Da der Mensch ab dem 30. Lebensjahr bis zu zehn Prozent an Muskeln pro Jahr verliert, kommt es über die Jahre zum dramatischen Abbau der äußeren, wie auch der tiefen Rückenmuskulatur. Da gilt es massiv gegenzusteuern. Deshalb heißt die Devise: Spine first. Rücken zuerst.

30. JANUAR 2013

Der Manager von Brose – schlank, groß, gut trainiert und fünfzig Jahre alt – betritt mein Sprechstundenzimmer.

»Guten Tag, Herr Dr. Alfen, ich komme auf Empfehlung von Herrn Otto.«

»Nehmen Sie doch Platz. Welche Beschwerden haben Sie?«, beginne ich die Anamnese.

»Was mich am meisten nervt, sind meine starken Kopfschmerzen, vom Nacken in den Kopf ziehend, und das Ohrgeräusch, das stört enorm bei der Konzentration. Außerdem kann ich nicht lange sitzen, was bei meiner tagtäglichen Arbeit am PC absolut kontraproduktiv ist. Hier habe ich noch eine CD mit einem MRT von der Lendenwirbelsäule. Das zeigt aber wohl nur Vorwölbungen.«

Ich lege die CD ein und stelle ihm unsere Therapie vor. Während ich ihm die Zusammenhänge zwischen Schmerzen und tiefer Rückenmuskulatur erläutere, merke ich, wie erklärungsbedürftig die Maschinentherapie für Laien noch ist. Mein Team und ich müssen unbedingt ein einfaches Modell entwickeln, das schnell, klar und einfach die wesentlichen Erkenntnisse und Informationen zusammenfasst. Keep it simple, sonst bleibt diese schonende und effektive Wirbelsäulentherapie, die die Ursache der Beschwerden behebt, in den Kinderschuhen stecken.

Ich drehe den Bildschirm in seine Richtung und zeige auf die weißen Flächen im MRT, die einen starken Abbau der tiefen Muskulatur belegen. Dabei lege ich ihm dar, dass die Folge davon die beiden Bandscheibenvorwölbungen sind.

»Okay, das sehe ich. Aber wenn diese Muskulatur so entscheidend ist«, fragt mein Patient, »warum baut sie sich überhaupt ab?«

Dieser clevere Manager bringt mich ganz schön ins Schwitzen. Ich überlege kurz, denn es ist wichtig, den Zusammenhang zu verstehen, um sich auf die Therapie mit den martialischen Maschinen einzulassen.

»Weil Sie diese Muskelstruktur schmerzbedingt geschont haben.«

»Aber ich mache doch viel Sport, fahre Mountainbike und gehe ins Fitnessstudio.« Der Manager schaut mich interessiert an. Ich habe das Gefühl, er möchte mehr wissen. Man merkt, dass er gewohnt ist, den Dingen auf den Grund zu gehen. Da er heute mein letzter Patient ist und ich nach hinten mehr Zeit habe, fahre ich fort.

»Durch unsere bisherige Forschung ist eines klar geworden: Der funktionelle und mechanische Zusammenhang zwischen verschiedenen Muskeln und Muskelschichten wird zwar in vielen Lehrbüchern beschrieben. Dass man sie zugleich isoliert voneinander betrachten muss, ist für die Wissenschaft bis heute allerdings nicht von herausragender Bedeutung gewesen.«

»Aber warum reicht Sport, Radfahren, Fitness oder Yoga nicht aus, um diese spezielle Muskulatur zu trainieren?«

»Weil wir die tiefen Rückenmuskeln nicht willentlich anspannen können, lassen sie sich mit normalen Übungen nicht aufbauen. Sie müssen isoliert trainiert werden.«

»Das wusste ich bis jetzt nicht.«

»Die willentlich nicht beeinflussbare Muskulatur schützt die wichtigen Strukturen des Körpers, zum Beispiel Herz, Rückenmark, Gehirn und Wirbelsäule. Versuchen Sie doch mal, die Herzmuskulatur oder die tiefe Rückenmuskulatur anzuspannen.«

Ich sehe, wie es im Gehirn des Brose-Managers arbeitet und wie er sich verdreht, um die tiefe Muskulatur anzuspannen.

»Sehen Sie, das ist nicht möglich, weder in der Physiotherapie noch mit Sport. Deshalb können wir mit herkömmlichen Therapien keine nachhaltige Verbesserung erzielen.«

»Wollen Sie damit sagen, dass Physiotherapie umsonst ist?«

»Nein, auf keinen Fall, aber sie erreicht die wichtigste Muskulatur für die Rückenstabilisierung, die sogenannten autochthonen Muskeln an der Wirbelsäule, nachweislich nicht.«

Er nickt langsam.

»Könnten Sie Ihre Herzmuskulatur willentlich steuern«, füge ich hinzu, um seine restlichen Zweifel zu zerstreuen, »würden Sie Gefahr laufen, dass das Herz jederzeit aufhört zu schlagen. Und könnten Sie die kleinen Rückenmuskeln in der Tiefe willentlich an- oder entspannen, müssten Sie ständig aufpassen, dass Ihre Wirbelsäule nicht zusammensackt. Das wäre lebensgefährlich.«

»So habe ich das noch nie betrachtet«, sagt mein Patient, sichtlich beeindruckt.

»Da sind Sie nicht allein. Ich habe dem bis vor unseren Forschungen auch nicht ausreichend Bedeutung beigemessen.«

»Trotzdem verstehe ich noch nicht, warum so eine lebenswichtige Muskulatur überhaupt abbauen kann.«

Der Manager stellt genau die richtigen Fragen. Ich liebe es. Also erkläre ich: »Im Normalfall muss diese kleine Muskulatur auch nicht speziell trainiert werden. Denn Gehen, Stehen, Laufen, also allgemeine Bewegung, reicht als Training für die tiefe autochthone Rückenmuskulatur aus. Wenn es jedoch zu Schmerzen im Rücken kommt, aus welchen Gründen auch immer, wird vor allem die tiefe Muskelpartie geschont und baut sich ab. Dann muss sie isoliert und mit einer gewissen Intensität wieder aufgebaut werden.«

»Und dafür brauche ich die Maschinen.«

»Genau. Als Erstes machen wir einen Krafttest mit der Maschine, damit wir sehen, wie es um die Stärke Ihrer tiefen Rückenmuskulatur bestellt ist, einverstanden?«

Ich leite alles in die Wege und zwanzig Minuten später sitzt der Manager wieder vor mir.

»Und, wie sieht der Test aus?«, fragt er.

»67 Prozent weniger Kraft als der männliche Durchschnitt Ihres Alters.«

Enttäuscht schaut er mich an, das hat er wohl nicht erwartet. Dann sagt er: »Und das bei meinem Sportprogramm.«

»Ihr Sportprogramm erreicht eben nicht die tiefen Rückenmuskeln. Sie werden sehen, nach zehn bis zwanzig Einheiten in der Maschine geht es Ihnen viel besser.«

17. APRIL 2013

»Hallo, wie geht es Ihnen?«, frage ich,als ich dem Brose-Manager am Vormittag während der Sprechstunde im Therapieraum begegne.

»Alles bestens«, antwortet er mit einem Strahlen im Gesicht, »die Kopfschmerzen sind komplett weg, was für eine Erleichterung!«

»Und was macht die Lendenwirbelsäule?«

»Viel besser, aber noch nicht ganz schmerzfrei. Der Tinnitus ist auch schwächer geworden.«

»Wie lief es insgesamt?«

»Also, nach neun Einheiten wollte ich aufhören, da ich erst wenig Verbesserung gespürt habe. Aber kurz darauf gab es einen Wendepunkt.«

»Inwiefern?«

»Da hatte ich auf einmal viel weniger Kopfschmerzen. Und auch am Rücken ging es plötzlich aufwärts.«

24. APRIL 2013

Ich hole einmal tief Luft, bevor ich die Telefonnummer auf der Visitenkarte wähle, die Jürgen Otto mir beim Basketballspiel gegeben hat. Einer Zusammenarbeit mit einem großen Unternehmen wie Brose wäre ein Meilenstein in der Verbreitung der Maschinentherapie. Und sie rückte in greifbare Nähe, weil die Behandlung des Managers erfolgreich abgeschlossen ist.

Jürgen Otto ist sofort selbst am Apparat. Er begrüßt mich herzlich und bedankt sich dafür, dass es seinem leitenden Mitarbeiter wieder gut geht. Das erleichtert den Einstieg. Es kann auch mal einfach gehen. Also fasse ich mir ein Herz: »Und, wann sollen wir die Maschinen bei Brose aufstellen?«

»Ich würde vorschlagen, wir machen erst mal eine Studie mit fünfzehn bis dreißig unserer Mitarbeiter. Wenn daraus sichtbare und zählbare Ergebnisse entstehen, starten wir an unserem Zentralstandort in Coburg mit einem Therapiekonzept in Zusammenarbeit mit unseren Betriebsmedizinern und unserem Fitnessstudio auf dem Gelände.«

So einfach geht es dann wohl doch nicht, denke ich und sage: »Ein absolut verständlicher Ansatz.« Ich möchte nicht wissen, wie viele Menschen schon bei Jürgen Otto mit irgendwelchen Verbesserungsvorschlägen vorstellig waren – ohne Proof of Concept. Aus seiner Sicht hat er vollkommen recht. Meine Überzeugung, egal wie tief sie ist, reicht nicht.

Also schlage ich in seinen Vorschlag ein, auch wenn mir bewusst ist, dass so eine Studie mit bis zu dreißig Patienten eine große Herausforderung ist, sowohl logistisch als finanziell. Aber da müssen mein Team und ich durch. Denn sollte die Studie gelingen, und davon gehe ich aus, wird klar sein, wie man in der zukünftigen Arbeitswelt Rückenschmerzen eliminiert.

7. JULI 2013

Nachdem wir im Februar in Würzburg in einem Vorbereitungstermin die unterschiedlichen Problemstellungen besprochen haben, wählt Brose insgesamt zwanzig Mitarbeiter aus, die aus den Werken in Coburg, Bamberg und Würzburg kommen, darunter Mitarbeitende, die wegen chronischen Rückenleiden kurz vor der Frühberentung stehen. Unser Team hat Zeitblöcke eingerichtet, an denen die Maschinen für die Studienteilnehmer und nicht für die Patienten der Praxis zur Verfügung stehen. Als Zeitraum werden fünf Monate festgelegt, damit etwaige Ausfälle durch Krankheit kompensiert werden können. Anton Högele, der neu zu unserem Team gestoßen ist, wird uns bei der Brose Studie unterstützen. Er ist Sportwissenschaftler und Betriebswirt. Da er auch in der Informationstechnik sehr bewandert ist, kann ich mit ihm die Vorgehensweise bei der Entwicklung einer diagnosegesteuerten Trainingssoftware besprechen.

Einige der Studienteilnehmer erzählen, dass sie sich wegen ihrer Schmerzen oft nicht ernst genommen fühlen. Dies gilt vor allem für die jungen Patienten, die noch kaum sichtbare Verschleißerscheinungen haben. Das ändert sich schlagartig, als wir ihre MRT-Bilder besprechen. Da ist nämlich die grundsätzliche Ursache der allermeisten Beschwerden schwarz auf weiß zu erkennen: ein mehr oder weniger starker Abbau der tiefen Muskulatur an der Wirbelsäule, deutlich sichtbar als weiße Fläche. Viele haben daraus resultierende, massive degenerative Veränderungen.

Wir wissen mittlerweile, dass es bei jüngeren Patienten durch den vermehrten Druck auf die Bandscheiben zu Instabilitäten kommt, die dann aufgrund einer Verschiebung der Wirbelkörper sowie Durchblutungsdefiziten oder Irritationen der Nerven und Gefäße zu Kopf- und Rückenschmerzen, Bandscheibenvorfällen, Schwindel oder Tinnitus führen können. Bei älteren Patienten kommt es bei längeren Defiziten der tiefen Muskulatur zunächst zu degenerativen Veränderungen an den Bandscheiben, dann zu Verschleißprozessen an den Wirbelgelenken und zu Druckphänomenen wie Osteochondrose oder Entzündungen in den Wirbelkörpern. Denn ein älterer Körper versucht der mangelnden Stabilität durch Verknöcherungen der am Wirbelkanal anliegenden Strukturen entgegenzuwirken. In der Folge kann es dort zu Einengung, einer Spinalstenose, kommen.

Ziel der Studie mit Brose ist es, klar zu dokumentieren, dass bei jeder Altersstruktur und bei jeder Wirbelsäulenveränderung und -erkrankung die tiefe Muskulatur eine entscheidende Rolle spielt. Wird diese nicht isoliert intensiv aufgebaut, können die Patienten, egal in welchem Stadium, vor allem auch nach einer Operation kaum schmerzfrei werden, weil die Ursache, nämlich der Abbau der tiefen Rückenmuskulatur, nicht behoben wurde. Wahrscheinlich haben 99,9 Prozent der Wirbelsäulenpatienten überall auf der Welt, das wird mir erst jetzt so richtig bewusst, noch nie eine kausale Therapie für den Rücken gemacht. Wie folgenschwer für all die leidenden Menschen!

Auch bei den zwanzig Brose-Mitarbeitenden wurde noch nie eine kausale Therapie gemacht. Obwohl sie, wie wir bei der Anamnese feststellen, sehr viele Therapien durchlaufen und teilweise bereits eine OP oder sogar mehrere hinter sich haben. Die meisten von ihnen kennen den Unterschied zwischen oberflächlicher und tiefer Muskulatur gar nicht, und sie wissen auch nicht, warum die Fixierung und Isolierung mit den Maschinen notwendig ist. Diese Aufklärung ist neben dem Training unsere Aufgabe.

Meilensteine 2013

- Die meisten Menschen kommen auf Empfehlung, teilweise aus einem Umkreis von bis zu dreihundert Kilometern, einige sind bereits operiert. Ein Ehepaar aus Köln reiste dreimal pro Woche mit dem Zug an und fuhr nach der Maschinentherapie wieder nach Hause. Mittlerweile können wir 280 000 durchgeführte und wissenschaftlich dokumentierte Therapiesitzungen vorweisen. Außerdem entwickeln wir unsere Patienten-Fragebögen weiter, um die Therapiesteuerung zu verbessern, sodass wir mehr Krankheitsbilder sicher behandeln können.
- Das Geld, das jährlich in die Forschung fließt, erwirtschafte ich mit der Praxis,

statt es anzulegen. Aber ich weiß, dass ich die Maschinentherapie wissenschaftlich weiter untermauern muss, damit sie in der Zukunft eine Chance hat und Rücken-OPs eines Tages nur noch im absoluten Notfall eine Behandlungsoption sein werden.

- Die diagnosegesteuerte Trainingssoftware wird immer dringlicher, da wir häufiger auch Patienten mit komplizierten degenerativen Veränderungen wie Osteochondrosen oder Spondylarthrosen auf die Maschinen setzen. Waren es bis jetzt überwiegend Bandscheibenvorfälle an Hals- und Lendenwirbelsäule, beziehen wir nun auch offen operierte Patienten drei Monate nach Eingriff als Reha-Maßnahme sowie Skoliosen, also eine angeborene oder erworbene Seitverkrümmung der Wirbelsäule, in die Therapie mit ein.
- Highlight-Patient des Jahres: Eine sehr talentierte 14-jährige Fechterin, die mit ihrer Mutter bei uns vorstellig wurde. Im Verein nennt man sie die Katze, weil sie nur aus Muskeln besteht und sehr beweglich ist. Sie hat einen italienischen Coach und trainiert mehrere Stunden am Tag. Wegen Beschwerden in der Hals- und Lendenwirbelsäule kann die herausragende deutsche Fechthoffnung bei nationalen und internationalen Wettkämpfen nicht mehr auftreten. Die Tests bestätigen eine schwache tiefe Rückenmuskulatur. Nach 25 Therapieeinheiten ist sie schmerzfrei und kann ins Wettkampfgeschehen zurückkehren. Sie macht das Erhaltungsprogramm einmal im Monat.[2]

9. APRIL 2014

Sebastian, Frieder und ich reisen nach Coburg, um der Brose-Führung die Ergebnisse unserer Studie mit den Mitarbeitenden des Unternehmens vorzustellen. Inzwischen werden wir nicht mehr in der Eingangshalle abgefangen. Beim allerersten Termin wurden wir nach Sicherheitscheck und Überprüfung der Personalien in einen kleinen

2 2023 schrieb die Europameisterin an das Alfen-Team: »Durch Ihre Betreuung und Unterstützung war es überhaupt erst möglich, leistungsfähig zu bleiben. Ohne Ihr Engagement wäre mein Olympiatraum nicht möglich gewesen! Vielen herzlichen Dank. Nun geht es endlich Richtung Tokyo.«

Nebenraum gebracht, wo wir lange warten mussten. Heute haben wir einen offiziellen Termin mit der Unternehmensspitze und den Verantwortlichen der Abteilungen Human Resources und Health Care in einem sehr großen Konferenzraum im vierten Stock. Als wir in unseren blauen Anzügen mit unseren Laptoptaschen den Aufzug besteigen, spüre ich nicht nur meine eigene Anspannung, sondern auch die meiner beiden Begleiter. Ich hoffe, dass sie genauso positiv aufgeregt sind wie ich. Denn ich kann es kaum erwarten, unsere Ergebnisse vor einem erlesenen Publikum präsentieren zu dürfen. So weit sind wir schon einmal gekommen.

Der Konferenzraum, wo wahrscheinlich regelmäßig die Budgets für die Automobilindustrie verhandelt und neue Auslandsstrategien entworfen werden, ist sehr gepflegt und modern, die große Fensterfront macht die Atmosphäre im Raum hell und klar. Man spürt sofort, dass hier Entscheidungen getroffen werden, die für viele Menschen relevant sind. Es erwarten uns bereits einige Herren, ebenfalls in dunkelblauen Anzügen. Jürgen Otto begrüßt uns sehr freundlich und bittet uns, gleich zur Sache zu kommen.

Ich schaue in die Runde und beginne: »Da es sich um eine interne Studie handelt, ist sie nicht doppelblind oder randomisiert und deshalb vom Studiendesign her angreifbar. Es handelt sich um empirische Forschung, die mithilfe von Befragungen und Messungen Aussagen trifft. Wir haben bei den an der Studie Mitwirkenden verschiedene Fragestellungen von Schmerzniveau bis Arbeitsfähigkeit nach gewissen Zeitabständen immer wieder abgefragt und verglichen. Während ich spreche, muss ich immer wieder den Gedanken daran verdrängen, was wir hier gerade machen. Da stolpern drei Hanseln mit einer Studie zur Unternehmensspitze eines internationalen Automobilzulieferers, die zwar großen Aufwand gekostet hat, aber unter vielen Gesichtspunkten anfechtbar wäre. Studien, die in der Wissenschaft Bestand haben wollen, müssen gewisse Kriterien erfüllen, wie Auswertung von Vergleichsgruppen, zufällig ausgewählte Personen etc. Das haben wir alles nicht. Diese Situation führt mir noch einmal vor Augen, dass wir in Zukunft Wissenschaftler brauchen, die nichts anderes machen, als groß angelegte Studien auf internationaler Ebene und mit Universitäten im Hintergrund durchzuführen. Aber jetzt ist erst einmal wichtig, klar und deutlich zu kommunizieren, dass es allen Teilnehmenden der Studie sehr viel besser geht und ein Großteil sogar völlig schmerzfrei ist – auch wenn es keine Vergleichsstudie mit anderen therapeutischen Maßnahmen gibt. Ich weiß, dass unsere vorliegenden Ergebnisse beeindruckend sind. Das ermutigt mich, sie mit fester Stimme zusammenzufassen.

»Über 80 Prozent der zwanzig Studienteilnehmer sind nach der Therapie schmerzfrei oder haben einen deutlich verbesserten Gesundheitszustand. Dieser Erfolg ist unabhängig vom Arbeitsplatz. Die rückenbedingte Arbeitsunfähigkeit kann durch zielgerichtete präventive Maßnahmen verhindert werden und kann mit ein bis zwei Trainingseinheiten über zwei Minuten pro Monat präventiv ausreichend gestärkt werden. Ganz allgemein erzielen wir eine nachhaltige und dauerhafte Stärkung der tiefen Wirbelsäulenmuskulatur.«

Als ich fertig bin, ist es erst mal still im Oval Office. Bis der Herr, der für das Gesundheitsresort zuständig ist, das Wort ergreift.

»Das ist sehr beeindruckend, Herr Dr. Alfen. Großen Respekt an Sie und Ihr Team.« Er schaut von mir zu Sebastian und Frieder. »Bevor wir jedoch weiterreden, möchte ich in den Raum stellen, dass auch Brose intern eine Befragung gemacht hat.«

Ein leises Raunen geht durch die Runde. Für mein Team und mich ist das eine völlig neue Information. Wir schauen uns verstohlen an. Aus den Blicken meiner Mitarbeiter lese ich, dass sie gerade auch nicht sagen können, ob das für uns ein Vor- oder Nachteil ist.

Vertrauen ist gut, aber Kontrolle ist halt besser, denke ich, während die Herren mit der Präsentation der konzerninternen Befragung starten. Wir sind sehr gespannt, was sich dabei herausstellt: Waren die Probanden möglicherweise bei der internen Befragung eingeschüchtert? Immerhin geht es um ihren Arbeitsplatz. Aber ohne Testungen sind das ohnehin rein subjektive Einschätzungen.

Jürgen Otto resümiert die internen Ergebnisse: »Die Befragungen im Rahmen der Pilotstudie bei den Teilnehmern unseres Konzerns ergab nur bei einem Patienten eine Verschlechterung, über 60 Prozent der Befragten waren absolut schmerzfrei. 20 Prozent berichteten wesentliche Verbesserungen, 10 Prozent sind leicht verbessert und 5 Prozent unverändert. Was aber sehr heraussticht, ist die absolut positive Beurteilung der Therapie, was Zeitaufwand und Effektivität betrifft.« Am Ende liest er noch zwei Abschlussstatements von den Teilnehmern vor.

Jürgen Ottos Ausführungen machen uns sprachlos. Ich spüre die enorme Wertschätzung in der positiven Beurteilung der Therapie förmlich am eigenen Körper, denn auf einmal fällt die Anspannung ab. Auch wenn ich überzeugt bin von der Therapie, gehe ich lieber vom Worst Case aus. Daher habe ich nicht mit einem so guten Feedback gerechnet und muss aufpassen, nicht zu emotional zu werden. Jürgen Otto lächelt mir wohlwollend zu, das fühlt sich an, als würden wir uns gedanklich ein High Five geben.

Jetzt nur ruhig bleiben, besinne ich mich, wir sind noch nicht durch.

Doch dann klopft mir Jürgen Otto auf die Schultern und sagt: »Dr. Alfen, wir brauchen dieses Konzept.«

Als wir auf dem Rückweg Coburg hinter uns gelassen haben, halte ich am nächstmöglichen Parkplatz an. Sebastian, Frieder und ich reißen die Türen auf und fallen uns in die Arme. Wir tanzen um einen Abfalleimer herum, wie Bundesligaspieler um die Eckfahne nach einem Torerfolg. So viel Glück ist kaum zu fassen: Brose hat uns zugesichert, das Konzept in enger Zusammenarbeit mit den Betriebsärzten in Coburg zu installieren. Das wird unser erster Standort in der Industrie sein und idealerweise die Blaupause für viele andere Firmen. Nach Produktion der Maschinen stellen wir fünf Monate im konzerneigenen Fitness-Studio auf, wo die bisher skeptischen Betriebsärzte selbst mit der Therapie anfangen. Wenn alles gut geht, kann das eine sehr große Sache werden.

12. NOVEMBER 2014

Nach neun Wochen Therapie am Brose-Standort fährt Sebastian zur ersten Qualitätskontrolle nach Coburg. Leider sieht die Sache dort nicht so rosig aus. Die Therapeuten und Mitarbeitenden wirken nicht mehr so glücklich wie vor einem halben Jahr. Sie berichten, dass die Therapie nicht den Erfolg bringt, den sie sich nach der Studie erhofft haben. Ein Alarmsignal für uns, denn das sollte natürlich nicht der Fall sein. Nachdem Sebastian noch vor Ort in eine erste Analyse geht, ist schnell klar, wo das Problem liegt. In der Ausbildung werden die Therapeuten in einer zweiwöchigen intensiven theoretischen und praktischen Schulung auf die verschiedenen Krankheitsbilder am Rücken sowie auf die dazugehörigen Trainingsmethoden geschult und müssen danach eine Prüfung ablegen. Ausbildung und Prüfung richten sich nach den Leitlinien der Gesellschaft für medizinische Kräftigungstherapie, in der ich einer der Vorstände bin. Sebastian hat zwar in der Ausbildung die Trainingssteuerung detailliert angesprochen, aber es zeichnet sich ab, dass nicht alle Patienten ihrem Potential entsprechend voll ausgelastet werden und sich dadurch der Muskelzuwachs-Effekt sehr langsam oder gar nicht einstellt. Der Grund dafür: Die Therapeuten sind zwar gut ausgebildet, aber manche halten sich nicht an die Vorgaben, zum Beispiel aus Angst, dass Patienten sich verletzen könnten. Wissenschaft muss aber exakt sein. Um valide Ergebnisse zu erhalten, braucht es nicht nur genaue Planung, sondern auch eine objektive, zuverlässige und wiederholbare Durchführung. Ist das nicht der Fall, kommt es zu Frustration und mangelnden Fortschritt. Jetzt heißt es, schnell nacharbeiten, damit die Euphorie des Konzerns und seiner Mitarbeitenden nicht im Keim erstickt wird.

11. DEZEMBER 2014

Nach einer erneuten Schulung steht eines fest: Wir müssen die Fragen der Therapeuten standardmäßig beantworten können: Bei welcher Diagnose darf ich wie stark belasten? Wie stark muss das Bewegungsausmaß bei Wirbelgleiten an der Maschine eingeschränkt werden? Wie sicher können wir das Training bei sehr starker Osteoporose machen? Daher brauchen wir so schnell wie möglich eine Software, die alle Diagnosen und alle Trainingsprinzipien abbildet. Wissenschaftliches Arbeiten ist mit völlig unterschiedlichen Parametern sinnlos und Zeitverschwendung. Das Beispiel Brose hat gezeigt, wie alle unsere Anstrengungen sich im Nirwana auflösen, wenn nicht exakt gearbeitet werden kann. Um standardisiert zu therapieren, die Qualität aufrechtzuerhalten und das ganze System auch zu skalieren, brauchen wir dringend eine diagnosegesteuerte Trainingssoftware, die genau festlegt, wie lange eine Einheit bei welchem Befund dauert, wie die Einstellungsparameter dementsprechend an der Maschine ausgelegt sind und die Trainingssteuerung aussieht. Die Entwicklung einer solchen Software wird komplex, das wird unser Mini-Team nicht mehr leisten können. An diesem Punkt unserer Arbeit liegt auch die Digitalisierung der Maschinen nahe. Aber eines nach dem anderen.

Meilensteine 2014

- In Zusammenarbeit mit einem IT-Spezialisten, unseren Therapeuten und Sportwissenschaftlern sowie den Ingenieuren des Maschinenherstellers und mir als Arzt entsteht erst ein Rohentwurf der sogenannten Alflexus-Software und zwei Monate später die weltweit erste diagnosegesteuerte Trainingssoftware für eine nicht-operative Therapie, die damit standardisiert und messbar ist. Ein absolutes Novum und ein Paradigmenwechsel!

- Im Juni habe ich in Paris auf dem Weltkongress für minimal-invasive Wirbelsäulenchirurgie den renommierten Parviz-Kambin-Award für die umfassenden Verdienste um die endoskopische Wirbelsäulenchirurgie verliehen bekommen. Als ich die blaue Trophäe wie einen Grammy in meinen Händen hielt, gingen mir viele Gedanken durch den Kopf: von der massiven Skepsis und Kritik seitens klassischer Wirbelsäulenchirurgen bis zu den vielen Selbstzweifeln, die mich plagten, bis ich dieses große Ziel erreichte. Mittlerweile habe ich in mehr als zwanzig Ländern, teilweise in universitären Einrichtungen, die Erstoperation in dieser Technik durchgeführt. Ich kann mich noch sehr gut daran erinnern, wie ich Anfang der 2000er-Jahre im Operationssaal mit Wolfgang Ries, dem Gründer und CEO der Firma Joimax, die die endoskopischen Geräte herstellt, am Instrumentarium tüftelte. Damals wurde der Grundstein für die voll endoskopische Wirbelsäulenchirurgie gelegt. Auch wenn wir zu Anfang nur kleine Operationszahlen aufweisen konnten, aus denen wir kaum erwähnenswerte Studien erstellten, hat die Endoskopie an der Wirbelsäule in den letzten zehn Jahren einen unvergleichlichen Siegeszug vollbracht. Mit jeder Studie wuchs die Akzeptanz dieser schonenden und effektiven OP-Technik. Aus der Hypothese, man könne mit einem minimalen chirurgischen Eingriff an Wirbelsäulen operieren, wurde Realität. Aber dieses Ziel haben wir eben nur mit stichhaltigem wissenschaftlichem Arbeiten erreicht. Der Award hat mir noch einmal vor Augen geführt, dass sich die Anstrengung, das Forschen und das Investment für die Maschinentherapie lohnt. Denn nur so wird es gelingen, die Bedeutung des Trainings der tiefen Rückenmuskulatur bei Rückenschmerzen aller Art weltweit herauszustellen. Dazu sind ein Therapiestandard, wissenschaftlich, belastbare Studien sowie eine Digitalisierung der Hardware, ja eigentlich eine neue Maschine, notwendig.
- Ich werde das erste Mal zum deutschen Präsidenten der Gesellschaft für medizinische Kräftigungstherapie gewählt. Ziel der Gesellschaft ist seit fünfzehn Jahren die Etablierung der Maschinentherapie als gesetzliche Leistung.
- Highlight-Patientin des Jahres: Eine 54 Jahre alte Frau mit einer sehr stark ausgeprägten Skoliose, Abweichungswinkel 42 Grad. Aufgrund heftiger Schmer-

zen wurde der Patientin geraten, eine Ausgleichsoperation mit Verschraubung von sieben Etagen an der Wirbelsäule vorzunehmen. Wegen internistisch ungünstiger Voraussetzungen stuften die Ärzte den Eingriff als gefährlich ein, empfahlen ihn aber trotzdem. Nach zwölf Trainingseinheiten sind die Schmerzen der Patientin deutlich besser. Sie hat daher Abstand von einer OP genommen. Nach 25 Einheiten geht es ihr so gut, dass sie ihren Alltag wieder bewältigen kann. Durch die mittlerweile starke tiefe Rückenmuskulatur ist davon auszugehen, dass es nicht mehr zu einer weiteren Krümmung der Wirbelsäule kommt.

14. MAI 2015

Mit einem Teil meines Forschungsteams bin ich auf dem Weg nach Dorsten, wo wir Paul Underberg treffen, den ich im April dieses Jahres in Köln auf der Fibo, der größten Fitnessmesse der Welt,kennengelernt habe. Er machte die Injoy-Fitnesskette in Deutschland groß, war 2011 Unternehmer des Jahrzehnts, nominiert für den Mittelstands-Oscar, ist Dozent, Mentor, Vorbild für viele und ein Visionär und Schwergewicht der Fitnessbranche. Dank seines Engagements schaffte es das Thema Muskeltraining sowie dessen unangreifbar positive Wirkung auf unsere Gesundheit bis ins politische Berlin.

Heute möchte ich mit ihm über die Möglichkeit einer Kooperation mit Fitness-Studios sowie über einen eventuellen Umbau unserer Maschinen sprechen. Dafür ist er genau der richtige Mann. Wir sind im Sternerestaurant von Frank Rosin, der ein guter Freund von Paul ist, verabredet.

Während der Fahrt überlegen Sebastian, Frieder und ich, wie man ein quasi medizinisches Konzept in der Fitnessbranche etablieren könnte, und beschließen, Paul einen Prototyp unserer Maschinen zur Verfügung zu stellen, denn er hat auch stärkere Rückenschmerzen. Im Gegensatz zu uns hat Paul die meisten seiner beruflichen

Visionen schon umgesetzt, er kann uns sicher unterstützen. Und wir können ihm helfen, seine Schmerzen loszuwerden. Eine klassische Win-win-Situation.

Als wir das stylische Lokal betreten, sitzt Paul schon am Tisch und begrüßt uns freundlich. Wir kommen fünfzehn Minuten zu spät an, den Stau im Ruhrpott hatten wir zwar eingeplant, aber unterschätzt. Ich hasse es, nicht pünktlich zu sein.

»Bitte entschuldige«, sage ich noch bevor wir sitzen, »und danke, dass du dir Zeit nimmst!«

Paul lächelt und entgegnet: »Halb so schlimm, hier erst mal die Karte. Ich kann euch das Tagesmenü empfehlen!«

Wir plaudern über Gott und die Welt, Frank Rosin kommt an den Tisch und begrüßt Paul und uns. Man merkt gleich, sie mögen und schätzen sich. Beide haben aus dem Nichts etwas Großes aufgebaut. Meine Jungs und ich sind aus dem gleichen Holz geschnitzt, aber noch vergleichsweise kleine Hölzchen.

Beim Hauptgang kommen wir zur Sache. Abwechselnd präsentieren Sebastian, Frieder und ich unsere Geschichte und unsere Vision. Paul wirkt sichtlich von den Hölzchen beeindruckt, was mich natürlich freut.

»Wir sind halt eine kleine Truppe mit sehr großen Zielen, von denen wir allerdings schon einige erreicht haben«, beende ich unsere Vorstellung. »Trotzdem ist die Therapie und vor allem ihre enorme Wirkungsweise noch weitgehend unbekannt.«

Paul, ein Mann, der in großen Dimensionen denkt, schweigt erst mal. Er hat für uns einen erlesenen Riesling aus dem Rheingau bestellt. Schließlich sagt er: »Florian, du musst an die Politik rangehen. Man muss immer die Entscheidungsträger treffen und mit der ersten Instanz darüber sprechen. Dann kann man sich eventuell einige Zwischenschritte in der Akzeptanz sparen.«

»Aber ich habe noch nicht genug Studien zusammen. Auch wenn wir bisher schon rund 12 500 Patienten erfolgreich mit der Maschine behandelt haben, müssen die Ergebnisse ja wissenschaftlichen Maßstäben standhalten.«

Er schüttelt den Kopf und sagt: »Wozu brauchst du noch mehr Wissenschaft? Eure Erfolge sind doch überzeugend! Das muss das Gesundheitswesen erfahren.« Er hebt sein Glas. »Also ich würde sagen, ihr kommt mit mir nach Berlin zu einem parlamentarischen Abend, da sind die Vertreter der Gesundheitsresorts der verschiedenen Parteien, und anschließend gehen wir aufs Kanzlerfest. Bestimmt ist da auch Bundesgesundheitsminister Gröhe. Den könnte man mal auf die Maschinentherapie ansprechen. Dieses Jahr sind die Einladungen schon durch, aber 2016 kommt ihr mit. Dann haben wir auch genügend Zeit, alles in Ruhe vorzubereiten.«

Vielleicht ist das tatsächlich der richtige Weg, um die Therapie baldmöglichst mehr Patienten zugänglich zu machen und sie von ihren Rückenschmerzen zu befreien. Denn auf empirischer Ebene bestätigen die zahlreichen positiven Ergebnisse den Erfolg des Maschinentrainings. Einen Versuch ist es wert. Gleichzeitig denke ich: Dann nehmen wir eine Rakete und fliegen auf den Mars, denn das ist alles so unwirklich.

»Könntest du uns dabei helfen?«, frage ich.

»Klar, ich werde das organisieren, denn es macht jetzt absolut Sinn.«

Ich gebe Paul zu hundert Prozent recht. Die Therapie hat nur dann eine Chance, wenn sie bekannt wird. In meinem persönlichen Umfeld und auch in der Würzburger Region kennt man unsere Arbeitsweise. Aber würde man hier in Nordrhein-Westfalen jemanden fragten, was medizinische Kräftigungstherapie ist und was es mit der tiefen Rückenmuskulatur auf sich hat, würden die meisten mit den Achseln zucken.

Es ist höchste Zeit, der Politik diese Therapie vorzustellen, die Rückenprobleme ursächlich löst und damit Millionen von Menschen die Chance bietet, ihre Schmerzen schonend und schnell loszuwerden.

Als Präsident der Gesellschaft für medizinische Kräftigungstherapie liegt es mir am Herzen und ist auch meine Aufgabe, dass diese Therapie eine gesetzliche Leistung und von den Krankenkassen bezahlt wird. Es muss doch im Interesse der Gesundheitspolitik des Bundes sein, Rückenschmerzen möglichst schonend zu behandeln. Das zahlt nicht nur aufs Patientenwohl ein, sondern senkt auch die jährlich ansteigenden Kosten. Im Jahr 2000 lag das Gesundheitsbudget bei 214 Milliarden Euro, 2015 bereits bei 344 Milliarden Euro. Da könnte doch sehr viel Geld eingespart werden. Eine offene Operation kostet rund 5000 Euro, die anschließenden Rehamaßnahmen sowie mögliche Folgetherapien, weil die Patienten weiter Schmerzen haben, nicht eingerechnet. Die Erfolgsquote der klassischen operativen Therapie liegt bei rund 60 Prozent. Dann noch die Ausfallkosten am Arbeitsplatz, in der Regel vier bis acht Monate! Eine endoskopische OP an der Wirbelsäule beläuft sich auch auf etwa 5000 Euro. Die Erfolgsquote dieses wesentlich schonenderen Eingriffs liegt nach unseren Auswertungen bei 80 Prozent und die Patienten können in den meisten Fällen nach drei bis vier Wochen wieder am normalen Leben teilnehmen und zurück an den Arbeitsplatz. Viele sogar früher. Im Gegensatz zu den operativen Verfahren liegen die Kosten für eine medizinische Kräftigungstherapie der tiefen Rückenmuskulatur mit gerade mal 1000 Euro deutlich niedriger und die Trefferquote beträgt knapp 90 Prozent. Es braucht keine Reha oder längere Ausfallzeiten, ein enorm großer volkswirtschaftlicher Faktor. Das können wir mittlerweile mit Hunderten Erfolgsgeschichten von Patienten belegen. Also wäre ich Gesundheitspolitiker, ich würde einen Arzt und Forschenden wie mich zumindest einmal anhören.

Meilensteine 2015

- Bisher sind 13 400 Wirbelsäulenpatienten mit der medizinischen Kräftigungstherapie in unserer Praxis behandelt worden. Wir können 330 000 durchgeführte und wissenschaftlich dokumentierte Therapiesitzungen vorweisen und unser

Diagnoseregister wächst unaufhörlich. Mittlerweile sind wir bei 180 relevanten Befunden an der Wirbelsäule angelangt, die wir in Kategorien eingeteilt haben. Ein spezielles Behandlungsregime für diese Gruppen wird von unserem Forschungsteam ausgearbeitet.

- Fünf Jahre nach der Überwindung meines Bandscheibenvorfalls habe ich am Halbmarathon in Würzburg teilgenommen. 2008 musste ich die Vorbereitungen aufgrund der starken Rückenbeschwerden abbrechen. Diesmal klappt alles hervorragend, und ich bin überglücklich nach einer Stunde und 52 Minuten im Ziel eingelaufen. Ohne Schmerzen!
- Highlight-Patient des Jahres: Eine junge Mutter, die sechs Monate, bevor sie zu uns in die Praxis kam, Nachwuchs bekommen hat. Durch einseitige Belastung, unzureichende, muskuläre Stabilisierung bekam sie einen großen Prolaps in der Halswirbelsäule, C6/C7 rechts, mit beginnenden motorischen und vor allem sensiblen Ausfällen im rechten Arm. Als gesetzlich Versicherte durchlief sie zunächst die üblichen Stationen: Hausarzt, Orthopäde, Neurochirurg, der ihr aufgrund der Lähmungserscheinungen zu einer schnellen OP riet. Die junge Mutter kam zur Zweitmeinung zu mir, weil abruptes Abstillen und eine Woche Krankenhausaufenthalt für sie nicht infrage kamen. Sie wollte unbedingt die Maschinentherapie machen. Bis zu dem möglichen OP-Termin hatten wir drei Wochen Zeit. Nach fünf Einheiten in der Maschine waren die Symptome deutlich besser und sie entschied sich, die OP abzusagen. Der Neurochirurg wollte sie unbedingt nochmals sehen und stellte keine Defizite mehr fest. Die junge Mutter beendete die Therapie bei uns und ist seither schmerzfrei. Ganz besonders brisant ist diese Geschichte, da im selben Zeitraum eine Triathletin mit ähnlicher Vorgeschichte erstmalig zu uns kam. Nach drei Rückenoperationen hatte sie immer noch Schmerzen an der Halswirbelsäule und eine von der OP stammende irreparable Stimmbandverletzung. Auch sie wurde nach der Therapie in der Maschine schmerzfrei, aber sprechen kann sie nicht mehr. Nach Sichtung der präoperativen Bilder ist davon auszugehen, dass die Operationen und damit auch die Verletzung des Nervus laryngeus recurrens, der die Stimmbänder versorgt, hätte verhindert werden können.

4. JULI 2016

Parlamentarischer Abend im Berliner Regierungsviertel. Dieses Event ist eine von Interessenverbänden ausgerichtete geschlossene Veranstaltung für Abgeordnete des deutschen Bundestags sowie Mitarbeitende der Ministerien und geladene Redner aus den verschiedensten Bereichen zum Beispiel Medizin. Veranstalter sind Verbände der Industrie, Sozialverbände, Gewerkschaften, Umweltverbände, Unternehmen und Hochschulen. Ziel ist der Informationsaustausch zwischen Politik und Interessenverbänden.

Durch die sehr guten Kontakte von Paul Underberg bekomme ich als Vertreter der Gesellschaft für medizinische Kräftigungstherapie die Möglichkeit, vor dem anwesenden Politpublikum einen Vortrag mit dem Titel »Vermeidung von Rückenoperationen durch die medizinische Kräftigungstherapie« zu halten. Ich habe mir vorgenommen, mit meiner Präsentation zu den Entscheidern vorzustoßen, die diese Therapie in den Leistungskatalog der gesetzlichen Kassen aufnehmen könnten.

Obwohl gewohnt, auf allen möglichen Bühnen über die Behandlung von Rückenschmerzen zu sprechen, bin ich reichlich nervös. Die Sache ist einfach zu wichtig, um sie zu vermasseln. Kann ich die Abgeordneten und Mitarbeitenden der Ministerien für das Projekt OP-Vermeidung und Rückenschmerz-Prophylaxe gewinnen? Und schaffe ich es, alle Infos, das zum Verständnis notwendige Grundwissen über die tiefe Rückenmuskulatur, die Maschinentherapie und unsere Studien in gerade mal zwanzig Minuten darzustellen? Es fällt mir eher schwer, in kurzer Zeit das große Thema Rückenschmerz in allen Facetten zu beleuchten, ohne dass man den Eindruck bekommt, Dr. Alfen möchte bloß seine Therapie an den Mann und an die Frau bringen. Viel besser wäre es, die verschiedenen Therapieoptionen am Rücken zu beleuchten, um im Vergleich die Unterschiede und die Vorteile der Maschinentherapie darzustellen. Aber dazu fehlt die Zeit.

Das Veranstaltungsgebäude befindet sich direkt hinter dem Deutschen Bundestag am Friedrich-Ebert-Platz. Es gibt dort etwas zwanzig Vortragsräume mit dazugehörigen kleineren Speisesälen, wo sich die Parlamentarier zuvor verköstigen. Mittelbrauner Bürostyle, hochwertig unverbindlich. Im Anschluss geht es in die Vortragsräume, wo Politik auf das Volk trifft, auf die Unternehmen der Industrie oder des Handwerks sowie auf Interessenverbände. Eine richtig demokratische Institution.

Um neunzehn Uhr stehe ich mit Mikrofon am Rednerpult. Vor mir etwa zwanzig Parlamentarier, vornehmlich aus den Gesundheitsresorts der verschiedenen Parteien. Meine Eingangsfrage, ob sie die Bedeutung der tiefen Rückenmuskulatur für einen gesunden Rücken kennen, verneinen die Anwesenden weitgehend. Die gedankliche Uhr tickt in meinem Ohr. Wie soll ich das bloß in so kurzer Zeit schaffen? Ich vergaloppiere mich etwas, weil ich zu schnell zu viel erklären will. Hoffentlich habe ich mein Publikum nicht verwirrt. Der Blick in den Saal beruhigt mich nicht. Begeisterung sieht anders aus. Am Ende des Vortrags kommt die Fragerunde.

Aus dem Publikum: »Gibt es nicht eine Übung, mit der man die tiefen Muskeln auch zu Hause trainieren kann?«

Es ist zum Verrücktwerden. War mein Vortrag so schlecht oder hat man mir einfach nicht richtig zugehört. Ich versuche gelassen zu bleiben und antworte: »Nein, denn das Training der tiefen Rückenmuskulatur erfordert Isolierung, das ist nur maschinell möglich.«

Ein Abgeordneter: »Warum gibt es diese Trainingstherapie nicht schon überall, wenn sie so erfolgreich ist?«

Meine Antwort: »Weil man Maschinen anschaffen muss, die teuer sind und das Training noch keine gesetzliche Versicherungsleistung ist.«

Eine Abgeordnete: »Reicht es nicht, ins Fitnessstudio zu gehen, da stehen doch ähnliche Maschinen?«

Ich atme tief durch und erkläre: »Nein, die Maschinen im Fitnessstudio sind nicht vergleichbar, es gibt kein anderes System, um die tiefe Rückenmuskulatur zu isolieren. Wir betreiben Forschung in diesem Bereich.«

Eine weitere Frage: »Reiten, Wackelstab, Yoga, das sind doch auch probate Mittel, um den Rücken zu stärken, oder?«

Meine Frustration steigt, während ich versuche, so gelassen wie möglich zu erklären: »Nein, es gibt keine einzige Studie, die belegt, dass damit die tiefe Rückenmuskulatur erreicht wird.«

»Und was ist mit Physiotherapie oder Osteopathie? Reicht das nicht aus?«, fragt eine Dame.

Ich antworte: »Die positiven Effekte schonender Therapien sind nicht von der Hand zu weisen und haben ihre Berechtigung. Das gilt ebenso für Yoga und Co. Die tiefen, äußerst wichtigen Muskeln am Rücken erreicht man damit aber nicht.«

Ein Herr in der zweiten Reihe meldet sich zu Wort: »Aber dann müssen wir komplett umdenken. Das wäre ja ein Paradigmenwechsel, wenn, mit Verlaub Herr Dr. Alfen, Ihre Studien stimmen.«

»Haben Sie denn schon international veröffentlicht?«, fragt ein anderer Abgeordneter.

»Wir sind gerade dabei, unsere Studien der Öffentlichkeit und den Gremien zugänglich zu machen«, sage ich, um die letzte Frage zu umgehen. Denn genau genommen haben wir außer mehr als 13 000 zufriedenen Patienten in der medizinischen Kräftigungstherapie und einigen internen Studien nicht wirklich etwas in der Hand, das die Effektivität der Therapie beweist. Auch wenn die empirische Forschung, also alle aus unserer jahrelangen Arbeit mit Rückenpatienten gewonnenen Ergebnisse, für sich spricht, erfüllt sie nicht die formalwissenschaftlichen Kriterien. Aber diese Studien gibt es für keine einzige nicht-operative Therapie, auch nicht für Physiotherapie, die dennoch bundesweit von der Ärzteschaft verschrieben und von den Kassen bezahlt wird.

»Okay«, sagt der Herr in der zweiten Reihe, »also Sie haben keine veröffentlichen Studien über Ihr Konzept.«

»Noch nicht.«

»Dann würde ich vorschlagen, Herr Dr. Alfen, dass Sie diese Studien anfertigen und dann noch mal bei uns vorbeikommen.«

Sofort entspannt sich die Stimmung im Saal. Denn heute muss niemand mehr etwas entscheiden, beantragen oder sonst etwas. Die Luft ist raus! Mir ist klar, dass die Sache damit bei den Abgeordneten erst mal abgehakt ist. Gerade war ich noch so nah dran und jetzt auf einmal galaxienweit entfernt.

Am Ende machen Sebastian und ich noch ein Foto mit den Parlamentariern und gehen dann ins Hotel zurück. Ich bin maßlos enttäuscht, weil ich nicht ansatzweise einen Fuß in die Tür bekommen habe. Wenn wissenschaftliche Studien so wichtig sind, dann müssten doch auch alle anderen schonenden Therapien am Rücken hinterfragt werden. Denn da sieht die Studienlage im Bereich tiefe Muskulatur mehr als mager aus. Es gibt nämlich keine! Deshalb erscheint es mir ungerecht, bei der medizinischen Kräftigungstherapie darauf zu pochen. Offenheit für Innovation sieht anders aus!

Sebastian dagegen fokussiert sich aufs Positive. »Mensch, Florian. Wir haben heute das erste Mal richtig auf uns aufmerksam gemacht. Das Interesse ist da, aber wir sind halt einfach noch nicht so weit, auf dieser Bühne zu bestehen. Das Thema Studien fällt uns immer wieder auf die Füße.«

»Du hast ja recht«, antworte ich, schon besser gelaunt. »Vielleicht reißen wir die Sache morgen auf dem Kanzlerfest rum.«

5. JULI 2016

Achthundert Gäste aus Politik, Wirtschaft und Medien sind in unmittelbarer Nähe des Reichtages in einem umzäunten Bereich mit größerer Bühne zu dem »rauschenden Sommerfest des deutschen

Mittelstands« gekommen, wie es in der Einladung heißt. Veranstalter ist der Verein zur Förderung der Arbeit des Parlamentskreises Mittelstand e. V. Nach einiger Zeit in der Warteschlange und einem zweifachen Sicherheitscheck dürfen Sebastian und ich, beide elegant in blauem Anzug, auf das Gelände.

Das Who is Who der Politik sowie viele Persönlichkeiten, die man aus den Medien kennt, haben sich um die vielen Pavillons versammelt, die Köstlichkeiten auf höchstem Niveau anbieten. Angela Merkel ist noch nicht da. Wir laufen etwas verloren herum, auf der Suche nach Paul Underberg, durch den wir es überhaupt auf die Gästeliste geschafft haben. Er möchte uns heute Abend mit Bundesgesundheitsminister Gröhe bekannt machen.

Eine halbe Stunde später hält die Kanzlerin auf der Bühne eine Ansprache zur Lage der Politik und zum Anlass der Einladung. Wir stehen keine zehn Meter von ihr entfernt. So nah am Zentrum der politischen Macht zu sein, stärkt meine Zuversicht nach dem misslungenen Auftritt am Vortag. Angela Merkel dankt allen Anwesenden für die gute Arbeit und das große Engagement. Dabei wirkt sie gelöst, professionell, nahbar und am Ende macht sie noch einen Scherz.

Als die Rede zu Ende ist, kommt Paul auf uns zu. Wir schütteln Hände und er sagt: »Kommt mit, da drüben steht der Minister.«

Vor zwei Wochen hätte ich mir nicht vorstellen können, auf einem Sommerfest der Politik mit Bundesgesundheitsminister Gröhe über unsere Forschungen zu sprechen. Der Satz meiner Mutter kommt mir wieder in den Sinn. Vielleicht bin ich doch ein Glückskind.

Hermann Gröhe ist umringt von Menschen, die ihm vermutlich alle das eine oder andere Anliegen vortragen wollen. Wie sollen wir da bloß durchkommen? Irgendwie naiv zu glauben, denke ich, man könnte in einer solchen Atmosphäre des Feierns und Entspannens mal so eben den ersten Mann des Staates im Ressort Gesundheit auf das ziemlich komplexe Thema Rückenbehandlung der Zukunft ansprechen. Und noch dazu so einfach und leicht verständlich wie möglich in noch weniger Zeit als gestern. Das ist doch die Quadratur des Kreises.

»Hallo, Herr Minister, wie geht's?«, eröffnet Paul das Gespräch in bewundernswertem Plauderton. »Schön, dass das Wetter hält.«

Währenddessen kann ich nur daran denken, was ich gleich sagen soll: Mein Name ist Florian Alfen, bekannt aus Funk und Fernsehen ... Was, Sie kennen mich nicht ... Sie tragen eine sehr schöne Krawatte ... Ein so angenehm lauer Abend heute ... Eigentlich würde ich am liebsten mit der Tür ins Haus fallen, denn ich habe ja ein Ziel, das ich erreichen möchte: den Support der Politik bei der Etablierung einer innovativen schonenden Rückentherapie.

Gott sei Dank übernimmt es Paul, Sebastian und mich vorzustellen und kurz zu erläutern, was wir machen. Danach gehe ich näher auf unsere Erkenntnisse zur tiefen Rückenmuskulatur ein. Herr Gröhe, für seinen ausgleichenden Charakter bekannt, hört mir höflich zu. Beim Thema Kosten, die die Maschinentherapie dem ohnehin schon hohen Gesundheitsbudget ersparen würde, horcht der Minister auf. Im Anschluss erklärt er uns einige seiner Strategien, wie man die Kosten senken könne, und bedankt sich für unsere Ansätze, die in eine ähnliche Richtung gingen.

Hinter uns hat sich bereits eine Schlange gebildet, jeder hat ein Anliegen, und wir haben schon ziemlich lang mit dem Minister gesprochen.

»Wie etabliert ist denn die Therapie in Deutschland?«, fragt Gröhe, den die Wartenden nicht aus der Ruhe zu bringen scheinen.

»Seit 2002 kann sie als Privatleistung abgerechnet werden«, antworte ich, »aber die gesetzlichen Versicherer erkennen sie noch nicht als erstattbar an.«

»Dann schicken Sie doch bitte meinem Ressort die wissenschaftlichen Daten. Mal sehen, was sich machen lässt.«

»Vielen Dank, Herr Minister, das werde ich tun.«

Diesmal bin ich nicht enttäuscht darüber, wie es lief. Es war nicht zu erwarten, auf einem Sommerfest lange Überzeugungsgespräche führen zu können. Und eines muss ich uns fairerweise zugestehen: Wir haben für das, was uns an fachlichem Material vorliegt, ordentlich aufgetrumpft. Denn aus der Sicht der Gesundheitspolitik haben wir trotz unserer jahrelangen Erfolge mit unseren Patienten im Grunde genommen noch gar nichts! Keine richtige Studie, keine neue digitalisierte Maschine und keine wirkliche Lobby. Es lohnt sich also gar nicht, dem Minister jetzt schon etwas zuzuschicken.

Die einzige Lobby und das ist die allergrößte der Zukunft, werden aus meiner Sicht die Patienten sein. Trotzdem lassen mein Team und ich uns nicht von unserem großen Plan abbringen. Was wir jetzt unbedingt brauchen, ist ein Wissenschaftsteam mit einem international renommierten Leiter, der die erforderlichen Forschungsgrundlagen schafft. Wir können nicht noch einmal so auftreten.

Meilensteine 2016

- Das Diagnoseregister umfasst mittlerweile 200 Befunde und die diagnosegesteuerte Trainingssoftware wird immer spezifischer, da unsere Wissenschaftler die Erfahrungen in Daten umsetzen und wir ständig Updates fahren. Gibt man Diagnose, Alter und Geschlecht eines Patienten ein, erscheint sofort ein konkreter Vorschlag für die spezifische Einstellung der Maschine.
- Da man Fettgewebe in der tiefen Muskulatur auch über Ultraschall erkennen kann, kaufen wir ein sehr leistungsstarkes Gerät und schulen das Team in der Diagnostik. Das könnte die teure MRT-Untersuchung standardisiert durch eine schonendere Maßnahme ersetzen beziehungsweise ergänzen.
- Im September 2016 stößt Dr. Christoph Spang zu unserem Forschungsteam. Er forschte in Schweden an der Universität Umeå als promovierter Gewebsforscher, Neurobiologe und Sportwissenschaftler bereits seit einigen Jahren im Bereich chronische muskelskelettale Schmerzen. Das Institut in Umeå unter Professor Håkan Alfredson genießt Weltruhm im Bereich der Achillessehnenforschung. Christoph wird die erforderliche Wissenschaft im Bereich tiefe Rückenmuskeln

in Verbindung mit Wirbelsäulenerkrankungen bei uns aufbauen. Schon beim ersten Gespräch hat er sich Notizen gemacht, wie wir mit den internationalen Universitäten kollaborieren könnten.

- Die Therapieergebnisse bei der Firma Brose wurden wesentlich besser. Die Therapeuten setzten die Vorgaben konsequent um und riefen uns bei Fragen an.
- Ich habe beschlossen, im Ausland Zentren für medizinische Kräftigungstherapie aufzubauen, da es dort weniger bürokratische Hürden als in Deutschland gibt, wo ein Arzt die Therapie leiten muss, damit sie den Leitlinien der Gesellschaft für medizinische Kräftigungstherapie entspricht und zumindest privat abrechenbar ist. Aufgrund meiner jahrelangen Kontakte in die arabische Welt und meiner Tätigkeit im Oman wird ein großer Investor auf uns aufmerksam, der die Maschinen in Saudi-Arabien, in Jeddah und Riad, platziert. Die arabischen Patienten haben, wie wir schnell feststellen, noch weniger tiefe Rückenmuskeln, da es dort wegen der Hitze keine ausgeprägte Bewegungskultur gibt.
- Aufgrund der positiven Erfahrungen und Ergebnisse eröffnet Brose nach Coburg den zweiten Therapiestandort in Bamberg/Hallstadt in einem Industriebetrieb unter der Leitung der Betriebsärzte.
- Highlight-Patient des Jahres: Eine 26-jährige Studentin, deren Wirbelsäule vor sechs Jahren aufgrund einer ausgeprägten, nicht mehr tolerierbaren Skoliose mit einer sogenannten Harrington-OP versteift wurde. Diese OP korrigiert die Form der Wirbelsäule so weit wie möglich, indem man zur Stabilisierung die betroffenen Abschnitte mit Schrauben und Metallstangen fixiert. Der Harrington-Stab ist ein von dem amerikanischen Orthopäden Dr. Paul Harrington entwickeltes Implantat aus Edelstahl, das oberhalb und unterhalb der Wirbelsäulenverbiegung mit einem Haken eingehängt wird. Sperrzähne ziehen die Wirbelsäule auseinander und begradigen sie. Das ist eine sehr aufwendige Operation. Die Abweichung der Wirbelsäule betrug bei der Patientin über 60 Grad. Da bei Zunahme der Verkrümmung innere Organe lebensgefährlich bedroht sind, war diese OP unumgänglich. Die meisten stark ausgeprägten Skoliosen, die sich bei Kindern und Jugendlichen in der Wachstumsphase entwickeln, lassen sich mit Physiotherapie oder Korsett therapieren. Ab einem Winkel von 40 Grad wird operiert. Der Bewegungsapparat der betroffenen Patienten kann die langstreckigen Verstei-

fungen in der Regel erstaunlich gut tolerieren, was ihre Beweglichkeit angeht. Probleme können allerdings durch die große Hebelwirkung entstehen, die oft Instabilitäten in den benachbarten Wirbeln nach sich zieht. Oft haben Patienten unerträgliche Schmerzen im Nacken und Iliosakralgelenk und gelten als austherapiert. Kein Wunder, da es durch die Beschwerden zum weiteren Abbau der tiefen, autochthonen Rückenmuskulatur in der Hals- und Lendenwirbelsäule kommt. So auch bei unserer Patientin, die trotz Physio-und Schmerztherapie unter massiven Schmerzen litt. Sie sagte, so wolle sie nicht mehr weiterleben. Wir bereiteten ein spezielles Programm mit geringem Bewegungsradius in der CE-und LE-Maschine vor. Nach zwölf Wochen mit je zwei Trainingseinheiten war die junge Frau zu über neunzig Prozent schmerzfrei und konnte wieder anfangen, ihr Leben zu genießen. Seitdem macht sie zwei bis dreimal im Monat ein Erhaltungsprogramm.

22. SEPTEMBER 2017

Nach dreizehn Stunden Flug sind Christoph Spang und ich mit Verspätung in Peking gelandet, eine Zwischenstation auf dem Weg zum Weltkongress der Orthopäden (WCORT) in Taiyuan. Unser Anschlussflug wird noch einmal eineinhalb Stunden dauern. Die Präsentation für meinen Vortrag auf dem Kongress ist noch nicht fertig, da ich noch ein paar aktuelle MRT-Bilder von vermiedenen Operationen einfügen muss. Aus den Erfahrungen der letzten Jahre habe ich immer ein frisches Hemd und alle meine Unterlagen im Handgepäck. Boarding für unseren Flug in 25 Minuten, lesen wir auf der Anzeigentafel. Das ist trotz verspäteter Landung locker zu schaffen. Wir erreichen die Transitzone und müssen einen kurzen Sicherheitscheck über uns ergehen lassen. Elf Minuten vergehen. Jetzt wir es allmählich eng. Christoph schaut mich mit gequältem Gesichtsausdruck an, während ihn der Sicherheitsmann in aller Ruhe abtastet. Als er fertig ist, nimmt er seine Sachen. Dabei rutscht ihm die Laptoptasche von der Schulter und plumpst zu Boden. Na prima. Hoffentlich ist nichts kaputt, sonst gibt es keine digitale Präsentation mehr. Auf dem schier endlosen gläsernen Korridor nehmen wir ordentlich Fahrt auf. Es ist brutal heiß in diesem Glaskasten. Mittlerweile rennen wir. Auf der Anzeigentafel, die wir im Schweiße unseres Angesichts passieren, blinkt das Signal für Boarding unseres Fluges bereits rot auf. Noch hundert Meter bis zum Gate, wir erhöhen das Tempo. Da hält uns auf einmal ein chinesischer Polizist an. Was will er? Oh nein, Papiere. Was soll das jetzt? Liegt es daran, dass wir gerannt sind? Ja, das ist mein Gesicht auf dem Reisepass und wir haben keine Zeit, weil wir sonst unseren Flug verpassen, versuche ich dem Polizisten auf Englisch und mit Händen und Füßen zu erklären. Aber das ist unserem Gegenüber egal. Auf der Anzeigetafel springt die Information zu unserem Flug von Boarding um auf Closed. Ich bin wütend, aber es nützt nichts. Christoph ist noch nicht mal mit der Ausweiskontrolle dran. Flugzeug verpasst.

In dem Moment kommt ein dunkelhaariger Mann um die Ecke gerannt. Er schaut auf die Anzeige. Mit hängendem Kopf lässt er sich auf den nächsten Stuhl fallen. Er wirkt völlig erschöpft. Der Polizist beendet in aller Ruhe seine Kontrolle, grüßt uns mit einem Lächeln und verschwindet mit langsamen Schritten. Wir setzen uns zu dem Herrn, der ebenfalls seinen Flug verpasst hat. Mittlerweile sind wir in der riesigen Halle allein. Zu dritt machen wir uns auf zum Counter, um einen neuen Flug zu buchen. Unser netter mexikanischer Begleiter stellt sich als Dr. Jorge Alvaro Gonzalez Ross vor. Lachend und in gutem Englisch erklärt er, dass das doch alles kein Problem sei. In Mexiko würde das dauernd passieren.

Wir checken in ein Transithotel ein und trinken nach diesem Höllenritt zusammen ein Bier. Alvaro erzählt, dass er auf dem Weltkongress als Orthopäde einen Vortrag über Antibiotikaresistenz halten wird, und ich berichte ihm von meiner Arbeit als endoskopischer Wirbelsäulenspezialist sowie von unseren Forschungen zur autochthonen Rückenmuskulatur und den Erfahrungen mit dem Maschinentraining. Er ist sofort Feuer und Flamme.

»Dass man Bandscheibenvorfälle endoskopisch operieren kann, davon habe ich schon gehört. Da gibt es einen Spezialisten, der das weltweit macht und die Technik Ärzten beibringt. Das bist aber nicht du, oder?«

»Doch.«

Wir diskutieren bin in die tiefe Nacht. Alvaro ist hellauf begeistert von der endoskopischen Technik sowie der medizinischen Kräftigungstherapie und fragt mich, ob er mal nach Deutschland zu uns in die Praxis kommen könne. Ich lade ihn herzlich ein und habe den Eindruck, dass der verpasste Flug sich in eine gute Gelegenheit verwandelt hat.

12. OKTOBER 2017

Unter Führung von Dr. Christoph Spang erhalten wir die Möglichkeit, unsere Forschungsergebnisse auf dem Eurospine Kongress in Dublin, dem größten europäischen Wirbelsäulenkongress, vorzustellen. Bei den Recherchen zu den verschiedenen nicht-operativen Therapien im Vorfeld verfestigte sich, was ich in den letzten Jahren bereits festgestellt hatte: Die wissenschaftlichen Grundlagen zu den nicht-operativen Verfahren sind unklar beziehungsweise schlichtweg nicht vorhanden. Ganz zu schweigen von standardisierten konservativen Vorgehensweisen bei verschiedenartigsten Wirbelsäulenerkrankungen. Man würde meinen, dass nach vielen Dekaden intensiver Forschung und klinischer Erfahrung ein allgemein akzeptiertes nicht-invasives Therapiekonzept zur Behandlung von Rückenleiden existieren müsste. Doch das ist leider nicht der Fall. In kürzlich erschienenen wissenschaftlichen Vergleichsstudien zu diesen Therapien wurde sehr allgemein geschlussfolgert, dass Pilates, Stabilisierungsübungen, Übungen zur motorischen Kontrolle, Krafttraining und aerobes Ausdauertraining ähnlich wirksame Behandlungsmöglichkeiten bei Rückenbeschwerden seien und Bewegungstherapie sogar effektiver sei als physiotherapeutische Maßnahmen. Die Autoren wiesen ebenfalls darauf hin, dass es nur wenige qualitativ hochwertige Studien zu diesem Thema gäbe.

Dennoch werden diese Therapieoptionen landauf landab empfohlen und teilweise von gesetzlichen Versicherern bezahlt. Keine Maßnahme scheint per se die Lösung von Rückenbeschwerden. Auffällig ist auch, dass bei den meisten Studien nur sogenannte »unspezifische Rückenbeschwerden« behandelt werden. Interventionsstudien zu klinisch relevanten Diagnosen wie Bandscheibenvorfällen, Wirbelgleiten, Stenosen, Spondylarthrosen, Osteochondrosen, Migräne, Tinnitus oder Kopfschmerzen findet man selten bis gar nicht. Und wenn, nur vereinzelt und oftmals ohne eine eindeutige Diagnosestellung.

Unser Fazit vor dem Kongress: das Thema OP-Vermeidung spielt fast keine Rolle. Der Fokus liegt nach wie vor auf Operationen. Das erklärt auch, warum es bisher keine überzeugende einheitliche medizinische Regelung zur Behandlung von Rückenschmerzen ohne OP gibt und weshalb Patienten, die sich nicht operieren lassen wollen oder können, in einer wahren Schmerzodyssee oft von einem Behandlungskonzept zum nächsten weitergereicht werden und dennoch nur kurzfristige Beschwerdebesserung erzielen. Manchmal verzweifle ich regelrecht bei dem Gedanken, dass die meisten noch nie eine kausale Therapie gemacht haben, die einzige Chance, auf Dauer schmerzfrei zu werden, und das noch nicht einmal wissen. Oft ist gar nicht speziell festgelegt, wie sich eine Behandlung entsprechend der Diagnose anpassen muss. Oder es fehlt eine systematische Anordnung, wie genau man therapeutisch unter bestimmten beschwerdebedingten Voraussetzungen an der Wirbelsäule vorgeht. Auch das Alter spielt bei der Durchführung der Therapie eine eher untergeordnete Rolle. Mit dem Gießkannenprinzip stellen Ärzte Rezepte aus, Physiotherapeuten massieren und bewegen nach bestem Wissen und Gewissen. Die Standardisierung von Therapien und Abläufen, wie sie bei Operationen festgelegt ist, fehlt meist genauso wie der fundierte Austausch zwischen Arzt und Therapeuten.

Aber wenn Dinge immer wieder gleich gemacht werden, ändert sich nichts. Dann haben Patienten weiterhin Beschwerden, weil die Schmerzen nicht oder nur kurzfristig besser werden. Dann dreht man sich im Kreis! Das war bei meinem eigenen Bandscheibenvorfall genauso. Was alle Rückenpatienten brauchen, ist eine standardisierte konservative Therapie, die sich zugleich individuell auf den Menschen und seine psycho-sozialen Charakteristika einstellt. Bei Letzterem ist ein Therapeut mit Empathie unerlässlich.

Die medizinische Kräftigungstherapie ist messbar und nachvollziehbar und das muss für andere Therapien auch gelten. Nur dann erzielen wir vergleichbare wissenschaftliche Daten, die am Ende ein plausibles Ergebnis versprechen. Wir brauchen Therapieformen, vor allem auch nicht-operative, die im größtmöglichen Maße ein Ergebnis voraussagen können. Es kann doch nicht sein, dass die Patienten immer wieder Therapien beginnen, ohne dass zumindest ansatzweise ein erfolgreiches Ergebnis prognostiziert werden kann.

Als Christoph und ich die Agenda des Kongresses durchgehen, stellen wir fest, dass wir die Einzigen sind, die einen Wissenschaftsvortrag im Bereich nicht-operative Therapie halten. Das verwundert uns dann schon sehr. Schließlich handelt es sich um einen internationalen Kongress. Gibt es denn im Ausland auch niemanden, der in dieser Richtung forscht?

In unserem Vortrag können wir mit umfangreichem Zahlenmaterial aus unseren Studien bestätigen, dass wir bei unseren Patienten mit dem Maschinentraining der tiefen Rückenmuskulatur in 89 Prozent der Fälle eine signifikante Verbesserung oder sogar Schmerzfreiheit erreicht haben. Als Ergebnis sensationell. Die Reaktionen im Publikum, das sich überwiegend aus Wirbelsäulenchirurgen zusammensetzt, bleiben jedoch verhalten. Das könnte allerdings auch daran liegen,dass gerade mal dreißig Menschen da sind, von denen sich einige womöglich in unseren Hörsaal verirrt haben.

Vielleicht liegt das Desinteresse auch daran, dass ein Vortrag über nicht-operative Therapie am Rücken oder besser gesagt Maschinentraining, ganz egal wie viele Erfolge man vorweisen kann, weniger spektakulär ist als eine Präsentation mit Filmausschnitten von massiven Versteifungsoperationen über zwölf Etagen der Wirbelsäule. Früher habe ich das auch gemacht, wenn ich die endoskopische Operation auf nationalen und internationalen Kongressen vorgestellt habe.

Während ich mir im Verlauf des Tages einige OP-Vorträge anhöre, zum Teil auch über Techniken, die ich früher selbst durchgeführt habe, kommt mir das erste Mal ein Gedanke, der bisher nie richtig in meinem Bewusstsein aufgetaucht ist: Die Schäden, die durch eine schwache tiefe Rückenmuskulatur und die daraus resultierende mangelnde Stabilität entstehen – also degenerative Veränderungen im Alter und in jüngeren Jahren vorwiegend Bandscheibenvorfälle –, mögen mit diesen Operationen behoben werden. Die Ursache, nach unseren Forschungen eindeutig der Abbau der tiefen Rückenmuskulatur, wird auf die herkömmliche Weise nicht beseitigt. 99,9 Prozent der Patienten, das weiß ich aus ärztlicher Erfahrung, würden einer Operation am liebsten aus dem Wege gehen, wenn sie nur wüssten wie. Das ging mir auch so, als ich selbst Patient war. Dennoch drehen sich 99,9 Prozent der Vorträge bei den großen Wirbelsäulenkongressen um Operationen. Da läuft doch etwas gewaltig schief! Bei einer ausländischen Studie wurden bei einem großen Chirurgenkongress die Kollegen gefragt, ob sie sich von jemandem operieren lassen würden, der genauso gut ist wie sie selbst. Antwort: über 80 Prozent würden das nicht tun. Was für ein Wahnsinn! Das stärkt nicht gerade das Vertrauen in OPs am Rücken!

Auf solchen Veranstaltungen tritt bei mir oft eine Art Ernüchterung ein. Wir dringen bei den Ärzten, die vor allem in Deutschland in ihrer Ausbildung in der Orthopädie voll auf Operationen setzen, nicht durch. Im Grunde genommen kann ich meinem Bandscheibenvorfall dankbar sein. Denn er hat mir ein völlig neues Universum bei der Behandlung von Rückenleiden aufgezeigt: Die Defizite an der Muskulatur müssen möglichst früh aufgedeckt werden, um Spätschäden zu vermeiden, die dann operiert werden müssten. Unsere Forschungen sprechen eine eindeutige Sprache. Man stelle sich nur vor, wir könnten schon bei Kindern Messungen machen, muskuläre Defizite aufdecken und in der CE- und LE-Maschine trainieren. Dann gäbe es in absehbarer Zeit kaum mehr Rückenpatienten. Aufgrund der Nutzung digitaler Medien und generell viel zu wenig Bewegung ist bereits bei jüngeren Menschen ein riesiges Rückenproblem zu erwarten.

Dieses Wissen aus unseren Forschungen und der Praxiserfahrung muss nur noch im Gesundheitssystem ankommen. Meine Aufgabe der Zukunft wird daher sein, der Politik, den Ärzten sowie den Patienten diese effektive, nachhaltige und ursächliche Therapie möglichst einfach zu erklären. Nur so können wir das Gesundheitssystem und die Gesellschaft zum Umdenken bewegen. Und das aus dem Mund eines gut ausgebildeten Rücken-Operateurs!

13. OKTOBER 2017

Bei der Rückkehr aus Dublin warten wir am Frankfurter Flughafen 45 Minuten auf unser Gepäck. Wir hatten zahlreiche Broschüren und Infomaterial mit nach Dublin genommen, die wir aufgrund mangelnden Interesses wieder mit nach Hause bringen. Als ich den schweren Koffer mit einer Drehbewegung vom Band hebe, muss ich daran denken, wie ich vor neun Jahren in Bozen auf dem Parkplatz vor Schmerzen zusammenbrach. Heute bin ich längst zu 100 Prozent beschwerdefrei. Ich habe diesen Gedanken kaum beendet, da schreit neben mir ein Passagier – untersetzt, etwa fünfzig Jahre alt, wenig Haare, stark schwitzend – auf und lässt seinen Koffer fallen.

»Kann ich Ihnen helfen?«, springe ich ihm zur Seite.

»Der verdammte Rücken, das geht schon seit Jahren so. Aber ist sicher gleich besser!« Er setzt sich auf seinen Koffer, den ich ihm hingeschoben habe, und erzählt: »Habe alles schon durch: Krankengymnastik, Massagen, EMS-Training. Letztes Jahr die OP wegen Bandscheibenvorfall, danach Reha, sechs Monate Krankenstand und immer noch Schmerzen. Es ist zum Verzweifeln! Aber warum erzähle ich Ihnen das alles?«

Ich muss grinsen. »Vielleicht, weil ich Wirbelsäulenspezialist bin und sich ab heute Ihr Leben ändern wird?«

Er schaut mich irritiert an und entgegnet kopfschüttelnd: »Nein, nein, nein, keine Operation mehr!«

»Hier ist meine Karte, ich verspreche Ihnen, wir lösen Ihr Rückenproblem ohne OP.«

Er studiert meine Visitenkarte und richtet sich langsam auf. »Sehen Sie, es wird schon besser, aber das liegt wahrscheinlich an Ihnen.« Das erste Mal huscht der Hauch eines Lächelns über sein Gesicht. »Herr Doktor, Ihr Wort in Gottes Ohr! Aber es gibt keine Zufälle. Ich wohne zwar in Frankfurt, komme aber gern zu Ihnen nach Würzburg. Danke.«

Ich schicke einen Dank ans Universum. Denn diese Begegnung hat mir einmal mehr vor Augen geführt, dass ich keinerlei Beschwerden mehr habe und mühelos meinen schweren Koffer vom Gepäckband heben konnte. Ohne die Entdeckung, welche immense Bedeutung die tiefe Rückenmuskulatur für die Beseitigung der Schmerzursache hat, würde ich mich heute vielleicht wie der nette Herr fühlen: leidend, ratlos, verzweifelt, und ohne Perspektive.[3]

---

3 Der Herr aus Frankfurt kam zwei Wochen später zu uns in die Praxis. Untersuchungen und MRT ergaben einen starken Abbau der tiefen Rückenmuskulatur. Nach 25 Einheiten in der LE-Maschine war er vollkommen schmerzfrei. Ich konnte mein Versprechen also einhalten.

Meilensteine 2017/2018

- Vierzig Prozent unserer Patienten machen mittlerweile einmal im Monat weiter mit einem Erhaltungsprogramm, das wir standardmäßig eingeführt haben. Aus den zwei Jahren andauernden Erfahrungen bei Brose in Coburg wissen wir, dass sich die tiefe, autochthone Rückenmuskulatur mit einem Training von zwei Minuten pro Monat nicht mehr abbaut. Wir nennen das die Zwei-Minuten-Wirbelsäulenrevolution.
- Eine Studie dänischer Wissenschaftler (Dahlqvist und Kollegen) findet heraus, dass die tiefe, autochthone Rückenmuskulatur im Laufe des Lebens deutlich schneller abbaut und verfettet als normale Skelettmuskulatur. Während die altersbedingten Abbauprozesse (Sarkopenie) in der Skelettmuskulatur bereits vielfach beschrieben wurden, sind die Erkenntnisse im Bereich der Tiefenmuskulatur neu. Daraus ergibt sich die logische Konsequenz, dass es nur eine Frage der Zeit ist, bis die Wirbelsäule instabil ist und dass nur ein isoliertes Training der tiefen Muskulatur an der Wirbelsäule in zunehmendem Alter Rückenleiden verhindert.
- Der Radiologe Dr. Heiko Braun, der mir 2009 die frohe Botschaft überbrachte, dass sich das Gewebe meines Bandscheibenvorfalls resorbiert hat, forscht zum Thema MRT-Messung der verfetteten tiefen Rückenmuskulatur. In diesem Jahr intensivieren wir unsere gute Zusammenarbeit mit einer gemeinsamen Studie. In Kooperation zwischen ihm und meinen Doktoranden wird eine Software entwickelt, mit der man die Fettflächen des abgebauten tiefen Muskelgewebes ausmessen kann. Es ist mittlerweile erwiesen, dass die Flächen nach Therapie in der Maschine kleiner werden und das mit Schmerzfreiheit beziehungsweise deutlicher Schmerzlinderung bei den Patienten korreliert.
- Unsere Erfahrungen aus der Politik und das Wissen um die wissenschaftlichen Hürden haben uns dazu bewogen, Zentren für medizinische Kräftigungstherapie im Ausland zu eröffnen. Die diagnosegesteuerte Trainingssoftware gewährleistet Sicherheit und die bürokratischen Widerstände sind meist niedriger. Zudem gibt uns das die Möglichkeit, über die Vermittlung der Maschinen sowie die Ausbildung dringend nötiges Geld für die Weiterentwicklung der Maschinen zu generieren. Denn es kristallisiert sich mehr und mehr heraus, dass wir für eine genaue Wissenschaft digitalisierte Maschinen benötigen. In diesem Zuge ent-

stehen in Zusammenarbeit mit Ärzten und Physiotherapeuten Zentren in Wien, Bratislava, Ostrava und Prag, wo jeweils ein Set von mechanisch ausgelegten CE- und LE-Maschinen steht, die mit unserer diagnosegesteuerten Trainingssoftware ausgestattet wurden. Die Therapeuten haben vorher bei uns vor Ort die Ausbildungsakademie besucht und insgesamt vierzig theoretische und vierzig praktische Ausbildungsstunden absolviert, die mit einer Prüfung zum MKT-Therapeuten enden. Die Ausbildungsakademie leitet Anton Högele.

- Nach Coburg und Bamberg eröffnet die Firma Brose den dritten Therapiestandort mit Maschinen in Würzburg. Wir erhoffen uns, dass davon eine Signalwirkung für andere Industrieunternehmen ausgeht, denn die Rückenausfallkosten wurden bei Brose in Zusammenarbeit mit den Betriebsärzten drastisch gesenkt und die Compliance zwischen Firma und Mitarbeitenden hat sich erhöht. Für mich ein Signal, dass sich die Anschaffung eines Maschinensets für Hals- und Lendenwirbelsäule für einen Konzern mehr als lohnt.
- Highlight-Patient des Jahres: Frau Dr.med. Linda Weigel kam im April 2018 in die Praxis mit starken Beschwerden an der Halswirbelsäule und einem großen Bandscheibenvorfall, C6/C7 rechts. Sie ist auf dem Sprung zur Oberärztin in der Unfallchirurgie der Uniklinik Würzburg. Aufgrund der anhaltenden Beschwerden rät man ihr in der Neurochirurgie zur Operation. Nach 22 Einheiten in der medizinischen Kräftigungstherapie ist sie beschwerdefrei und bewirbt sich in unserer Praxis. Seither ist sie meine Stellvertreterin und leitet mit mir sehr kompetent die Praxis. Letztendlich entsteht eine tiefe Überzeugung der Wirksamkeit unserer Maschinentherapie aus der Erfahrung. Dr. Weigel war genau wie ich selbst betroffen.

8. MÄRZ 2019

Bei der Weiterentwicklung der diagnosegesteuerten Trainingssoftware für die Maschinen, die inzwischen auf einem sehr guten Stand ist, gibt es ein grundsätzliches Problem: Mit mechanischen Maschinen lassen sich keine exakten Werte bestimmen. Das Fixierungssystem, das Herzstück der Maschinen, das für das isolierte Training zuständig ist, muss man ebenso wie das Gewicht individuell auf den Patienten einstellen und bei jeder Trainingseinheit wiederholen können. Eigentlich müsste der gesamte Prozess, vom ersten Krafttest bis zum Training, digital gesteuert sein. Nur wenn das gegeben ist, ist die Mission eines Systems erfüllt, das diagnosegesteuert Rückenleiden ohne Operation erstmals ursächlich behandelt. Diese Aufgabe haben wir nun in Angriff genommen, auch wenn das finanziell und logistisch noch mal richtig aufwendig wird. Wir mussten einen neuen Maschinenhersteller finden, der aus dem Bereich Gesundheitsprodukte kommt und über die notwendigen Zertifizierungen wie Voraussetzungen verfügt, um die inzwischen ausgereifte Software mit digitaler Maschinentechnik zu verbinden.

Das ist gelungen. Heute findet ein Treffen mit einer Firma statt, bei dem es darum geht, die sehr gut gelösten Anordnungen der bisherigen mechanischen Maschinen zu übernehmen und diese mit unseren über die Jahre entwickelten Verbesserungsvorschlägen zu verbinden. Alle mechanischen Anteile müssen durch Elektromotoren und digitale Steuerung ersetzt und dann mit unserer diagnosegesteuerten Trainingssoftware kombiniert werden.

In Iffezheim, Baden-Baden, treffen Anton, Sebastian und ich einen älteren Herrn, der uns in seiner Firma für Maschinenbau, Luftfahrt und medizinische Produkte freudig empfängt. Bei der Führung durch die beeindruckenden Fertigungshallen erklärt er in seinem charmanten badischen Dialekt die einzelnen Maschinen. Wir haben sofort einen kompetenten Eindruck von dem Unternehmen, das 120 Mitarbeiter hat und scheinbar sehr offen für Innovationen ist. Nach der Runde treffen wir in Halle 1 das Entwicklungsteam.

»Also«, beginnt der Chef, »nach den Vorgaben und Plänen, die Sie uns im Vorfeld mit Vertraulichkeitserklärung zukommen haben lassen, wird das ja eine komplexe Aufgabe mit sehr vielen Neuerungen zu den alten Maschinen.« Während er spricht, geht er auf die alte LE-Maschine zu, die wir dort haben aufstellen lassen, um an dem Prototyp die Veränderungen aufzuzeigen, die uns am Herzen liegen. Er berührt die Fußraste der Maschine und sagt: »Das ist zum Beispiel etwas, was man viel eleganter lösen kann. Und sehen Sie hier, der Einstieg ist für korpulente Menschen höchst problematisch. Da stört ein Teil, das man vielleicht komplett weglassen kann. Ich bin mir auch noch nicht sicher, wo das Steuerungsmodul hinsoll.«

Der technische Zeichner kommt mit einer Skizze. »Wo sollen wir die ganze Elektronik verbauen, die es bis jetzt noch gar nicht gibt?«

Deswegen sind wir hier, würde ich am liebsten sagen. Denn ich frage ja auch nicht den Patienten, wie er bei einem komplizierten Bandscheibenvorfall das Endoskop ansetzen würde. Aber ich schweige lieber.

Der technische Zeichner fährt fort: »Sie wollen alle mechanischen Teile digitalisiert mit Elektromotoren und Computersteuerung versehen und das dann mit Ihrer auf einer völlig anderen Basis entwickelten Software von einer Schaltstelle aus steuern?«

»Es muss ja nicht weltraumtauglich sein«, antworte ich mit einem Lächeln. Das hatte ich mir leichter vorgestellt.

Der Zeichner lässt sich nicht beirren. Er zieht ein Papier aus seinen Unterlagen und sagt: »Hier haben wir schon mal eine Bleistiftzeichnung angefertigt. So könnte die Maschine irgendwann aussehen. Aber das wird dauern.«

Ich betrachte die Skizze und denke, das sieht gut aus. Die wissen doch, was sie tun.

»Was meinen Sie, wie lange es dauert?«, fragt Anton.

»Mindestens ein Jahr«, entgegnet der Chef, »und die Kosten sind immens. Wir werden uns einmal intern besprechen, ob das überhaupt geht.«

»Wie meinen Sie das?« Ich kann meine Irritation kaum verbergen.

»Ich meine, ob wir mit Entwicklungskosten, Materialkosten etc. überhaupt zusammenkommen. Die Maschine wird sicher doppelt so teuer wie die vorherige.«

»Was!?« Ich falle fast in Ohnmacht. Wer soll das bezahlen? Und wer will später so eine teure Maschine kaufen? Da können wir noch so viele Argumente haben, warum eine Digitalisierung wichtig und die Anbindung der diagnosegesteuerten Trainingssoftware wissenschaftlich unerlässlich ist.

»Wir müssen hier einen Stopp einlegen, denn so kommen wir nicht weiter«, bringe ich das Gespräch zu einem Ende. »Bitte nennen Sie uns bis morgen einen genauen Preis. Dann kalkulieren wir neu. Vielleicht können wir die Entwicklungskosten nicht als großen separaten Posten nehmen, sondern auf die ersten zwanzig Maschinen verteilen.«

Auf dem Rückweg reden wir kaum, das ganze Team ist irgendwie ernüchtert. Es ist zum Verrücktwerden: Die Politik will Wissenschaft. Die Chinesen sabotieren Wissenschaft. Mit überholten Maschinen funktioniert keine richtige Wissenschaft. Bis zum heutigen Tag haben wir unermüdlich geforscht – und jetzt fehlt uns vielleicht der letzte finanzielle Atem, um die Maschine so zu bauen, dass sie allen wissenschaftlichen Ansprüchen Genüge leistet. In dieser Nacht schlafe ich schlecht und träume von Ötzi und seinen Verfolgern.

9. MÄRZ 2019

Um acht Uhr morgens läutet mein Handy.

»Guten Morgen, Herr Dr. Alfen«, begrüßt mich der Chef der Maschinenbau-Firma.

»Wie sieht es aus?«, frage ich so locker wie möglich, obwohl ich nervös und nicht ausgeschlafen bin.

»Wir haben gestern hin und her überlegt, vor allem wegen Ihres Vorschlags bezüglich Finanzierung der Entwicklungskosten.«

»Ja, und was meinen Sie?«

»Äh«, der Chef atmet tief. Sekunden verrinnen wie eine Ewigkeit. Mein Herz pocht. »Wir sind dabei, Herr Dr. Alfen.«

»Da freue ich mich aber«, antworte ich, während mir nicht bloß ein Stein, sondern ein ganzes Gebirge vom Herzen fällt. »Dann bis nächste Woche zur Detailplanung.«

Das muss in Zukunft anders laufen. So viel Stress hält kein Mensch aus. Ich bin fix und fertig, aber glücklich. In der Euphorie über diese Nachricht wird ein paar Stunden später im Team der Name für die neuen Maschinen geboren: Powerspine-Neck, abgekürzt PSN, für die Halswirbelsäule, und Powerspine-Back, abgekürzt PSB, für die Lendenwirbelsäule.

Meilensteine 2019 bis 2021

- Bis Ende 2021 haben wir über 19 000 Wirbelsäulenpatienten mit der medizinischen Kräftigungstherapie behandelt und 450 000 wissenschaftlich dokumentierte Therapieeinheiten durchgeführt.
- Nach eineinhalb Jahren intensiver Zusammenarbeit unseres Forschungsteams mit Ingenieuren, Softwareexperten und Therapiespezialisten sind 2020 die neuen Maschinen fertig: Powerspine-Neck und Powerspine-Back, beide mit digitaler Steuerung sämtlicher Parameter und einer diagnosegesteuerten Trainingssoftware mit über 300 Wirbelsäulendiagnosen. Es folgen TÜV-Prüfungen und weitere aufwendige Zertifizierungen für das Ausland, zum Beispiel für den US-Markt und Mexiko. Damit gibt es zum ersten Mal in der Geschichte der Medizin eine technisch ausgerichtete nicht-operative Therapie an der Wirbelsäule, die auf Diagnosen basierend digital arbeitet.
- Rund um die Erforschung der tiefen Rückenmuskulatur entstehen weitere Bachelor-, Master- und Doktorarbeiten im Bereich Sportwissenschaften. Die Studenten forschen zu 50 Prozent und arbeiten zu 50 Prozent als offizielle Therapeuten, nachdem sie unser Ausbildungsmodul im Bereich medizinische Kräftigungstherapie durchlaufen haben. Für die Forschungen an ihrer Doktorarbeit gehen zwei Masterabsolventen mehrere Monate zu ärztlichen Ultraschallfortbildungen. Sie haben ein wichtiges Ziel: Endlich ein Ultraschallverfahren zu entwickeln, das schwarz auf weiß die Anschwellung der tiefen Rückenmuskulatur nach unserer Therapie zeigt.

- Der Corona-Lockdown ab März 2020 betrifft uns als medizinische Einrichtung nicht, da wir mit den Maschinen die Rückentherapie mit ausreichend Abstand und ohne Körperkontakt durchführen können. Da alle Fitnessstudios und Physiopraxen geschlossen haben, kommt es zu einem Ansturm von Schmerzpatienten ungeahnten Ausmaßes. Sie werden schnell und nachhaltig schmerzfrei. So schlimm Corona ist, bietet diese Krise nicht nur für die Patienten, sondern auch für uns eine unerwartete positive Wendung. Die neuen Maschinen sind genau zum richtigen Zeitpunkt gekommen.
- 2019 nehmen wir Kontakt zur ESA, der europäischen Weltraumorganisation in Darmstadt, auf. Astronauten haben nachweislich einen vermehrten Abbau der tiefen Rückenmuskulatur im All. Wir schicken unsere Forschungsergebnisse und bieten ein Hilfsprogramm an. Zunächst werden wir eingeladen, der Termin wird aber vertagt und dann gecancelt.
- Bis Ende 2021 haben wir national und international über 40 Powerspine-Zentren eröffnet, wo Menschen die medizinische Kräftigungstherapie machen können.
- Highlight-Patient: Triathlet Lukas Storath hatte einen Bandscheibenvorfall in der Halswirbelsäule, C5/C6 links und C6/C7, und musste seine internationalen Erfolgsambitionen aufgrund starker Schmerzen auf Eis legen. Nach 25 Therapiesitzungen ist er vollkommen beschwerdefrei. Das Erhaltungsprogramm, einmal pro Monat an der Powerspine-Maschine, reichte aus, um sein intensives Training mit zehn bis zwölf Einheiten pro Woche wieder erfolgreich aufzunehmen. Im gleichen Jahr wird er Weltmeister in Hyrox, einem Indoor-Wettbewerb, der aus einem Mix aus Laufen sowie Kraft- und Intervalltraining besteht.

2. MAI 2022

An einem arbeitsreichen Montagvormittag platzt Sebastian zwischen zwei Patienten in mein Sprechzimmer. »Wir haben es geschafft«, ruft er mir schon von der Tür aus zu und wedelt mit einem Blatt Papier, das ich als Ausdruck einer E-Mail ausmache.

Noch bevor ich fragen kann, was los ist, bricht es aus ihm heraus: »Die Forschergruppe von der Uni Umeå in Schweden, denen Christoph zur genaueren Analyse die MRT-Bilder geschickt hat, beglückwünschen uns zu diesen Daten. Sie bestätigen unsere Ergebnisse und stellen uns Forschungsgelder in Aussicht.«

Ich springe von meinem Bürostuhl auf und tanze erst durch mein Zimmer, dann durch die Praxis. Jetzt spinnt der Alfen endgültig, denken die Patienten bestimmt. Aber das ist mir egal. Denn heute haben mein Team und ich den vielleicht größten Meilenstein unserer Forschungsreise passiert. Die Expertise der schwedischen Universität in Sachen Gewebeforschung gibt unserer jahrelangen Forschungsarbeit Gewicht. Diese Nachricht macht mich überglücklich, weil sie belegt, dass sich unsere Anstrengungen gelohnt haben. Ab jetzt werden unsere Forschungsergebnisse rund um die tiefe, autochthone Muskulatur in Bezug auf Rückenschmerzen idealerweise nicht nur in Schweden, sondern international von der Welt der Wissenschaft anerkannt. In den vergangenen vierzehn Jahren bin ich erst während der Schmerzodyssee und dann auf der Forschungsreise vom Operateur zum Frosch, dann zum Fisch, zum Forscher und schließlich zum Nicht-Operateur mutiert.

In meinem Leben gab es immer wieder Erlebnisse von größter Bedeutung, die den Lauf meines Lebens verändert haben: das bestandene Staatsexamen, meine Hochzeit, die Geburt der Zwillinge, die erste erfolgreiche endoskopische Operation, mein Bandscheibenvorfall, der Tod meiner Mutter. Die Ankunft der E-Mail des schwedischen Forscherteams ist so ein Moment, den ich nie vergessen werde.

Dieser Tag, diese Nachricht, verändert alles. Das fehlende Puzzleteil für eine erfolgreiche nicht-operative Therapie für Rückenschmerzen aller Art, die auf belastbaren wissenschaftlichen Grundlagen sowie auf einem diagnosegesteuerten digitalen Therapieregime beruht, ist nicht nur gefunden, sondern auch wissenschaftlich bestätigt. Heute ist der Tag, an dem ich beschließe, dieses Buch zu schreiben. Denn ich ertrage es kaum mehr, dass Millionen von Menschen keine

Schmerzen haben müssten, wenn sie nur wüssten, was ich am eigenen Körper und in der Praxis mit den Patienten erfahren habe. Es ist mir wichtig, endlich eine Öffentlichkeit zu erreichen, die aufgrund von Unkenntnis gar keine Möglichkeit hat, sich für diese Alternative zu entscheiden. Dabei schließe ich Therapeuten und Ärzte, die alle sicher einen verantwortlichen Job machen, bewusst mit ein. Die einzig kausale Therapie am Rücken kennt außer den Patienten, die bisher bei mir waren, praktisch niemand!

UMDENKEN ODER SCHMERZFREI OHNE OP

Über den Herausgeber der Sportärztezeitung kam ein renommierter Kollege aus Mainz zu mir. Dr. Stephan Hub, Facharzt für Orthopädie und Unfallchirurgie, der schon über 10 000 Prothesen-OPs gemacht hat. Er hatte sehr starke Schmerzen im rechten Bein, aber kaum im Rücken. Die Uniklinik wollte ihn operieren, aber er zögerte. Als er zu mir kam, war er ratlos, weil er als sportlicher Mensch dachte, seine Muskulatur sei top. Mit 56 spielte er Fußball in der deutschen Ärzte-Nationalmannschaft im zentralen Mittelfeld, als Wasserträger, weshalb er manchmal im Spiel fünfzehn Kilometer lief. Der Rückentest und auch das MRT zeigten ein anderes Bild: Dr. Hub hatte stark abgebaute tiefe Rückenmuskeln und einen sehr großen Bandscheibenvorfall L5/S1 rechts. Er kam von Mainz zu uns zum Training in der Powerspine-Maschine, ein großer logistischer Aufwand, da er sich wegen der Beschwerden hierherfahren lassen musste. Nach zehn Einheiten konnte er wieder normal gehen. Doch dann machte er im Urlaub eine banale Bewegung nach vorne und plötzlich ging gar nichts mehr. Er konnte keine dreißig Sekunden mehr stehen und keine zwanzig Meter laufen.

»Hol das Ding mit Endoskop raus«, sagte er, als ich wieder mit ihm telefonierte. »Danach schaffe ich für meine Praxis das Powerspine-System an und trainiere in Mainz.«

Gesagt getan. Am nächsten Tag operierte ich ihn endoskopisch, drei Stunden später konnte er aufstehen und am nächsten Tag selbst nach Mainz zurückfahren. Danach erwarb er die Maschinen, trainierte sich auf und ist heute schmerzfrei. Hätte er die Zusammenhänge zwischen seinen Beschwerden und der tiefen Rückenmuskulatur sehr viel früher gekannt, wäre es nie zu einer OP gekommen. Dann hätte er einen Test gemacht und prophylaktisch diese Muskelpartie optimiert.

Eine andere Patientin, eine ältere Dame, spielt seit zwanzig Jahren in einem Kirchenorchester Klarinette. Sie kam nach einer Karpaltunnel-Operation am rechten Handgelenk zu mir, weil sie die Finger nicht mehr richtig bewegen konnte. Klarinette-Spielen war unmöglich. Sie hatte Schmerzen und Lähmungserscheinungen und die Nervenleitgeschwindigkeit im Arm war kaum besser geworden, wie eine Neurologin feststellte. Man hatte ihr ein MRT vom Kopf empfohlen. Bei der Untersuchung stellte ich einen nicht vorhandenen Trizepsreflex rechts fest, typisch für einen Bandscheibenvorfall an der Halswirbelsäule C6/C7 rechts. Das MRT bestätigte meinen Verdacht, sie hatte keine Pathologie im Kopf, sondern einen Bandscheibenvorfall an genau der Stelle. Zwei Monate lang machte sie dreimal die Woche medizinische Kräftigungstherapie, in deren Verlauf die Lähmungserscheinungen besser wurden. Heute spielt die Dame wieder Klarinette im Kirchenchor.

Diese Beispiele sind nur zwei von vielen, die ich täglich in meiner Praxis erlebe. Hätte man bei der älteren Dame die Ursache der Beschwerden nicht gefunden, wäre der Nerv durch die Dauerkompression abgestorben und die Lähmungen für immer geblieben. Die Operation an der Hand wäre wahrscheinlich nicht nötig gewesen, hat den Zustand aber auch nicht drastisch verschlechtert. Eine Untersuchung, ein einfacher Reflextest, zuhören, was die Patientin erzählte, und ein MRT, das den Zustand ihrer Rückenmuskulatur zeigte, das hätte von Anfang an ausgereicht.

Wenn Ärzte aus Zeitmangel und Kostendruck nicht mehr genau untersuchen und zuhören sowie bildgebende Verfahren in eine Richtung interpretieren, entstehen OP-Indikationen, die nicht wirklich vorhanden sind. An der Wirbelsäule ist das besonders fatal, da die Ursache der Beschwerden oft nicht am Schmerzort liegt, weil die Nerven der Wirbelsäule sämtliche Areale des Körpers versorgen. Das heißt, Hüft- oder Knieschmerzen, Beschwerden in der Schulter, Kopf- oder Bauchschmerzen oder eben Lähmungserscheinungen in den Fingern können ursächlich von der Wirbelsäule herrühren. Inzwischen haben wir durch die konsequente Stabilisierung der tiefen Rückenmuskulatur sehr viele als hoffnungslos eingestufte Schmerzpatienten ohne Operation wieder fast oder ganz schmerzfrei bekommen.

Als erfahrener Wirbelsäulenchirurg, der die allermeisten operativen Verfahren kennt und überwiegend durchgeführt hat, war meine Ausbildung darauf ausgerichtet, nach bestem Wissen und Gewissen sowie auf hohem Niveau optimale OP-Ergebnisse zu erzielen. So wie jeder Operateur! Auch wenn Deutschland im Ranking der Rückenoperationen weit vorn liegt, will ich nicht sagen, das sei die Schuld der Operateure. Für diesen Beruf braucht es jahrelange Anstrengung, Fleiß, Erfahrung, unbändigen Optimierungsdrang sowie mentale Stärke, um an lebensnotwendigen Organen wie Gehirn, Rückenmark oder Herz zu operieren. Das macht die meisten Chirurgen über die Jahre demütig.

Im Jahr 2018 wurden 735 000 Wirbelsäulenoperationen durchgeführt, dabei hat sich laut Bertelsmann Stiftung die Zahl der Wirbelsäulenoperationen seit 2007 fast verdoppelt. Heute liegen wir schon fast bei 870 000. 2024 spricht die Techniker Krankenkasse von 88 Prozent überflüssigen Operationen am Rücken, lehnt aber die medizinische Kräftigungstherapie ab. Die Herausforderungen in Krankenhäusern nehmen zu: Etwa wegen der Hygienevorschriften und den damit verbundenen steigenden Reinigungskosten bei mangelndem Personal. Wegen der Ausbildung der Assistenzärzte, die ein Kostenfaktor ist, denn OPs dauern deutlich länger, wenn Assistenzärzte angeleitet werden. Oder wegen des Mangels an Medikamenten, die zum Beispiel während des Eingriffs benötigt werden. Aktuell kommt es zu Verschiebungen von OPs, weil ein vollkommen einfaches, aber wichtiges Mittel wie NaCl, eine isotonische Kochsalzlösung, die man dem Patienten währenddessen zuführt, um Flüssigkeitsverlust auszugleichen, nicht verfügbar ist.

Was ich mit diesen Beispielen sagen will: Das Gesundheitssystem ist schlecht für die Zukunft aufgestellt. Es wird auf Teufel komm raus operiert, was die Kosten im System erhöht. Und mein Forschungsteam und ich müssen zigfach die Wirksamkeit eines erfolgreichen und erprobten schonenden Verfahrens beweisen. Dabei ist das Training in den Maschinen der medizinische Kräftigungstherapie für die tiefe Rückenmuskulatur an der Hals- und Lendenwirbelsäule mindestens um das Fünffache günstiger als eine offene Operation am Rücken, deren Erfolgsquote nirgends festgehalten wird, weil es kein OP-Register gibt.

Die steigenden Operationszahlen, vor allem am Rücken, sind aus meiner Sicht eher den Rahmenbedingungen der Gesundheitspolitik geschuldet, die Kliniken und Ärzte zwingen, die Schlagwahl zu erhöhen. Rund ums Operieren hat sich ein riesiger Kostenapparat und ein Vergütungsmonster entwickelt. Die OP-Instrumentarien sind so teuer in der Anschaffung, dass sie sich erst nach Jahren des Hochleistungsoperierens amortisieren. Gerade die Versteifungsoperationen mit Implantaten am Rücken sind aufwendig und kostenintensiv und auch ein Megageschäft. Da Kliniken das finanzieren müssen, kann ein 33-jähriger Klinikchef, der heutzutage kein Arzt mehr ist, sondern ein Betriebswirt, schon mal sagen: »Herr Dr. Alfen, Sie haben bis jetzt erst 69 Eingriffe gemacht und das zweite Quartal ist fast zu Ende. Was ist mit Ihnen los! Das Soll liegt doch bei hundert. Ich denke, Sie sollten noch einmal die OP-Indikation überprüfen!« Dabei muss man wissen, dass ich als Arzt mit Belegbetten die OP-Instrumentarien selbst angeschafft und den Privatpatienten in die Klinik gebracht habe. An diesem Punkt beende ich eine Zusammenarbeit.

Hohe Kosten, hohes Risiko, hohe Vergütung – eine Spirale, die sich für viele Beteiligte im System immer weiter hochschraubt. Nicht zum Wohl der Patienten und auch nicht zum Wohl der Operateure. Der Druck für die Chirurgen, nichts falsch machen zu dürfen, steigt. Aufgrund der Beweisumkehrpflicht bei Kunstfehlern muss der Arzt seine Unschuld beweisen. Das hat Tausende Anwälte auf den Plan gerufen, die mit ihren Mandaten bis zum Äußersten gehen.

Ich habe in vielen Ländern operiert und weiß, dass Deutschland immer noch eine Führungsnation im OP-Saal ist. Die Grundvoraussetzungen für die operative Medizin werden weltweit Jahr für Jahr verbessert, es werden keine Kosten gescheut, um OP-Säle technisch noch perfekter auszustatten und medizinische Produkte weiterzuentwickeln. Optimale Organisation generiert einen hohen Durchlauf. Manchmal kommt mir der OP-Saal wie ein Sinnbild unserer modernen Gesellschaft vor, die alles technisieren will, sogar den Menschen. Aber wir sind keine Maschinen, die man einfach so reparieren kann, sondern ein dynamisches System, das Selbstheilungskräfte besitzt, die man medizinisch unterstützen sollte. Trotz steigender OP-Zahlen an der Wirbelsäule nehmen Rückenschmerzen in der Bevölkerung kontinuierlich zu, vor allem auch bei der jungen Bevölkerung.

Glücklicherweise zögern immer mehr Menschen, sich als erste Therapieoption am Rücken operieren zu lassen, und holen immer häufiger eine Zweitmeinung ein. Operieren ist aber keine ursächliche Therapie! Wenn Rückengeplagten keine ursächliche, schonende und wissenschaftlich erprobte Alternative angeboten wird, dann bleibt die Operation irgendwann als einzige Möglichkeit übrig.

Einerseits müssen wir die Anreizsysteme seitens der Politik anders gestalten, sonst geht unser Gesundheitswesen daran kaputt. Prävention und nicht operative Therapie sowie das Gespräch mit dem Patienten finden kaum Beachtung und werden eher mäßig bis schlecht vergütet. Wenn eine Spritze drei- bis viermal so viele Einnahmen generiert wie das Gespräch, müssen wir uns nicht wundern, dass im Behandlungszimmer kaum noch geredet, aber sehr viel gespritzt wird. Wenn eine Operation deutlich lukrativer ist als eine schonende Therapie, wird viel mehr operiert.

Andererseits müssen Patienten, und ich war einer, mehr Verantwortung für ihren Lebensstil übernehmen und, wenn sie die Quittung dafür bekommen, das Heil nicht nur in der Operation suchen.

Warum nicht eine Therapie machen, die fast neunzig Prozent der Operationen am Rücken überflüssig macht, weil sie ursächliche muskuläre Defizite ausgleicht, sodass man sich gar nicht mehr für oder gegen eine OP entscheiden muss. Je länger ein Rückenpatient wartet und je älter er wird, desto größer ist die Herausforderung, ihn wieder komplett schmerzfrei zu bekommen

Der immer weiter um sich greifende Bewegungsmangel bei Groß und Klein – Stichwort digitale Arbeitsplätze, Homeoffice, Abbau der Schulsportstunden – führt zu einer unbewegten Gesellschaft. Ganz anders unsere Vorfahren, die wie Ötzi ihre ursprünglich starke tiefe Rückenmuskulatur durch kontinuierliche Bewegung im Training hielten.

Was uns aber wirklich alarmieren muss, ist die drastische Zunahme von Rückenschmerzen bei Kindern und Jugendlichen. Waren früher Rückenpatienten unter dreißig in unserer Praxis die Ausnahme, sind wir heute schon bei einer Quote von 25 Prozent, Tendenz steigend. Das sind die Patienten, die wir zu 95 Prozent dauerhaft schmerzfrei bekommen, da die Strukturen an der Wirbelsäule noch nicht zerstört sind.

Aus meiner täglichen Arbeit weiß ich, dass sich mittlerweile auch der körperliche Zustand der Kinder und Jugendlichen dramatisch verschlechtert und es keiner – weder Eltern noch Lehrkräfte, Hausärzte oder Trainer in Sportvereinen – ernst nimmt. Als ich kürzlich das MRT einer vierzehnjährigen Turnerin mit stark entzündeten Wirbelgelenken mit ihrer Mutter besprach, meinte sie nur: »Meine Tochter macht doch so viel Sport. Das mit den Schmerzen sagt sie nur, damit sie ein neues Bett bekommt.« Im MRT zeigte sich, dass das Mädchen zwar kräftige oberflächliche Muskeln, aber ein stark abgebautes tiefes Muskelgewebe hatte.

Besonders schlimm traf es einen fünfzehnjährigen Fußballer, der in die gleiche Schule geht wie meine mittlerweile sechzehnjährigen Zwillingstöchter. Auf dem Sprung in die Nationalmannschaft nahm er, um trotz Rückenschmerzen trainieren zu können, ab und zu Ibuprofen. Mit fünfzehn! Als meine Töchter ihn in die Praxis brachten, ergaben die Tests, dass er außer unterem Rückenschmerz zwar keine Ausfälle oder andere auffällige Symptome hatte, seine tiefe Muskulatur am Rücken allerdings ein großes Defizit aufwies. Und das, obwohl der junge Mann drei- bis fünfmal pro Woche Fußball spielte und auch im Training Rückenübungen gemacht wurden. Er konnte die Gewichte an der Maschine sehr gut steigern, hatte aber zunehmend Rückenschmerzen. Das war ungewöhnlich, deshalb veranlasste ich ein MRT. Darauf zeigte sich ein Knochenmarködem mit einem gravierenden Riss zweier Wirbelbögen. Eine solche erschütternde Diagnose hatte ich noch nie bei einem so jungen Menschen gesehen. Ich vermute, dass es Radiologen genauso geht und sie deshalb gar nicht genau auf die kleinen Wirbelgelenke bei jungen Patienten schauen. Meinem jungen Patienten erteilte ich absolutes Sportverbot für drei Monate, bis die Wirbelbögen wieder stabil zusammengewachsen waren.

Wie konnte das bei dem sehr sportlichen jungen Mann, der wie sich im Gespräch ergab, aufgrund eines Sturzes leichte Rückenschmerzen hatte, passieren? Über Monate nahm er bei Bedarf Schmerzmittel, die die Symptomatik überdeckten. Die tiefe Rückenmuskulatur baute sich stark ab. Es kam zu einer Instabilität in der Wirbelsäule, wodurch die Wirbelgelenke zu stark belastet wurden, sodass die Gelenkfläche anbrach. Hätte er weiter gekickt, wäre sie durchgebrochen. Das hätte womöglich mit fünfzehn Jahren das Ende seiner Fußballkarriere bedeutet. Bei ihm lag eine für sehr sportliche Jugendliche typische Bewegungsunterforderung im Alltag und eine massive Überforderung im Training vor, die die tiefe, durch Schmerz abgebaute Rückenmuskulatur und die damit verbundenen knöchernen Strukturen, die Wirbelgelenke, betraf.

Inzwischen kommen sehr viele junge Sportler mit diesem Phänomen in die Praxis. Auch die Zahl der Kids mit Kopf- und Nackenschmerzen nimmt zu. Der beim Scrollen auf dem Handy nach vorne gebeugte Hals führt zu einer Schonung der Muskeln, die den Kopf nach hinten ziehen, das wiederum hat Dysbalancen und schmerzbedingte Schonung der tiefen Muskulatur an der Halswirbelsäule zur Folge, deren Instabilität daraufhin eine Irritation der Hirnnerven bedingt. Schmerzen vorprogrammiert!

Weder Rücken- noch Kopfschmerzen oder Tinnitus sind bei Kindern und Jugendlichen normal!

Kürzlich habe ich einen Anruf von einer 17-jährigen Patientin bekommen, die einen Bandscheibenvorfall in der Halswirbelsäule diagnostiziert bekam. Sie spürte ein Ziehen im Arm. Nach dem MRT wurde ihr sofort ein neurochirurgischer OP-Termin angetragen. Sie wollte von mir eine Zweitmeinung. Nachdem ich das MRT gesichtet und im Gespräch ihre Symptome abgefragt hatte, war ich sicher, dass ihre Beschwerden keine Operation rechtfertigen. Nach zehn Einheiten sagte sie die OP ab und nach fünfundzwanzig Einheiten in der CE-Maschine war sie schmerzfrei.

Es ist zum Verzweifeln! Würden wir frühzeitig diese Instabilität der tiefen Rückenmuskulatur schon im Kindes- oder Jugendalter erkennen und isoliert trainieren, würden Millionen von Folgeerkrankungen erst gar nicht entstehen. Das ist die größtmögliche Prophylaxe. Spine first, Wirbelsäule zuerst, denn sie ist die zentrale Struktur des Körpers, an der alles aufgehängt ist und die über die Nerven alle Areale des Körpers versorgt. Dabei wäre eine erfolgreiche Rückenbehandlung in der Regel so einfach!

In den letzten Jahren ist noch einmal viel passiert: Unsere Forschungsabteilung unter Dr. Christoph Spang konnte internationale Kooperationen verstärken, unter anderem eine intensive Kollaboration mit der Universität Würzburg, der deutschen Berufsakademie für Sport und Gesundheit und der Sportuniversität Peking. Die Kollaboration mit der Universität Umeå/Schweden läuft so gut, dass wir Forschungsprojekte, wie zum Beispiel die detaillierten MRT-Analysen, aufgrund der dort besseren Auswertungssoftware auslagern können.

Durch unsere Forschungsergebnisse sind wir auf den größten internationalen Konferenzen vertreten. Selbst weltweit führende Wissenschaftler wie Prof. James Steele (UK), Prof. Maryse Fortin (Kanada) und Prof. Paul Hodges (Australien) werden auf unsere Studien aufmerksam. Mittlerweile richten wir sogar einmal im Jahr einen eigenen Kongress zur nicht-operativen Therapie und Prophylaxe am Rücken aus. Der Titel im Jahr 2024: »Back, Neck, Hip & Knee – It's up to me«. Denn Rücken, Nacken, Hüfte und Knie – alle diese Strukturen kann man bis ins hohe Alter gut erhalten und pflegen. Das wachsende Interesse für unseren Kongress zeigt mir, dass wir es in den letzten fünfzehn Jahren geschafft haben, bei Ärzten und Patienten langsam, aber sicher einen Bewusstseinswechsel von reaktiv zu proaktiv zu vollziehen.

Wir publizieren unsere Arbeiten in internationalen wissenschaftlichen Fachzeitschriften. Aktuell entstehen siebzehn Bachelorarbeiten, zwei Masterarbeiten und zwei Doktorarbeiten zum Training der tiefen Rückenmuskulatur, eine davon im Bereich Medizin. Mit der Gesellschaft für medizinische Kräftigungstherapie haben wir eine große Normdatenstudie abgeschlossen und verfügen heute über aktuelle Vergleichsdaten zur normalen Rückenkraft bei schmerzfreien Patienten, die sich interessanterweise nicht sehr von denen, die Arthur Jones erhob, unterscheiden.

Man kann sagen, dass wir uns den latenten Vorwurf, keine international gültigen Studien zu haben, sehr zu Herzen genommen und gedreht haben. Inzwischen macht unser Team mehr Forschung im Bereich der Wirbelsäulenmuskulatur als jede universitäre Einrichtung weltweit. Unsere Forschungen, sei es zu bildgebenden Verfahren, Ultraschall, Elektromyographie oder Trainingssteuerung, beweisen sichtbar den Zusammenhang zwischen Rückenschmerz und der autochthonen Muskelpartie und wurden international bestätigt.

Wir haben weltweit den Aufbau von Powerspine-Zentren vorangetrieben und unterstützen unsere Partner, seien es Ärzte, Zahnärzte, Physiotherapeuten oder Fitnessstudios, nach Kräften. Inzwischen sind 28 weitere Standorte in Deutschland und im Ausland entstanden. Sogar in den USA, über Brad Semp, einen Amerikaner, der einen großen Bandscheibenvorfall L5/S1 rechts hatte und auf der Suche nach einem Chirotherapeuten auf uns stieß. Wie es der Zufall wollte, war er ein Geschäftspartner des Autozulieferers Brose, dessen rückenkranke Mitarbeitende wir trainiert hatten. Nach 25 Trainingseinheiten war er schmerzfrei und entwickelte sich zum glühenden Powerspine-Fan. 2022 eröffnet er das erste Zentrum in Detroit. 2023 startet der Orthopäde Dr. Jorge Alvaro Gonzalez Ross, den Christoph Spang und ich nach dem verpassten Flug in Peking auf dem Weg zum Weltkongress kennenlernten, ein Powerspine-Center in Guadalajara/Mexiko. Durch die geplante Zusammenführung aller Daten der Powerspine-Zentren weltweit wird es möglich sein, die Therapie immer weiter zu standardisieren und zu verbessern.

An einem Punkt ist unsere Bilanz allerdings ernüchternd. Trotz aller wissenschaftlichen Anstrengungen wurde die medizinische Kräftigungstherapie bei Rückenschmerzen bisher nicht in den Katalog der gesetzlichen Versicherungsleistungen aufgenommen. Das heißt im Klartext: Patienten, die nicht privat versichert sind, müssen die Therapie selbst bezahlen. Und das bedeutet, dass neunzig Prozent aller Versicherten diese bahnbrechende medizinische Leistung verwehrt bleibt, wenn sie diese nicht aus eigener Tasche bezahlen. Ein absolutes Unding. Ich weiß nicht mehr, wie oft ich als Präsident der Gesellschaft für medizinische Kräftigungstherapie die großen gesetzlichen Krankenkassen zu Vorträgen oder Informationsveranstaltungen eingeladen beziehungsweise angeboten habe, vor Ort unsere wissenschaftlichen Ergebnisse vorzustellen. Meine Anschreiben und E-Mails blieben oft unbeantwortet. Obwohl wir inzwischen jede Menge validierte Forschungsergebnisse vorweisen können, wird unser Angebot von den gesetzlichen Krankenkassen abgelehnt mit der Begründung: Es gäbe keinen wissenschaftlichen Beweis dafür, dass die Therapie effektiver sei als Physiotherapie oder Übungen zu Hause beziehungsweise im Fitness-Studio. Inzwischen zögern auch manche privaten Kassen, die bis jetzt anstandslos vergütet haben, bei der Erstattung der Kosten.

Nach all unseren Bemühungen macht mich das traurig, manchmal auch wütend. Fünfzehn Jahre Überzeugungsarbeit für eine innovative schonende und höchst erfolgreiche Therapie. Fünfzehn Jahre kämpfen für Menschen, die, weil nicht ursächlich behandelt, ihre Lebensqualität einbüßen und manchmal sogar in soziale Schieflage rutschen. Es muss sich endlich etwas ändern, damit wir nicht in einer Rückenkatastrophe enden, weil immer mehr und immer jüngere Menschen unter Schmerzen an der Wirbelsäule leiden.

Ich empfinde nur deshalb keine Bitterkeit, weil ich weiß, dass sich Hartnäckigkeit immer auszahlt. Weil ich weiß, dass das Training der tiefen Rückenmuskulatur Millionen von Rückenpatienten helfen kann, sogar denen, die bereits einmal oder mehrfach erfolglos operiert wurden!

3. JANUAR 2024

Kurz vor Ende der Sprechstunde betritt eine 18-jährige Patientin mit ihrer Mutter mein Zimmer, sie wirken sehr bedrückt. Draußen ist ein trüber Novembertag, sie lassen ihre Mäntel an. Beide sind fast gleich groß und schlank, langes Haar, sie könnten Schwestern sein. Als sie Platz genommen haben, beginnt die Mutter.

»Sie sind unsere allerletzte Hoffnung, Doktor.«

Die Tochter senkt den Kopf.

»Sie müssen wissen, wir haben alles durch. Meine Tochter hat seit ihrem 12. Lebensjahr starke Kopfschmerzen und seit dem 14. Lebensjahr zunehmend Migräneanfälle, die so stark sind, dass sie oft tagelang ihr Zimmer nicht mehr verlässt. Sie liegt im Bett und zieht ihre Decke über den Kopf!«

Ich versuche die Tochter anzuschauen, sie weicht meinem Blick mit tränengefüllten Augen aus.

»Wir haben alles probiert«, fährt die Mutter fort. »Physiotherapie, Massagen, manuelle Therapie, Homöopathie und Akupunktur, nichts hat geholfen, es wurde eher schlimmer. Die MRTs der Halswirbelsäule und des Kopfes sind normal. Neurologisch wurde alles ausgeschlossen. Auch das Blutbild ist völlig normal. Meine Tochter hat aufgehört, am Leben teilzunehmen. Sie spielt nicht mehr Tennis und hat sich vollkommen zurückgezogen. Seit Jahren nimmt sie Triptane gegen die Migräne. Die starken Medikamente helfen zwar, aber sie wird davon zusehends apathisch. Wir sind völlig verzweifelt.«

Als ich das Mädchen untersuche, kann ich fast direkt auf die Wirbelkörper an der Halswirbelsäule durchgreifen. Daher sage ich: »Du hast eine starke Instabilität der Halswirbelsäule, was sehr häufig Migräne auslösen kann. Wir müssen unbedingt diese Muskulatur aufbauen.«

4. MÄRZ 2024

Nach acht Wochen Training an der Powerspine-Neck-Maschine ist die junge Patientin im Wesen völlig verändert. Bei ihrem Abschlusstermin bei mir hüpft sie ins Sprechzimmer, die Mutter kommt lächelnd hinter ihr rein.

»Hallo Doc«, sagt das Mädchen, »wie geht es Ihnen? Mir geht es nämlich sehr gut.« Dabei lacht sie übers ganze Gesicht.

Als ich sie nach dem Resümee des Trainings frage, erklärt sie: »Die ersten Einheiten waren hart, aber dann wurde es immer besser! Vor vier Wochen habe ich das Migränemittel komplett weggelassen. Erst hatte ich Angst, aber dann kamen keine Schmerzen. Das war so cool! Vor zwei Wochen war ich das erste Mal mit meinen Freundinnen im

Club, wir haben die ganze Nacht durchgetanzt. Und wissen Sie, was das Beste war: Keine Kopfschmerzen am nächsten Tag.« Sie erzählt und erzählt, während der Mutter unaufhörlich die Tränen über die Wangen laufen.

»Warum weinen Sie denn?«, frage ich. »Es ist doch alles super.«

»Ja, schon, es ist ein großes Glück. Aber die Therapie ging so einfach und schnell, dass ich mir Vorwürfe mache, meine Tochter jahrelang mit den starken Medikamenten vergiftet zu haben.«

Ich höre nicht auf mit meiner Mission, weil mittlerweile zutage getreten ist, was man früher nicht für möglich gehalten hätte: Rückenschmerz ist keine alte Krankheit mehr, sie hat die Jugendlichen und sogar Kinder erreicht. Ob alt oder jung, die Geschichten meiner Patientinnen und Patienten motivieren mich, so lange weiterzumachen, bis die medizinische Kräftigungstherapie weltweit für alle zugänglich ist. Denn sie ist die ursächliche Lösung der meisten Probleme an der Wirbelsäule.

UNSERE FORSCHUNGSERGEBNISSE AUF EINEN BLICK

- Bei Schmerzen im Rücken ist die tiefe, autochthone Rückenmuskulatur immer vermehrt abgebaut. Im Alter nimmt dieses Problem exponentiell zu. Die allermeisten degenerativen Veränderungen an der Wirbelsäule haben ihren Ursprung in dem durch Schmerz induzierten Abbau der tiefen Muskulatur.
- Die tiefe Rückenmuskulatur ist an sich stark und benötigt normalerweise kein besonderes Training. Es sei denn, es kommt zu einem Schmerzreiz, zum Beispiel ausgelöst durch ein Trauma, eine angeborene Fehlstatik oder einseitige oder Minderbelastung.
- Sämtliche angebotenen Therapien am Rücken können zwar eine Symptomverbesserung gewährleisten, sie erreichen aber keine nachhaltige, dauerhafte Schmerzfreiheit, wenn je nach Diagnose die tiefe Rückenmuskulatur der Hals- und Lendenwirbelsäule nicht optimiert ist.
- Die tiefen Rückenmuskeln sind nur isoliert zu erreichen. Zur Stärkung braucht es ein spezielles, isoliertes Training. Bei den meisten Diagnosen sind 18 bis 25 Trainingseinheiten über etwa drei Monate an der Maschine nötig.
- Sämtliche Areale des Körpers sind über die Nervenbahnen mit der Wirbelsäule verbunden. Viele Beschwerden entstehen durch eine gestörte nervale Versorgung aufgrund einer Instabilität und Kompression der Hals- beziehungsweise Lendenwirbelsäule. Es kommt nicht selten zu Verlegenheitsdiagnosen und aussichtslosen Therapien, weil man schlicht nichts findet, wenn man diesen Zusammenhang nicht kennt und prüft.
- Bei Versteifungsoperationen, wo Chirurgen Implantate einbauen von der Maximal- bis Minimalvariante, werden Patienten, so meine Erfahrung nach Hunderten operierten Patienten, nicht nachhaltig schmerzfrei, wenn die tiefe Rückenmuskulatur nicht mit aufgebaut wird. Wir wissen auch, dass diese oft notwendigen

Operationen deutlich erfolgreicher im Langzeitverlauf wären, hätte man vorher die autochthone Muskulatur an der Wirbelsäule optimiert. Vielleicht hätte man eine solche OP mit frühzeitigem Training auch vermeiden können.

- Gerade bei jungen Patienten nimmt die Instabilität der Halswirbelsäule durch Nutzung digitaler Medien sehr stark zu, was hauptverantwortlich für Kopfschmerzen, Tinnitus und Migräne ist. Stichwort Handynacken.
- Andere Forschungen[4] haben ergeben, dass die Instabilität der Halswirbelsäule Multisystemerkrankungen verursachen kann. Hinter chronischer Müdigkeit, Burn-out, Depression, ADHS, Allergien, Herzrhythmusstörungen, Anstrengungsasthma, CMD, Tinnitus, Bluthochdruck oder banalen Rückenschmerzen steckt als Ursache häufig eine Schädigung der Halswirbelsäule.
- Die medikamentöse Schmerztherapie verschleiert die Symptome, sodass Betroffene Bewegungen wagen, die ihnen der Schmerz als Schutzreflex untersagen würde.
- Entzündungen der Wirbelkörper und Wirbelgelenke entstehen durch ein erhöhtes Druckphänomen auf Knochen und Nerven, verursacht durch zu schwache tiefe Rückenmuskulatur. Entzündungshemmende medikamentöse Maßnahmen, zum Beispiel CT-gesteuerte Spritzen, wirken nur symptomatisch, nicht ursächlich.
- Durch den mechanischen Druck auf die Ligamenta flava, die Bänder der Wirbelsäule, die jeweils zwischen zwei Wirbelgelenken auch im Ruhestand gespannt sind, kommt es zu einer kompensatorischen Verknöcherung. Die Folge: spinale Enge oder Stenose. Die Ursache: Abbau der tiefen Rückenmuskulatur. Viele Stenosen

---

4 Bodo Kuklinski, Das HWS-Trauma, Arkana 2010
Bodo Kuklinski/Anja Schemionek, Schwachstelle Genick, Aurum 2010
Dr. Klaus Erpenbach/Heike Schröder, Voll fertig. Bin ich nur müde oder schon krank?, VAK Verlags-GmbH 2020

würden im Alter gar nicht entstehen, würde frühzeitig die tiefe Muskulatur optimiert werden.

- Der Körper kann, wenn die tiefe Rückenmuskulatur stabil ist, das ausgetretene Gewebe von Bandscheibenvorfällen abbauen und resorbieren.
- Mit einer einmaligen Trainingseinheit pro Monat, also insgesamt 120 Sekunden, erfährt die tiefe autochthone Muskulatur am Rücken genügend Reiz, um nicht abzubauen.

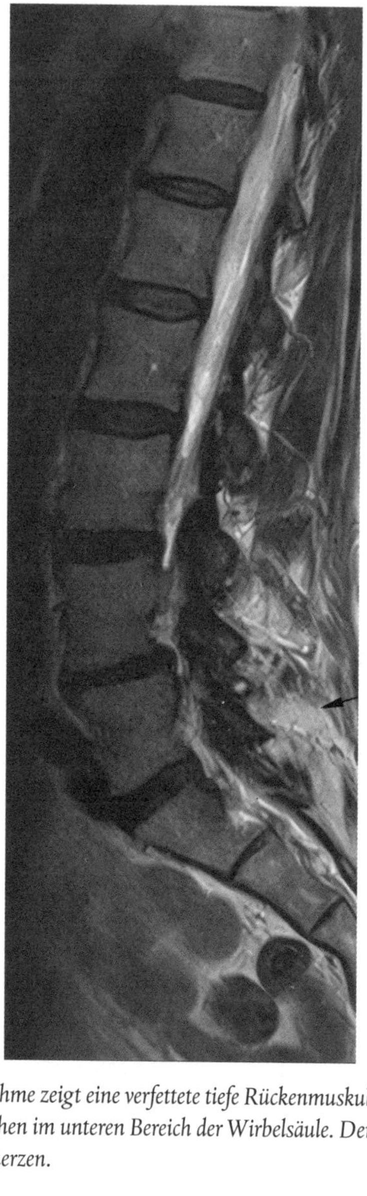

Diese MRT-Aufnahme zeigt eine verfettete tiefe Rückenmuskulatur, erkennbar an den weißen Flächen im unteren Bereich der Wirbelsäule. Der Patient leidet unter starken Schmerzen.

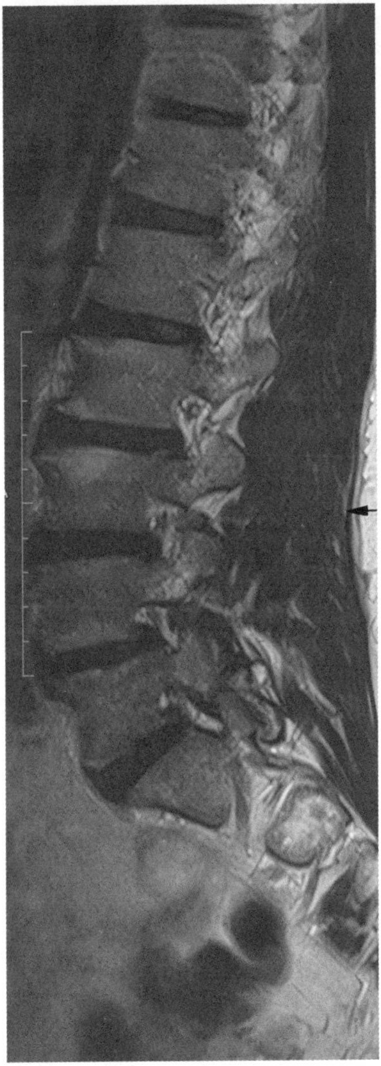

Auf dieser MRT-Aufnahme sehen Sie die optimale tiefe Rückenmuskulatur eines schmerzfreien Patienten, die kaum weiße Flächen aufweist.

DANK

Wenn man eine solche Mission, wie ein Buch zu schreiben, beginnt, fängt man blauäugig enthusiastisch an und denkt: Das habe ich doch alles parat und schreibe es einfach nieder. Im Prozess wird einem immer mehr die Dimension des eigenen Vorhabens bewusst, welcher große Aufwand an Recherche, Denk- und Schreibarbeit ein solches Projekt erfordert. Und auf einmal ist man endgültig demütig und beginnt, den allergrößten Respekt vor den Autoren dieser Welt zu bekommen.

Um diese Aufgabe zu bewältigen, braucht man Menschen um sich herum, die einen erden und zugleich bestärken, durchzuhalten. Menschen, die an einen glauben und ehrlich sind. Deshalb möchte ich vor allem meiner Frau Alexandra danken, die es von Anfang an verstanden hat, meine Zweifel zu zerstreuen und mich gleichzeitig immer wieder auf den Boden der Tatsachen zurückzuholen. Als sie das Buch zum ersten Mal las, sagte sie: »Man merkt, dass du deine Patienten magst.« Vielen Dank an dich und unsere wundervollen Zwillingstöchter. Dass ihr immer an meiner Seite seid und liebevoll konstruktive Kritik übt.

Besonderer Dank gilt Stephanie Ehrenschwendner, Beraterin, Coach und meine »Buchmanagerin«, mit der ich intensiv das Manuskript durchgearbeitet habe. Die Zusammenarbeit war sehr professionell, kompetent, zielführend und sympathisch. Ich werde die amüsanten Momente, aber auch die ernsten, gehaltvollen Diskussionen nie vergessen. Danke, es war eine coole Zeit.

Dank auch an Petra Hermanns, Literaturagentin aus Frankfurt, die das Skript als interessant einstufte und die Verbindung zu Christof Klocker, Editorial Direktor von Gräfe und Unzer, hergestellt hat. Ihnen beiden ist es zu verdanken, dass dieses Buch eine Chance bekam.

Dank an Nele Neuhaus, Bestseller-Autorin, die als frühere Patientin das Erhaltungsprogramm an den Maschinen macht und mich aufgrund ihrer eigenen Geschichte immer wieder ermutigt hat, nicht aufzugeben und einen Verlag zu finden.

Danken möchte ich auch unseren engsten Freunden, die Familien Margraf, Böhnke und Schütz, die ich in einem Hotel in den Bergen von Österreich bat, auf Zetteln aufzuschreiben, was sie von einem Rückenbuch erwarten. Da wurde mir klar, wie aufwendig das Projekt werden könnte, so unterschiedlich waren die Meinungen.

Großen Dank an Dr. Christoph Spang und unser Wissenschaftsteam. Er war und ist das wissenschaftliche »Back-up« für alle Fakten. Außerdem ein schlauer, wunderbarer Mensch. Ich werde nie unsere Sessions in den jeweiligen Hotels vergessen, wo wir stundenlang in der Lobby vor den Laptops saßen.

Großen Dank an mein Führungsteam um Sebastian Färber, der als mein Sparringspartner von Anfang an loyal unsere Mission mitgestaltet hat und unerschrocken mit mir durch alle Höhen und Tiefen ging. Ohne Menschen wie Anton Högele und Sabrin Neubauer kann man eine große Idee oder Vision nicht umsetzen. Besonderer Dank gilt auch Katrin Wüllner, die seit 2002 bei mir ist und alles von der Endoskopie über meinen Bandscheibenvorfall bis hin zu Powerspine maximal professionell und persönlich engagiert mitgemacht hat.

Danke an Dr. med. Linda Weigel, die nach Durchlesen des Manuskriptes noch wertvolle Einschätzungen aus medizinischer Hinsicht ergänzt hat und mir in der Praxis den »Rücken« freihielt.

Danke an meinen Neffen Felix Alfen, der mir als Sportler, Motivator und engstem Vertrauten wertvolle Denkanstöße gab und unseren Spirit »Die Welt zu erobern« selbst lebt.

Nicht zuletzt vielen herzlichen Dank für Ihr Interesse an diesem Buch, liebe Leserin, lieber Leser. Mit meiner Transformation möchte ich Ihnen Mut machen, den ursächlichen Weg in ein schmerzfreies Leben zu finden.

Zum Schluss noch liebevollen Dank an meine verstorbene Mutter. Du hast immer an mich geglaubt und mir die Liebe und das Selbstvertrauen geschenkt, meinen Weg zu gehen.

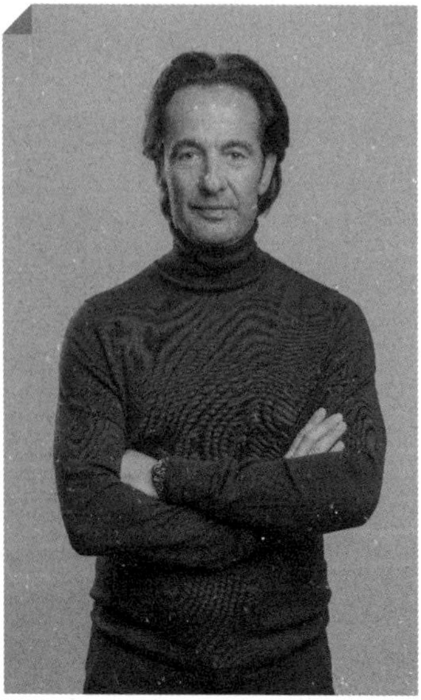

Zum Autor

Dr. med. Florian Maria Alfen ist Facharzt für Orthopädie, Sportmedizin, Chirotherapie. Nach mehreren Stationen u.a. als stellvertretender Chefarzt und operativer Oberarzt der Sektion Wirbelsäule in der Alpha-Klinik in München gründete er 2002 das Wirbelsäulenzentrum Dr. Alfen in Würzburg. Als Wirbelsäulenoperateur führte er die endoskopische Wirbelsäulenchirurgie in den USA und vielen anderen Ländern ein. Nachdem am Anfang seiner Karriere der Fokus auf Operationen lag, entwickelte Dr. Alfen mit seinem Forschungsteam über die Jahre eine Therapieform, die sich auf die Vermeidung von Operationen konzentriert.

Besuche Dr. Alfen auf:

DIE BÜCHERMENSCHEN HINTER DR. ALFENS PROJEKT

Verlagsleitung: Eva Dotterweich
Projektleitung: Christof Klocker
Beratung und Textbegleitung: Stephanie Ehrenschwendner
Cover: Shuttle Design/Philip Grob + GROOTHUIS Gesellschaft der Ideen und Passionen mbH für Kommunikation und Medien, Marketing und Gestaltung
Satz: Uhl + Massopust GmbH
Herstellung: Petra Roth
Autorenfoto: Frank Zauritz
MRT-Bilder S. 246/247: Radiologische Praxis Dr. med Heiko Braun/Würzburg/Höchberg
Reproduktion: Medienprinzen GmbH, München
Druck & Bindung: Livonia Print, SIA

Grillparzerstraße 12, 81675 München

www.gu.de/kontakt | hallo@gu.de

1. Auflage 2025, ISBN: 978-3-8338-9614-9

WICHTIGER HINWEIS

Die Gedanken, Methoden und Anregungen in diesem Buch stellen die Meinung bzw. Erfahrung des Verfassers dar. Sie wurden vom Autor nach bestem Wissen erstellt und mit größtmöglicher Sorgfalt geprüft. Sie bieten jedoch keinen Ersatz für persönlichen kompetenten medizinischen Rat. Jede Leserin, jeder Leser ist für das eigene Tun und Lassen auch weiterhin selbstverantwortlich. Weder Autoren noch Verlag können für eventuelle Nachteile oder Schäden, die aus den im Buch gegebenen praktischen Hinweisen resultieren, eine Haftung übernehmen.

IMPRESSUM

GU

LIEBE LESERIN, LIEBER LESER,

wie wunderbar, dass du dich für ein Buch von GU entschieden hast! In unserem Verlag dreht sich alles darum, dir mit gutem Rat dein Leben schöner, erfüllter und einfacher zu machen. Unsere Autorinnen und Autoren sind echte Expertinnen und Experten auf ihren Gebieten, die ihr Wissen mit viel Leidenschaft mit dir teilen. Und unsere erfahrenen Redakteurinnen und Redakteure stecken viel Liebe und Sorgfalt in jedes Buch, um dir ein Leseerlebnis zu bieten, das wirklich besonders ist. Qualität steht bei uns schon seit jeher an erster Stelle – jedes Buch ist von Büchermenschen für Buchbegeisterte gemacht, mit dem Ziel, dein neues Lieblingsbuch zu werden.

Deine Meinung ist uns wichtig, und wir freuen uns sehr über dein Feedback und deine Empfehlungen – sei es im Freundeskreis oder online.

Viel Spaß beim Lesen und Entdecken!

P.S. Hier noch mehr GU-Bücher entdecken: www.gu.de

FÜR DIE UMWELT

Dieses Buch wurde auf PEFC-zertifiziertem Papier aus nachhaltiger Waldwirtschaft gedruckt.
Aus Liebe zur Natur verwenden wir leichtes Papier.

WERDE TEIL DER GU-COMMUNITY!

Du und deine Familie, dein Haustier, dein Garten oder einfach richtig gutes Essen. Egal, wo du im Leben stehst: Als Teil unserer Community entdeckst du die neuesten GU-Bücher als erstes, du genießt exklusive Leseproben und wirst mit wertvollen Impulsen und kreativen Ideen bereichert.

Worauf wartest du? Sei dabei!

www.gu.de/gu-community

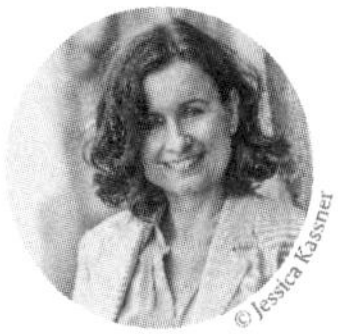

© Jessica Kassner

WARUM UNS DAS BUCH BEGEISTERT

Diese inspirierende persönliche Geschichte fasziniert auf doppelte Art – ein Rücken-Operateur erzählt, wie er selbst zum Patienten wurde und wie er nach seiner Schmerzodyssee das Rückgrat einer neuen, sanfteren Medizin entwickelte.

Eva Dotterweich, Verlagsleitung